AME 学术盛宴系列图书 3P002

生物医学研究报告指南：用户手册

主　译：陈耀龙　　张开平　　刘　雷

副主译：曹志刚　　孙　凤　　黎少灵　　徐小悦

Guidelines for Reporting Health Research
A USER'S MANUAL

主　编：David Moher　　Douglas G. Altman　　Kenneth F. Schulz
　　　　Iveta Simera　　Elizabeth Wager

U0332048

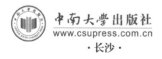
中南大学出版社
www.csupress.com.cn
·长沙·

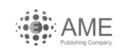
AME
Publishing Company

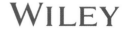
WILEY

图书在版编目（CIP）数据

生物医学研究报告指南：用户手册/（加）大卫·莫赫（David Moher）等主编；陈耀龙，张开平，刘雷主译. —长沙：中南大学出版社，2022.12

书名原文Guidelines for Reporting Health Research: A User's Manual

ISBN 978 - 7 - 5487 - 5120 - 5

Ⅰ.①生…　Ⅱ.①大…　②陈…　③张…　④刘…　Ⅲ.①生物医学工程—研究报告—指南　Ⅳ.①R318-62

中国版本图书馆CIP数据核字(2022)第178602号

AME 学术盛宴系列图书 3P002

生物医学研究报告指南：用户手册

SHENGWUYIXUE YANJIUBAOGAO ZHINAN：YONGHU SHOUCE

主　编：David Moher　Douglas G. Altman　Kenneth F. Schulz
　　　　Iveta Simera　Elizabeth Wager

主　译：陈耀龙　张开平　刘　雷

□出 版 人　吴湘华

□丛书策划　汪道远　陈海波

□项目编辑　陈海波　廖莉莉

□责任编辑　代 琴　李沛宇

□责任印制　唐 曦　潘飘飘

□版式设计　朱三萍　林子钰

□出版发行　中南大学出版社

　　　　　　社址：长沙市麓山南路　　　　邮编：410083
　　　　　　发行科电话：0731-88876770　　传真：0731-88710482

□策 划 方　AME Publishing Company

　　　　　　地址：香港沙田石门京瑞广场一期，16 楼 C

　　　　　　网址：www.amegroups.com

□印　　装　天意有福科技股份有限公司

□开　　本　710×1000　1/16　□印张 19　□字数 370 千字　□插页

□版　　次　2022 年 12 月第 1 版　□2022 年 12 月第 1 次印刷

□书　　号　ISBN 978 - 7 - 5487 - 5120 - 5

□定　　价　77.00 元

编委风采

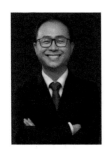

主译：陈耀龙

兰州大学健康数据科学研究院执行院长

医学博士，教授，博士生导师，兰州大学健康数据科学研究院执行院长，中国医学科学院循证评价与指南研究创新单元主任，中华医学会杂志社指南与标准研究中心联合主任。世界卫生组织指南实施与知识转化合作中心主任。

主导研发了国际指南报告RIGHT标准，联合创建了STAR指南评级体系。作为项目负责人或主要成员，主持并参与国家重点研发计划、国家社科重大基金、国家自然科学基金10余项。参与指导、评审和制定国内外临床实践指南200余部。发表论文370余篇。所在团队获得国家科技进步二等奖和国家教学成果二等奖。

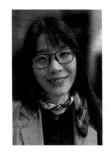

主译：张开平

AME出版社学术总监

PhD，MPH，药理学博士，公共卫生学硕士。作为期刊编辑，主要负责对SCI期刊收到的自由投稿进行编辑部内审并根据同行评审意见协助主编作出决策。制定《手术技术报告指南》（SUrgical technique rePorting chEcklist and standaRds，SUPER）。担任《病例报告撰写规范CARE解读》一书的主编，《观察性研究论文撰写规范STROBE解读》副主编。在同行评议的英文学术期刊发表学术论文20余篇，研究兴趣涵盖报告指南制定、报告指南依从性研究、全球公共卫生、学术出版模式探索等。

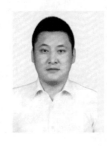

主译：刘雷

陆军特色医学中心消化内科教授

博士、博士后。中国中医药学会合理用药青年委员会委员，陕西省抗癌协会肿瘤标志专业委员会常务委员。*STTT*等多本SCI杂志审稿人。主要从事肝癌分子靶向治疗临床及基础科学研究。目前共发表专业及管理论文50余篇，其中SCI论文48篇，其中以第一（含共一）及通讯作者于*Moleculer cancer*、*Lancet Gastroenterol Hepatol*、*Clinical Cancer Research*、*Small*、*Hepatology research*等国际知名期刊发表SCI论文48篇，累计影响因子180余分。以第一负责人承担陕西省科学发展研究计划项目、陕西省创新人才推进计划-青年科技新星项目、国家自然科学基金青年项目、中国博士后科学基金面上项目、军队青年培育拔尖项目、陕西省科技攻关项目及空军军医大学第二附属医院临床研究重点项目等基金7项，荣获陕西省高层次人才特殊支持计划青年拔尖人才并获得科研经费资助100万元，累计获批经费300余万元。以主要负责人承担国家自然科学基金重点国际（地区）合作研究项目1项，作为主要参与人参与陕西省高校教学改革课题1项，先后荣获军队科学技术进步一等奖（排名第三）、清华-约翰霍普金斯高级医政管理培训班第三期优秀学员、全国优秀研究生、陕西省优秀博士学位论文、陕西省青年科技新星、陕西省青年科技奖、陕西省十大青年科技标兵、陕西省青年五四奖章及陕西省中青年科技创新领军人才等荣誉；荣立三等功2次。

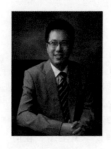

副主译：曹志刚

AME出版社副社长

MD，PhD，复旦大学肿瘤学博士。SCI收录期刊*Translational Pediatrics*（Q2区）主编，PubMed收录期刊*AME Case Reports*主编。曾任复旦大学附属肿瘤医院院长办公室主任、乳腺癌研究所助理研究员。主要从事乳腺癌的临床转化研究，发表SCI论文20余篇，他引超过300次。主持国家自然科学基金青年项目1项，参与科技部重大专项和国家自然科学基金多项。

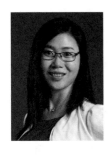

副主译：孙凤

北京大学公共卫生学院流行病与卫生统计学系副教授，北京大学循证医学中心副主任

博士生导师。主要研究方向为循证医学和药物流行病学。主持国家自然科学基金3项、国家重点研发计划子任务1项、省部级基金1项、部委委托课题10余项，累计科研经费1 500余万。作为主编或副主编编写循证医学相关书籍7部。

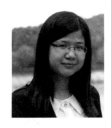

副主译：黎少灵

AME出版社社长助理及科学编辑部主任

毕业于南方医科大学医学英语专业，现为AME出版社社长助理及科学编辑部主任，负责 *Translational Lung Cancer Research*（IF 4.726）等期刊运营、选题组稿、宣传及编辑部管理工作；多次带队参加AATS、ESTS、WCLC等国际学术大会。

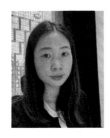

副主译：徐小悦

AME出版社科学编辑

南方医科大学医学英语本科毕业，主要负责AME编辑团队管理，协助旗下同行评议英文期刊的运营和出版；参加国内外医学会议，采访专家；熟悉生物及医学论文发表流程，以及中国作者英文论文写作中的常见问题。

译者：

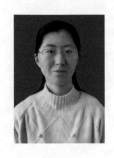

刘彦君

上海交通大学医学院硕士在读

主要研究方向为消化内科肝脏炎症、纤维化相关疾病，本科也毕业于上海交通大学医学院。近三年来以第一作者、共同第一作者或参与者的身份在国内外期刊发表了近十篇文献，期刊包括*Clinical Science*（*Lond*）、*Acta Pharmaceutica Sinica B*、*Expert Review of Gastroenterology & Hepatology*、*Molecular Medicine Reports*、*Theranostics*等。

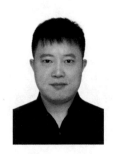

鲁俊

南京中医药大学附属医院（江苏省中医院）重症医学科副主任

医学博士，副主任医师，硕士生导师。国家自然科学基金通讯评审专家，中国中西医结合学会重症医学分会青年委员，江苏省医师协会体外生命支持专业委员会委员，江苏省医师协会儿童重症医师分会委员，江苏省免疫学会免疫与代谢专业委员会委员，南京医学会重症医学分会青年委员。*Annals of Translational Medicine*杂志青年编委，《江苏中医药》杂志特约编辑。主持国家自然科学基金3项、江苏省中医药局等课题6项。以第一或通讯作者发表学术论文20篇，其中SCI论文10篇。入选江苏省"333高层次人才工程"，中华医学会重症医学青年科学家奖获得者。

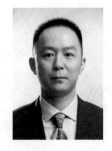

闵先军

中国航天科工集团七三一医院胸外科副主任

师从王俊院士和李辉教授，曾四次登上国际胸外科专业顶级大会的舞台；曾获得北京市海淀区"知识型职工标兵"、北京市海淀区"学习之星""首都市民学习之星"等荣誉称号。

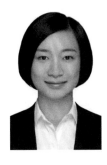

杨鸣

北京中医药大学第三附属医院针灸微创肿瘤科主治医师

医学博士，主治医师，毕业于北京中医药大学循证医学中心，研究方向为针灸干预恶性肿瘤、循证医学和临床研究方法学。《中医杂志》审稿专家；主持首都卫生发展科研专项青年优才项目1项；近5年发表第一作者SCI及中文核心期刊8篇。

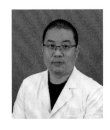

李亮

天津市儿童医院（天津大学儿童医院）耳鼻咽喉头颈外科副主任医师

医学博士。主要研究方向为儿童过敏性鼻炎的诊断及治疗、儿童鼾症基础与临床研究、儿童呼吸道感染病原学研究、头颈部良恶性肿瘤的诊断及治疗等。近年来，以第一作者发表SCI论文7篇；*Translational Pediatrics*期刊编委。

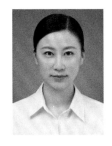

王家莹

南京医科大学附属无锡人民医院主治医师、无锡市人民医院药物临床试验中心机构秘书

研究方向为循证医学、心肺康复等。现主持国家自然科学基金青年项目1项和市级面上项目1项。发表论文23篇，其中SCI论文10篇，单篇最高影响因子9.518。现任中国中医药循证医学中心客座研究员、中国中医药信息学会临床研究分会理事、无锡市康复医学会心脏康复分会委员等。

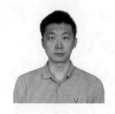

单群刚

上海交通大学医学院附属瑞金医院博士

住院医师，从事肿瘤和血管疾病的介入诊疗工作。以第一作者发表SCI论文6篇。*World Journal of Surgical Oncology*、*Medical Science Monitor*杂志审稿人。

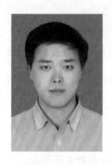

黄坡

北京中医药大学东方医院急诊科科研秘书

医学博士，主治医师。毕业于首都医科大学，主要研究方向为急危重症的中西医临床与基础研究，循证医学方法学研究。以第一作者发表SCI论文5篇、中文核心论文12篇，参编著作2部。

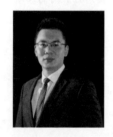

王战

浙江大学医学院附属第二医院骨科、浙江大学骨科研究所、浙江省运动系统疾病研究与精准诊治重点实验室

骨科学博士，骨科学博士后。英国爱丁堡大学访问学者，《浙江大学学报（医学版）》兼职编辑。研究方向：①骨肿瘤的临床和基础研究；②骨恶性肿瘤的预后研究。以单独第一作者发表SCI论文7篇，以共同第一作者发表SCI论文9篇。

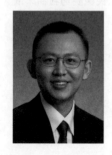

雷强

中国人民解放军联勤保障部队第九六〇医院烧伤整形科主治医师

医学硕士，毕业于第三军医大学，专注于创面修复及显微重建。近5年来先后在*Rsc Adv*、*Acta Biomaterialia*等期刊发表论著5篇，参编书籍*Total Burn Care*和《临床烧伤医学》。UpToDate中文版网站译者。

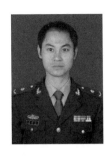

刘跃平

中部战区总医院基础医学实验室副主任技师

医学硕士。以第一作者或通讯作者发表SCI论文11篇，中文论文20余篇，作为副主编参编著作1部，作为编委参编著作2部。

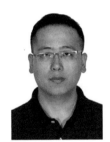

刘凯雄

福建医科大学附属第一医院呼吸与危重症医学科副主任医师

医学博士。主持和参与多项国家及省部级课题，以第一作者或通讯作者发表SCI论文13篇。

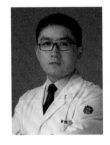

刘震杰

浙江大学医学院附属第二医院血管外科

外科学博士，副主任医师，博士生导师。长期从事周围血管疾病诊治及研究。近年来，发表SCI论文20余篇，参编著作6部，授权专利3项。主持国家自然科学基金3项，浙江省人才计划1项。研究成果被美国心脏协会（American Heart Association，AHA）最新临床指南引用。

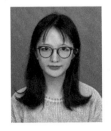

李晓青

上海交通大学医学院公共卫生学院硕士研究生

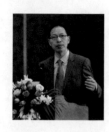

刘世建

上海交通大学医学院附属上海儿童医学中心临床流行病学与生物统计研究室副主任

博士，硕士研究生导师。曾任上海儿童医学中心生物样本库主任，中国医药生物技术协会组织生物样本库分会儿科学组秘书长等。

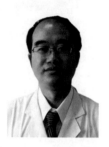

孙艳武

福建医科大学附属协和医院结直肠外科

外科学博士。从事结直肠癌的微创外科治疗及基础研究。参编学术专著2部，主持省部级课题1项和厅级课题2项。以第一作者发表SCI论文及中文核心期刊论文20余篇。现为《中国普通外科杂志》中青年编委（2019年及2020年度"最佳审稿专家"）。

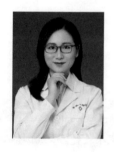

李礼

国家中医针灸临床医学研究中心，天津中医药大学第一附属医院；北京大学非全日制博士在读

主攻针灸临床研究方法学。主持针灸领域国家自然科学基金课题1项，参与国家重点研发、973项目、国家科技支撑计划等课题共4项。发表SCI论文5篇，其中通讯作者1篇；参与译著1部。获省部级二等奖2项。

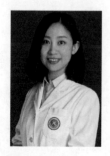

杨月

北京大学人民医院风湿免疫科副主任医师

北京协和医学院博士，哈佛医学院博士后。美国风湿病学会国际研究员、亚太风湿病学会官方报纸执行主编、国内外多个杂志青年编委及审稿专家。发表中英文学术论文30余篇，主持及参与国家自然科学基金、教育部博士点基金多项。

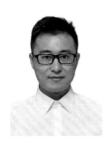

陈波

湖北文理学院附属医院襄阳市中心医院循证医学中心

流行病与卫生统计专业硕士。从事临床研究工作1年，近三年发表论文3篇，具备较为丰富的流行病学研究经验及较为扎实的卫生统计学基础。

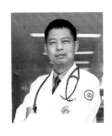

卓文磊

陆军军医大学第二附属医院肿瘤科

副主任医师，副教授，国家公派留美博士后，硕士研究生导师。从事肿瘤科医疗、教学和科研工作二十余年。任中国抗癌协会肿瘤营养专业委员会委员等学术职务。主持国家自然科学基金项目2项，以第一（通讯）作者发表SCI论文30余篇。

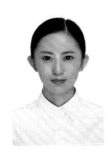

郑文琪

内蒙古医科大学附属医院检验科

博士，副研究员，硕士研究生导师。内蒙古细胞生物学会理事，内蒙古高等学校"青年科技英才计划"骨干人才与内蒙古"草原英才"工程青年创新型一层次人才。主持国家自然科学基金等项目6项，发表论文22篇。

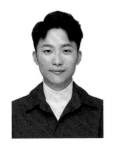

闫志

内蒙古医科大学病原生物学专业2020级硕士研究生

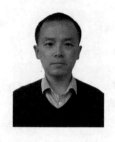

胡志德

内蒙古医科大学附属医院检验科

本科就读于第三军医大学医学检验专业，第二军医大学临床检验诊断学博士。近十年来以第一作者或通讯作者发表SCI论文53篇，被引证700余次。担任*Clin Chem Lab Med*等3本SCI杂志编委，主持国家自然科学基金2项。

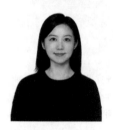

张啸

首都医科大学附属北京儿童医院

北京大学公共卫生学硕士。国家儿童肿瘤监测中心研究实习员。从事流行病学相关研究，发表中英文论文若干篇。

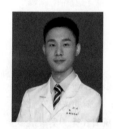

郭旗

中山大学孙逸仙纪念医院心内科

医学博士、博士后，中山大学孙逸仙纪念医院医师、助理研究员。专注于基于电子病历与机器学习的临床医学大数据研究及心肌肥大的机制研究。发表中英文论文30余篇，主持或参与国家级、省部级基金项目7项。

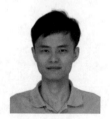

沈利水

中国医学科学院阜外医院，北京协和医学院，国家心血管病中心；浙江大学医学院附属杭州市第一人民医院心血管内科

主治医师，医学博士，毕业于北京协和医学院。美国心脏病学院在训Fellow，欧洲心脏病学会学会中委员会成员，美国心脏协会、美国心律协会、欧洲心律协会成员，《中国生物医学工程杂志》及《广州医科大学学报》中青年编委，AMS、MBE、*PeerJ*、*CURR BIOINFORM*、*MMR*等SCI杂志审稿人。

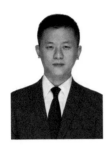

郑焱华

空军军医大学第二附属医院血液科/陕西省血液疾病临床医学研究中心

主治医师。第二军医大学临床医学本科，空军军医大学内科学（血液病）硕士、博士。专业方向为淋巴瘤，多发性骨髓瘤等造血系统肿瘤的诊治及基础临床研究。以第一作者或通讯作者发表SCI论文12篇，单篇最高影响因子为14分。

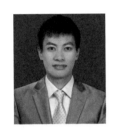

梅祖兵

上海中医药大学附属曙光医院

外科学博士。主要从事结直肠肛门部疾病与肿瘤的临床及循证方法学研究。近6年以第一作者或通讯作者发表SCI论文34篇，IF>200分，H-Index 14，被引用1 800余次。主持或参与国家和省市级科研项目6项。担任 *Annals of Medicine*、*International Journal of Surgery*、*BMC Cancer*等10余本SCI期刊学术编辑和40余本SCI期刊审稿专家，参与制定国际指南2部。

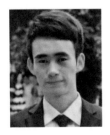

于世凯

同济大学附属第十人民医院

留英医学博士。主要从事心血管疾病预防与治疗的临床与流行病学研究。参与国家重点研发计划、上海市卫生健康委员会重要疾病联合攻关重大项目、国家自然科学基金等科研项目多项。已发表SCI论文30余篇，其中第一作者11篇，参编、参译专著2部。现任*Cardiovascular Innovations and Application*杂志青年编委，*Annals of Medicine*等杂志审稿人。

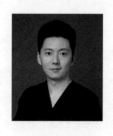

余跃天

上海交通大学医学院附属仁济医院重症医学科

中华医学会细菌感染与耐药防治分会青年委员，上海市微生物学会临床微生物分会副主任委员。主持课题及人才培养计划5项。以第一作者或通讯作者发表SCI论文50余篇，现任*Frontiers in Medicine*等4本SCI杂志编委，*Journal of Critical Care*等8本SCI杂志审稿人。

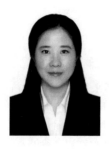

张微微

清华大学附属北京清华长庚医院

主管药师。硕士毕业于北京大学医学部，美国南卡罗来纳大学访问学者。长期从事临床药学工作及相关研究。发表SCI论文7篇，核心期刊3篇，参编专著3部；担任《中华生物医学工程杂志》中青年编委及多本杂志审稿人。

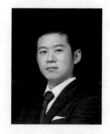

陈茂山

遂宁市中心医院乳腺甲状腺外科副主任

博士在读。主要从事乳腺癌临床研究与大数据分析，建立了乳腺癌病例登记与科研管理平台。以第一作者、共同第一作者或通讯作者发表论文20篇（SCI收录5篇），参编专著1部，参译专著2部。

审校者：

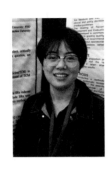

马艳芳

兰州大学健康数据科学研究院；兰州大学基础医学院循证医学中心

兰州大学基础医学院循证医学中心Chevidence Lab成员。兰州大学健康数据科学研究院、《国际实践指南报告规范》（*Reporting Items for practice Guidelines in HealThcare*，*RIGHT*）工作组成员，主要研究方向为临床实践指南的制定、GRADE方法学，以及系统评价与Meta分析的制作。发表SCI及中国科学引文数据库论文30余篇；参与制定西医、中医、中西医结合指南10余部；参编专著4部。

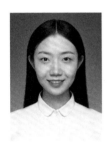

史乾灵

兰州大学第一临床医学院外科学在读博士研究生

主要研究方向为循证外科学、循证医学方法学。发表循证医学方法学等研究论文30余篇，参编著作1部，多次参与临床实践指南的制定和评审。

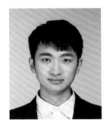

杨楠

兰州大学基础医学院在读博士研究生

2017年本科毕业于兰州大学临床医学专业，同年进入兰州大学循证医学研究中心攻读硕博连读学位，专业方向为循证医学与医学信息学，导师为陈耀龙教授。目前在国内外同行评议期刊发表循证医学或指南方法学论文30余篇，曾参与20余部循证临床实践指南的制定，参编《GRADE在系统评价和实践指南中的应用》。现任中国老年保健协会肺癌专业委员会第一届委员。

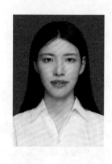

刘云兰

2020级兰州大学公共卫生学院在读硕士研究生

2020年本科毕业于兰州大学公共卫生学院预防医学专业，专业为流行病与卫生统计学，专业方向为人群卫生干预与评价，导师为陈耀龙教授。曾参与《GRADE在系统评价和实践指南中的应用》书稿的审校工作。

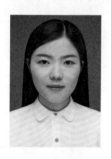

苟杨昇

兰州大学基础医学院循证医学中心，世界卫生组织指南实施与知识转化合作中心博士研究生

研究方向为循证医学与指南方法学。曾参与9部循证临床实践指南的制定，发表循证医学、指南方法学等期刊论文20余篇，参与撰写专著3本。多次参与国内外学术会议交流，有较丰富的制定医学研究报告规范的经验。

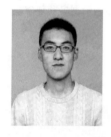

王平

兰州大学基础医学院循证医学中心，世界卫生组织指南实施与知识转化合作中心硕士研究生

研究方向为循证医学。曾参与多部循证临床实践指南制定和国内外学术会议交流。

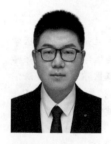

刘辉

兰州大学公共卫生学院公共卫生专业在读硕士研究生

主要研究方向为循证医学方法学、临床实践指南和患者与公众指南。参与多部指南的制定工作，发表学术论文10余篇，其中以第一作者或共同第一作者发表论文3篇。

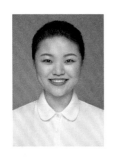

张娟娟

兰州大学公共卫生学院硕士研究生

2020年本科毕业于上海中医药大学公共事业管理（卫生管理方向）专业，现为2020级兰州大学公共卫生学院在读研究生，专业为社会医学与卫生事业管理。

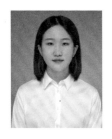

吴守嫒

2020级兰州大学公共卫生学院在读硕士研究生

导师为陈耀龙教授，专业为流行病与卫生统计学，专业方向为人群卫生干预与评价。曾参与《GRADE在系统评价和实践指南中的应用》书稿的审校工作。

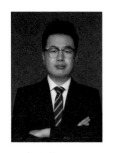

罗旭飞

兰州大学基础医学院循证医学中心在读博士研究生

主要研究方向包括临床实践指南、医学报告规范、系统评价。目前担任多本杂志副主编、编委。第一届国家免疫规划技术工作组成员。参编书籍6本，发表论文100余篇。

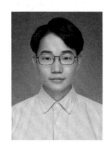

张先卓

兰州大学第一临床医学院/兰州大学基础医学院循证医学中心

普外科硕士在读，学习循证医学、基础研究、临床研究、大数据及生物信息相关研究。发表中英文论文数篇、审校和翻译专著多本。疫情期间参与多项相关研究和志愿工作。坚信：知识、汗水、灵感、机遇。

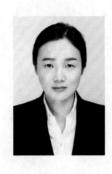

刘萧

兰州大学公共卫生学院在读硕士研究生

2017年本科毕业于兰州大学药学专业，专业方向为临床研究与临床实践指南。参与国家自然科学基金、美国中华医学基金会和国家重点专项等多项科研项目。

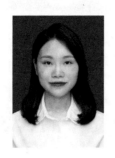

任梦娟

2020级兰州大学公共卫生学院在读硕士研究生

兰州大学公共卫生学院硕士研究生，2020年本科毕业于兰州大学公共卫生学院预防医学专业，导师为陈耀龙教授，专业为流行病与卫生统计学，专业方向为人群卫生干预与评价。曾参与《GRADE在系统评价和实践指南中的应用》书稿的审校工作。

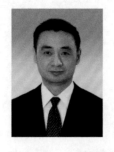

徐少勇

湖北文理学院临床医学院院长助理兼附属医院（襄阳市中心医院）内分泌科主任和科研处副主任

第四军医大学临床医学博士、公共卫生及预防医学博士后。中华医学会糖尿病学分会基础研究与转化学组委员，湖北省襄阳市内分泌学会委员。申请中国博士后科学基金面上项目、中国博士后科学基金特别资助项目等基金。发表中英文论文36篇，其中SCI论文22篇。

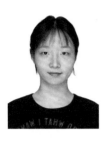

孙雅佳

2020级兰州大学公共卫生学院流行病与卫生统计学在读硕士研究生

兰州大学公共卫生学院硕士研究生，2020年本科毕业于华中科技大学同济医学院公共卫生学院预防医学专业，导师为陈耀龙教授，专业方向为人群卫生干预与评价。

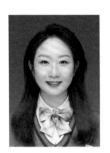

王子君

兰州大学基础医学院循证医学中心在读博士研究生

2019年本科毕业于兰州大学医学检验专业，导师为陈耀龙教授，专业方向为临床研究与临床实践指南。研究生期间以第一作者或共同第一作者发表SCI论文1篇，发表中国科学引文数据库论文2篇。

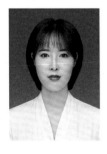

赵思雅

兰州大学公共卫生学院硕士

主要研究方向为循证卫生政策与管理、基层医疗服务质量评价与提升。参与国家自然科学基金、美国中华医学基金会和国家重点专项等多项科研项目。已发表论文10余篇，其中SCI收录论文8篇，以第一作者发表论文2篇。

Editors

David Moher
Ottawa Hospital Research Institute and University of Ottawa, Ottawa, Canada

Douglas G. Altman
Centre for Statistics in Medicine, University of Oxford and EQUATOR Network, Oxford, UK

Kenneth F. Schulz
FHI360, Durham, and UNC School of Medicine, Chapel Hill, North Carolina, USA

Iveta Simera
Centre for Statistics in Medicine, University of Oxford and EQUATOR Network, Oxford, UK

Elizabeth Wager
Sideview, Princes Risborough, UK

Contributors

Douglas G. Altman
Centre for Statistics in Medicine, University of Oxford, Oxford, UK

Andrew Booth
Cochrane Collaboration Qualitative Research Methods Group

Andrew H. Briggs
Health Economics and Health Technology Assessment, Institute of Health & Wellbeing, University of Glasgow, Glasgow, UK

Patrick M.M. Bossuyt
Department of Clinical Epidemiology & Biostatistics, Academic Medical Center, University of Amsterdam, Amsterdam, the Netherlands

Isabelle Boutron
Centre d'Epidémiologie Clinique, Assistance Publique-Hôpitaux de Paris, Paris, France
Centre Cochrane Français, INSERM U738, Université Paris Descartes, Paris, France

Marion K. Campbell
Health Services Research Unit, University of Aberdeen, Aberdeen, UK

Margaret M. Cavenagh
Cancer Diagnosis Program, Division of Cancer Treatment and Diagnosis, National Cancer Institute, Bethesda, MD, USA

Myriam Cevallos
CTU Bern and Insititute of Social and Preventative Medicine, University of Bern, Bern, Switzerland

An-Wen Chan
Women's College Research Institute, Toronto, ON, Canada
ICES@UofT, Toronto, ON, Canada
Department of Medicine, Women's College Hospital, University of Toronto, Toronto, ON, Canada

Mike Clarke
All-Ireland Hub for Trials Methodology Research, Centre for Public Health, Queens University Belfast, Belfast, Northern Ireland

Frank Davidoff
Annals of Internal Medicine,
Philadelphia, PA, USA

Don C. Des Jarlais
Baron Edmond de Rothschild Chemical
Dependency Institute, Beth Israel
Medical Center, New York, NY, USA

Michael F. Drummond
University of York, York, UK

Matthias Egger
Institute of Social and Preventive
Medicine (ISPM), University of Bern,
Bern, Switzerland

Diana R. Elbourne
London School of Hygiene and
Tropical Medicine, London, UK

Jeremy Grimshaw
Ottawa Hospital Research Institute and
University of Ottawa, Ottawa, ON,
Canada

Karin Hannes
Cochrane Collaboration Qualitative
Research Methods Group

Angela Harden
Cochrane Collaboration Qualitative
Research Methods Group

Janet Harris
Cochrane Collaboration Qualitative
Research Methods Group

Allison Hirst
Nuffield Department of Surgical
Sciences, University of Oxford,
Oxford, UK

John Hoey
Queen's University, Kingston, ON,
Canada

Sally Hopewell
Centre for Statistics in Medicine,
University of Oxford, Oxford, UK
INSERM, U738, Paris, France
AP-HP (Assistance Publique des
Hôpitaux de Paris), Hôpital Hôtel
Dieu, Centre d'Epidémiologie
Clinique, Paris, France
Univ. Paris Descartes, Sorbonne Paris
Cité, Paris, France

Timothy T. Houle
Department of Anesthesiology,
Wake Forest University School of
Medicine, Winston-Salem, NC, USA

Samuel J. Huber
University of Rochester School of
Medicine and Dentistry, Rochester,
NY, USA

John P.A. Ioannidis
Stanford Prevention Research Center,
Department of Medicine and Division
of Epidemiology, Department of
Health Research and Policy, Stanford
University School of Medicine, and
Department of Statistics, Stanford
University School of Humanities and
Sciences, Stanford, CA, USA

Thomas A. Lang
Tom Lang Communications and
Training International, Kirkland,
WA, USA

Julian Little
Department of Epidemiology and
Community Medicine, Canada
Research Chair in Human Genome
Epidemiology, University of Ottawa,
Ottawa, ON, Canada

Elizabeth W. Loder
British Medical Journal, London, UK
Division of Headache and Pain,
Department of Neurology, Brigham
and Women's Hospital, Boston,
MA, USA
Harvard Medical School, Boston,
MA, USA

Hugh MacPherson
Department of Health Studies,
University of York, York, UK

Lisa M. McShane
Biometric Research Branch, National
Cancer Institute, Bethesda, MD, USA

Donald Miller
Department of Anesthesia, The Ottawa
Hospital, Ottawa Hospital Research
Institute and University of Ottawa,
Ottawa, ON, Canada

David Moher
Clinical Epidemiology Program,
Ottawa Hospital Research Institute,
Ottawa, ON, Canada

Jane Noyes
Centre for Health-Related Research,
School for Healthcare Sciences,
College of Health & Behavioural
Sciences, Bangor University, Bangor, UK

Mary Ocampo
Ottawa Hospital Research Institute,
Ottawa, ON, Canada

Greg Ogrinc
Dartmouth Medical School, Hanover,
NH, USA

Donald B. Penzien
Department of Psychiatry, Wake
Forest University School of Medicine,
Winston-Salem, NC, USA

Gilda Piaggio
Statistika Consultoria Ltd, São Paulo,
Brazil

Jason L. Roberts
Headache Editorial Office, Plymouth,
MA, USA

Philippe Ravaud
Centre d'Epidémiologie Clinique,
Assistance Publique-Hôpitaux de Paris,
Paris, France
Centre Cochrane Français, INSERM
U738, Université Paris Descartes,
Paris, France

John F. Rothrock
Department of Neurology, University
of Alabama at Birmingham,
Birmingham, AL, USA

Margaret Sampson
Children's Hospital of Eastern Ontario,
Ottawa, ON, Canada

Willi Sauerbrei
Department of Medical Biometry
and Medical Informatics, University
Medical Centre, Freiburg, Germany

David L. Schriger
UCLA Emergency Medicine Center,
Los Angeles, CA, USA

Kenneth F. Schulz
FHI 360, Durham, and UNC School
of Medicine, Chapel Hill, NC, USA

Dugald Seely
Ottawa Integrative Cancer Centre,
Ottawa, ON, Canada

Iveta Simera
Centre for Statistics in Medicine,
University of Oxford, Oxford, UK

George C. M. Siontis
Clinical Trials and Evidence-Based
Medicine Unit, Department of
Hygiene and Epidemiology, University
of Ioannina School of Medicine,
Ioannina, Greece

Cassandra Talerico
Neurological Institute Research and
Development Office, Cleveland Clinic,
Cleveland, OH, USA

Sheila E. Taube
ST Consulting, Bethesda, MD, USA

Jennifer Tetzlaff
Ottawa Methods Centre, Clinical
Epidemiology Program, Ottawa
Hospital Research Institute, Ottawa,
ON, Canada

Allison Tong
Sydney School of Public Health,
University of Sydney, Sydney, Australia

Dana P. Turner
Department of Anesthesiology,
Wake Forest University School of
Medicine, Winston-Salem, NC, USA

Elizabeth Wager
Sideview, Princes Risborough, UK

Laura Weeks
Ottawa Integrative Cancer Centre,
Ottawa, ON, Canada

Merrick Zwarenstein
Schulich School of Medicine and
Dentistry, Western University, London,
ON, Canada

AME 学术盛宴系列图书序言

这个系列图书具有几大特色：其一，这个系列图书来自Springer，Elsevier，Wolters Kluwer，OUP，CUP，JBL，TFG等各大出版社，既有一些"经典图书"，也有一些实用性较强的"流行图书"，覆盖面甚广；其二，这个系列图书的翻译工作，都是基于"AME认领系统"，我们花费近1年时间，开发了这套"认领系统"，类似出版界的"Uber/滴滴"，成功地对接了图书编辑、译者和审校者之间的需求。一般情况下，我们发布一本书的目录等信息之后，48小时内该书的翻译任务就会被AME注册会员一抢而空——在线完成译者招募和审校等工作，参与翻译和校对工作的人员来自国内众多单位，可谓"智力众筹"；其三，整个翻译、审校、编辑和出版过程，坚持"品书"与"评书"相结合，在翻译的同时，我们邀请国内外专家对图书进行"点评"，撰写"Book Review"，一方面刊登在我们旗下的杂志上，另一方面将其翻译成中文，纳入本书中文版，试图从多个角度去解读某本图书，给读者以启迪。所以，将这个系列图书取名为"学术盛宴"，应该不足为过。

虽然鲍鱼、鱼翅等营养价值较高，但是并非适合所有人，犹如餐宴一样，享受学术之宴也很有一番讲究。

与大家分享一个真实的故事。有一天，南京一家知名上市公司的总裁盛情邀请我参加一个晚宴。

席间，他问了我一个问题："国外的医术是不是比中国先进？瑞士的干细胞疗法是不是很神奇？"

因为我没有接受过瑞士的干细胞治疗，所以，对此没有话语权，我个人对这个疗法的认识仅限于"一纸"——只是有几次在航空杂志上看到过相关的"一纸"广告。

正当我准备回答他的时候，他进一步解释："上个月，我的一位好朋友就坐在你今天这个座位，他已超过50岁，但是，看起来很年轻，因为他去瑞士接受过干细胞治疗……"

"您的这位朋友，他的心态是不是很平和？他的家庭是不是很幸福？他的爱情是不是很美满？"我反问了几个问题。

他毫不犹豫地回答："是的。"

"他的外表看起来很年轻，可能是接受干细胞治疗这个因素导致的，更可能是干细胞治疗、家庭、爱情、事业等多个因素共同作用所造成的。"听完我的回答，这位优秀的总裁先生好像有所感悟，沉默了片刻。

虽然这个系列图书，从筛选图书，到翻译和校对，再到出版，所有环节层层把关，但是，我们仍无法保证其内容一定就适合您。希望您在阅读这个系列图书的过程中，能够时刻保持清醒的头脑、敏捷的思维和独立的思考，去其糟粕，取其精华，通过不断学习消化和吸收合适的营养，从而提高和超越自我的知识结构。

开卷有益，思考无价，是为序。

汪道远
AME出版社社长

译前序

感谢陈丽老师邀请我为本译著作序，和数位尚未谋面的同行一同参与这些翻译、编审、校对工作，是一件忙碌、充实且颇具意义的事情。医学研究报告是一项探索工作的总结而非终结；事实上，只要研究工作的影响一直在同行之间延续，研究结果一直在受众之间流传，这项研究就不能被称为真正意义上的完结。因此，研究报告可以认为是一项研究"内核"的延续。

本书翻译自 *Guidelines for Reporting Health Research：A User's Manual* 一书，该书对医学研究报告的撰写进行了系统的归纳和总结，既是一本指南，也是一本范例；宏观处春秋笔法，细节处析理入微。开卷有益，我也希望与各位译者一起，将指南分享予诸位同仁，以飨读者。

由于我的身份比较多样，既是一名医学科研工作者，也是一名临床医生，还是一名医学管理人员。不论哪种身份，我的日常工作都少不了与医学研究报告打交道。而不同身份对医学研究报告的体会也有所不同。

作为一名医学科研工作者，不仅需要谨慎地提出科学问题、合理地给出科学假说、完整地进行科学验证，更要科学规范地总结和写出科学研究报告。而最后一个环节往往被很多人忽视。科研报告或者研究论文的撰写是一个讲故事和传达信息的过程，一旦这个过程出现任何一点的纰漏或者不准确，将会对后人造成非常大的误导。殊不知，讲故事也需要一些"套路"，这些"套路"既包括得出结论时需要的统计学方法，也包括讲述表达研究工作时用到的技巧。这些内容均可见于本译著。

作为一名临床医生，我和我的团队时常需要汲取最前沿的医学研究经验以服务临床。从某种程度上说，研究报告的正确性和科学性关乎临床研究和治疗方案的制定。因此，临床医生是"优质医学研究报告"的得益者，也是"劣质医学研究报告"的受害者。学会鉴别研究报告中"精华"和"糟粕"，需要独到的见识，而本译著对于提高临床医生对研究报告的信息获取能力，恰如雪中送炭。

作为一名医学管理人员，我的工作职责包括对同行的医学研究和临床工作进行评价，也需要对同事们的医学研究过程进行培训。授人以渔，谈何轻松？本译著深入浅出、以小见大，指南中几乎囊括了科学研究过程中常见的方法学问题，并有细致的指南规范，对于我们的工作给予了极大的帮助。

作为该译著的主译之一，我非常感谢编辑部充满预见性地组织并支持本次编译工作。希望这本译著对提高医学研究报告的整体质量能够发挥微薄的作用，并对系统评价、临床实践指南和决策作出贡献。

刘雷
陆军特色医学中心消化内科

原著序

　　医学研究旨在丰富预防和治疗疾病的基础知识。然而，若发表的研究报告不充分，那么研究发表的论文的价值就会被抵消。近几十年来，大量的证据显示，在所有专业和所有类型的研究中，研究报告往往存在严重缺陷。好消息是，其中大部分问题都是可以纠正的。而报告指南通过提高医学研究报告的完整性，为该问题提供了一种解决方案。绝大多数报告指南的核心包括一份清单，该清单可以被认为是一份提醒列表，告知作者在报告他们的研究时应包含哪些信息。当这些报告指南得到期刊认可并正确实施时，它们就会成为强有力的工具。

　　自最初的《临床试验报告的统一标准》（*Consolidated Standards of Reporting Trials*，*CONSORT*）声明于1996年发表以来，相当数量的报告指南得以发展。截至2014年初，加强生物医学研究报告质量和透明度（Enhancing the QUAlity and Transparency of health Research，EQUATOR）协作网数据库中已有超过200项报告指南，更多的指南还处于研发阶段。本书汇总了许多最常用的报告指南，同时也有章节对该领域的发展进行介绍。我们鼓励作者和同行评议人员使用这些报告指南，也鼓励编辑认可并实施这些指南。这将有助于减少浪费和提升研究报告的价值。使用报告指南将有助于产出可通过未来审查的研究论文，并对系统评价、临床实践指南和政策决策作出贡献，并普遍提高我们的科学知识水平以改善患者护理和我们每个人的生活。

　　报告指南领域发展迅速，这使得"旧"技术（即纸质书）的不断更新成为一项挑战。就此，读者应该查阅EQUATOR协作网站（www.equator-network. org）来了解报告指南研发的最新情况。

David Moher

Douglas G. Altman

Kenneth F. Schulz

Iveta Simera

Elizabeth Wager

2014年3月10日

译者：刘彦君，上海交通大学医学院

审校：马艳芳，兰州大学健康数据科学研究院；兰州大学基础医学院循证

医学中心

史乾灵，兰州大学第一临床医学院

相关阅读

扫码或通过下方链接观看本书主编

David Moher教授专访文章

https://www.thesuper.org/interviews/10

前言

指南导引

一、引言

经优质的研究证明，有效的治疗方案是进行优良的患者管理的基础。发表论文是优质研究不可缺少的组成部分，它应清晰地反映研究所做的工作和得出的结论。本书内容涉及预防乃至治疗一种广泛流行的"疾病"——报告偏倚和不充分。有偏倚、低质量的报告会对研究的可信度造成威胁，并使我们的治疗基于虚构而非事实。

过去的二十年间，为了帮助作者提高自身稿件的质量，大量的报告指南得以发表。通过遵循这些指南，稿件将包含说服该领域的读者所需要的全部信息。与此同时，文章也将条理清晰，易于阅读，并具备良好的论证和自我批判。从研究设计阶段开始，这些指南就可作为一种干预措施来提醒研究人员、编辑及审稿人，使他们易于了解事实并注意到有哪些信息是缺失的。一直到文章发表，读者都会很容易获取事实，并了解来龙去脉。

鉴于如此多研究人员、审稿人和期刊编辑的疏忽和偏见，我要很确定地补上一句："别那么确定！也许是，也许不是！"

二、它是如何开始的？我们是怎么走到这一步的？

1966年，芝加哥美国医学会生物统计学系的生物统计学家Stanley Schor博士和当时的医学生Irving Karten，从10本最著名的医学杂志中随机选取已发表的报告作为样本，进行仔细审查后将结果发表在*Journal of the American Medical Association*（*JAMA*）杂志。Schor和Karten将注意力集中在149篇他们认为是"分析性研究"的报告上，而非病例报告，他们确定了12种统计错误，并发现73%的文章结论是无效的，"已发表的分析性研究里被认为真正可以接收的，在这10本杂志中，没有一本超过40%，其中两本中甚至一篇都没有"。由于这些缺陷发生在阅读范围最广且最具权威的期刊上，Schor和Karten推测了其对医疗实践造成的影响，并给出了预见性的结语："自引入计算机以来，人们正在开展大量工作以便医生能更容易地获取到医学杂志上发表的研究结果，而大量误导性信息也将因此得以迅速传播。"他们这一点确实说对了!

更妙的是,这篇非凡的论文还包括了一项试验结果:一名统计学家审阅了提交给一本杂志的514份稿件,其中只有26%在统计学方面是可以接受的。但稿件经统计学评议后,这一比例提高到了74%。Schor和Karten建议,研究团队和编辑团队都应包括统计学家[1]。他们的发现得到了Gardner和Bond等的证实[2]。

我首次接触编辑工作是在1977年,在*New England Journal of Medicine*,随后又在*JAMA*杂志。我的日常工作是从提交给这种发行量大的综合医学杂志的研究中,将最具创新性、重要性和相关性的研究报告尽力挑选出来。尽管最好的论文令人激动且论据翔实,但它们就像是漂浮在"垃圾论文"沼泽地中的一座孤岛。因此,从一开始,Schor和Karten的论文就像是一座灯塔。他们不仅通过科学的方法发现了文献中存在的主要问题,而且对解决问题的方法进行了验证,并基于良好的证据作了推荐。

这成为成立同行评议大会的主要动机。在1986年,我愤怒地写道:问题在于,尽管存在同行评议系统,但对于任何一位广泛阅读期刊并带有批判性思维的人而言,他们都被迫意识到论文的出版几乎没有任何障碍[3]。

是尽管存在同行评议的机制,仍有大量的文献非常糟糕?还是同行评议导致了这种情况的发生?我们到底在资助、传播什么样的研究成果和临床研究报告?只有研究才能找到答案。因此,从一开始,同行评议大会就严格将主题限制在了研究报告上。

与此同时,来自牛津大学的Iain Chalmers及其团队正在努力了解与卫生保健领域干预措施有关的全部文献。他们运用Meta分析的科学方法对其进行完善,使其适用于临床报告。这意味着,继Chalmers受到启发建立了Cochrane协作网之后,包括Altman、Moher、Dickersin、Chalmers、Schulz、Gøtzsche等在内的众多优秀人士,正带着强烈的质疑精神,通过系统审查的方法,来评估临床研究报告的完整性和质量,并找到那些与偏倚有关的未充分报告的必要条目。偏倚的实际程度是可以衡量的。例如,因利益冲突或未能发表导致的偏倚,可由此改变杂志、研究机构及研究者个人的做法,最终甚至改变法律(例如,要求注册临床试验并公布结果)。这些研究的大部分内容在大会上进行了展示[4-6]。证据显示,报告质量低下会使研究结论(往往是我们推荐何种治疗措施)出现偏倚[7]。随机对照试验是治疗的证据基础,其原则早在40年前就已经建立,且并不复杂。但研究者们一次又一次在试验报告中犯了许多简单却致命的错误。

三、我们需要对此做些什么?

20世纪90年代初,有两个研究团队针对随机试验的报告提出了建议[8-9]。这些建议虽然都已经发表,但并未产生明显的效果。在与David Moher的讨论中，他向我建议，*JAMA*杂志应该根据《试验报告标准》（*Standards Of Reporting Trials*，SORT）这一报告推荐来发表临床试验报告。我们这么做了[10]，同时也征求到了大量的意见。SORT的推荐之前从未被采纳的原因之一在于，尽管这些建议是杰出专家们付出大量努力获得的成果，但没有人在实践中真正试用过这些报告推荐，一旦按照SORT报告推荐去实践，论文就无法阅读，因为这些报告指南没有给文章留有灵活编辑的空间，并且影响了文章的逻辑和流畅度。

我和David意识到编辑在这一过程中起着至关重要的作用。坦白地讲，如果编辑在作者可能处于顺从心态的时候提出要求，即稿件的接收与否取决于他们遵循要求的情况，那么编辑标准就会成为这个行业的标准。

得益于David Moher的聪明才智、坚持不懈和沟通交流，这两个团队召集了各自的代表，并于1996年研发了《临床试验报告的统一标准》（*Consolidated Standards of Reporting Trials*，CONSORT）[10-13]。批评被淹没在赞许的洪流之中。这是因为检查清单上的条目被列入的证据都有呈现，并且鼓励大家进行评论，期刊编辑的支持促使研究者们接受了这个标准。而在Doug Altman的建议下，编辑们消除了疑虑，也使得他们之间的合作变得更加容易，因为他们允许不同的期刊灵活地要求作者纳入特定的条目。这些指南是临时的，还需要进一步探索，并且随着新证据的积累还会进行修订。

继CONSORT被接受后不久，在其他的临床领域也出现并发表了相应的报告指南。加强生物医学研究报告质量和透明度（EQUATOR）协作网站[14]于2008年创建。它不仅是对此类指南成功的认可，也体现了让作者撰写出符合研究目的的文章的必要性，并为所有参与医学期刊工作的人员提供了急需的资源。因此，它代表着在提高研究报告透明度和报告质量方面迈出的一大步。

四、我们达到预期目的了吗？

继我在开头提到的Schor与Karten的那篇文章的47年后，Lang和Altman写下了似乎已经发生的变化：即使是有重大错误的文章，也依旧能通过编辑和同行评议，并在顶级期刊上发表。事实是，不良的统计报告这一问题是长期的、普遍的、严重的，主要涉及最基本的统计，但大多数生物医学文献的读者们却并没有意识到该问题[15]。

Lang和Altman指的是研究的统计设计与分析，但这些要素存在缺陷的研究，是不可信的。报告即是研究本身。我敢打赌，相当一部分临床报告很可能存在同样的缺陷。那是我在1986年就发出的控诉，但令人沮丧的是，经过这么多的努力，它仍然是我们存在的问题。我怀疑有更多的不良报告，因为每年都会有更多的研究报告出现，但情况是在改善还是恶化，我们尚不清楚。这确实意味着我们还有工作要做，而这本书恰好为这种广泛流行的"疾病"提供了一个预防和治疗的标准。

参考文献

[1]   Schor S, Karten I. Statistical evaluation of medical journal manuscripts[J]. JAMA, 1966, 195(13): 1123-1128.

[2]   Gardner MJ, Bond J. An exploratory study of statistical assessment of papers published in the British Medical Journal[J]. BMJ, 1990, 263(10): 1355-1357.

[3]   Rennie D. Guarding the guardians: a conference on editorial peer review[J]. JAMA, 1986, 256(17): 2391-2392.

[4]   Dickersin K. The existence of publication bias and risk factors for its occurrence[J]. JAMA, 1990, 263(10): 1385-1389.

[5]   Chalmers TC, Frank CS, Reitman D. Minimizing the three stages of publication bias[J]. JAMA, 1990, 263(10): 1392-1395.

[6]   Chalmers I, Adams M, Dickersin K, et al. A cohort study of summary reports of controlled trials[J]. JAMA, 1990, 263(10): 1401-1405.

[7]   Schulz KF, Chalmers I, Hayes RJ. Empirical evidence of bias. Dimensions of methodological quality associated with estimates of treatment effects in controlled trials[J]. JAMA, 1995, 273(5): 408-412.

[8]   Andrew E, Ani A, Chalmers T, et al. A proposal for structured reporting of randomized controlled trials[J]. JAMA, 1994, 272(24): 1926-1931.

[9]   Call for comments on a proposal to improve reporting of clinical trials in the biomedical literature[J]. Annals of Internal Medicine, 1994, 121(11): 894-895.

[10]   Rennie D. Reporting randomised controlled trials. An experiment and a call for responses from readers[J]. JAMA, 1995, 273(13): 1054-1055.

[11]   Rennie D. How to report randomized controlled trials. The CONSORT Statement[J]. JAMA, 1996, 276(8): 649.

[12]   Begg C, Cho M, Eastwood S, et al. Improving the quality of reporting of randomized controlled trials. The CONSORT Statement[J]. JAMA, 1996, 276(8): 637-639.

[13]   Checklist of information for inclusion in reports of clinical trials. The Asilomar Working Group on Recommendations for reporting of Clinical Trials in the Biomedical Literature[J]. Ann Intern Med, 1996, 124(8): 741-743.

[14]   http://www.equator-network.org/resource-centre/library-of-health-researchreporting/reporting-guidelines/.

[15]   Lang TA, Altman DG. Basic statistical reporting for articles published in biomedical journals: The "Statistical Analyses and Methods in the Published Literature" or The SAMPL Guidelines[M]. In: Smart, P., Maisonneuve, H. & Polderman, A, Science Editors' Handbook. Redruth, Cornwall, UK. European Association of Science Editors, 2013.

Drummond Rennie, MD

University of California, San Francisco, USA

目　录

第一章 生物医学研究透明报告的重要性

Douglas G. Altman[1], David Moher[2]

[1]Centre for Statistics in Medicine, University of Oxford, Oxford, UK

[2]Clinical Epidemiology Program, Ottawa Hospital Research Institute, Ottawa, ON, Canada

研究的报告与研究的设计和分析一样，是研究的重要组成部分[1]。拙劣的试验是对时间、精力和金钱的浪费。研究报告质量差的最大风险是高估了某种治疗的优势……无论研究的结果如何，普通读者都很难理解和验证一个报告质量差的随机对照试验的可靠性。反之，这一问题可能会导致基于错误证据的临床实践改变，从而伤害患者。避免这种风险并确保随机对照试验的最终信息能够被正确解释的唯一方法是根据CONSORT声明中列出的条目进行报告[2]。

一、引言

与人类健康有关的研究应具有促进人类对疾病的科学理解、改善疾病的治疗或预防等方面的潜力。我们期望能够发表研究报告，将研究结果传达给其他相关方。研究报告一般在科学期刊上以论文形式发表，用来描述研究所做的工作和发现的问题。临床研究报告对许多群体都很重要，特别是对其他研究人员、临床医生、系统评价者和患者。

读者需要知道什么？这个问题涉及多个层面，具体内容也会因为研究本身和读者的特点而有所不同，但某些总体的原则应该是无可争议的。显然，研究报告应该是真实的，不应该故意误导读者。正如国际医学期刊编辑委员会（International Committee of Medical Journal Editors，ICMJE）指出，"利他主义和信任使临床研究成为可能，为回馈此利他主义与信任，研究单位有义务开展符合伦理的研究并诚实地报告"[3]。此外，研究报告必须对读者有用——论文应包括有关方法和结果的所有信息，这些信息对于判断研究的有效性和相关性至关重要。如有需要，人们便可使用此判断结果[4]。未能明确说明方法的期刊文章是不适合用来说明其是否达到预期目的的[4]。

多年来，大量文献显示生物医学研究文献一直未能遵循这些原则。系统评价是为这些不足提供证据的主要来源（框1-1）。此外，数百篇针对已发表文献特别是随机对照试验（randomized controlled trials，RCTs）的综述表明，这些试验的报告缺少关键信息[5-6]。其他类型的研究也在累积类似的证据[7-11]。如果没有清楚地描述研究是如何实施的，读者将无法判断研究的发现是否可靠。报告不充分意味着读者要么拒绝该文章，要么相信该研究做得很好，从而接受研究发现。

框1-1　系统评价列举的报告不佳实例

a. 由于试验方法报告不佳，无法评估偏倚风险[12]。

b. 干预措施报告不充分，影响了研究的可重复性[13]。

c. 15项试验符合该评价的纳入标准，但只有4项可以纳入，因为其他11项试验的数据无法使用[14]。

d. 随访时间报告不充分，从而难以计算需要治疗的人数，以使其获益……1项心脏康复效果的大型试验（未发现有益作用），在该试验完成10年后仍未在同行评议期刊上发表[15]。

e. 4项研究比较了同步加压和冷冻两种不同的疗法，但未得出结论。数据报告不足意味着无法从这些研究中计算个体效应值的大小。此外，有2项研究未提供足够的有关冷冻治疗方式的信息，并且所有研究都未能详细说明冰敷的持续时间和频率[16]。

f. 有了更完整的报告，评估研究质量的整个过程就会更容易。在我作为系统评价者的工作中，当提取数据时遇到一个报告清楚的试验真是太高兴了[17]。

这种情况是不能接受的。考虑到对研究论文同行评议重要性的反复强调，这就更令人惊讶了。期刊使用同行评议作为"过滤器"，以帮助他们在文章修订后确定哪些文章足够好，足够重要，可以发表。人们普遍认为，同行评议是必不可少的，而且从原则上说，它是有价值的。然而，当前实行的同行评议制度显然不能预防报告不充分，在很大程度上甚至是失败的。从前文中提到的文献综述中包含的数千项研究均已通过同行评议，就可以清楚地看出这一点。而且，在最负盛名（且影响最大）的期刊上发表的文章也无法避免错误，因为在前文提到的文献综述中，许多只纳入著名期刊的文章[18-20]。同行评议（以及其他质量检查，如技术性编辑）可以更高效地防止研究报告质量低下[21]。

回顾已发表文章，得到的大量证据表明，很多研究文献的作者在行为和思想上并未充分认识到"确保研究报告对他人有用"很重要。作者现在应该知道，期望读者不加怀疑地去相信他们的研究并不合理。在任何情况下，不仅要发现不佳的方法，更要根本地了解研究到底做了什么。令人惊讶的是，对已发表的期刊文章的审查表明，其中相当一部分缺乏关键信息。居然没有一个作者、同行评议者或编辑注意到这些论文是不合格的，甚至经常与研究目的不符？

　　本章我们探索透明化报告的概念，并考虑如何实现它。

二、我们所说的研究报告不充分指的是什么？

　　报告的问题主要以两种方式对期刊文章造成影响。首先，研究方法常常没有足够详细地描述。其次，研究结果被含糊、不完整或有选择地呈现。这些问题累积致使许多研究报告无法使用，甚至有害。这些论文无疑是一种资源浪费[22]。

　　下文对已发表文章的系统评价指出了常见的严重缺陷。这些缺陷包括但不限于：

　　（1）遗漏了研究方法的关键方面，如纳入和排除标准、干预措施的细节[23]、结局的测量[24-25]和统计方法[26-27]；

　　（2）统计错误[28-29]；

　　（3）仅对部分评估结局选择性报告[30-32]；

　　（4）统计分析选择性报告（如亚组分析）[33]；

　　（5）危害报告不完整[34]；

　　（6）令人困惑或产生误导的数据和图表[35]；

　　（7）数据的数值呈现不完整，无法纳入Meta分析中[36]；

　　（8）摘要中选择性地呈现结果或结果与正文不一致[37-38]；

　　（9）对其他研究的选择性或不恰当引用[39-40]；

　　（10）在正文和摘要中对研究结果进行曲解（"杜撰"）[41-42]。

　　另一个值得关注的问题是，有明确证据表明，出版物中报告的细节与研究计划书或研究注册中的细节经常不一致[31,43-44]。这种差异仅在随机试验中找到了证据，但这种担忧也适用于所有研究[45]。研究人员在期刊投稿过程中更改细节时，我们需要怀疑其会进行数据操纵以增强论文的"可发表性"[46]。

　　所有这些证据（已发表研究）的不足，又因很多研究结果从未发表而更加复杂，这种现象通常被称为"发表偏倚"[47]。尽管它是由选择性不发表引起的，但我们更倾向于用这个词。研究已完成但未发表，这一现象普遍[30,48]。另外，有明确证据表明，在发表研究结果时，有统计学意义的研究比没有统计学意义的研究发表得更快[47]。

三、不发表和报告不充分的后果

　　研究的结果不进行发表会减少我们的证据基础，不管这种不发表是通过完全压缩掉研究结果，还是通过选择性报告研究结果，无论这种减少是由于粗心、无知，还是故意报告得不完整、含糊，都会造成本可避免的不精确，并可能产生误导。目前主要的问题是，选择是否发表以及发表什么取决于结果，特别是倾向于发表具有统计学意义或其他有价值的发现，而以所谓的"阴性"结果不发表为代价[49]。在最糟糕的情况下，这种不良的发表行为会导致严重偏倚，从而对患者保健带来有害影响[50-51]。

方法学报告不充分也会严重阻碍对已发表论文可靠性的评估。例如，系统评价者和其他读者应避免仅根据试验方法的简单措辞，就对研究实施过程作出假设。比如简单的措辞"意向性分析"或"双盲"，而不是对实际使用方法完整描述[52]。有证据表明此类措辞可能会产生误导。事实上，专家们也对所谓的"标准术语"感到困惑，作者可通过避免使用专业术语，用更加明确的方式促使研究报告易于理解[53]。知道研究是如何进行的确实很重要——有明确证据表明，开展不力的研究与有偏倚的研究发现有关[54-55]。如果报告不足致使作者无法判断是否使用某种治疗或导致数据无法被纳入系统评价之中，那么不充分的报告便可能会对临床实践、未来研究、政策制定，乃至最终对患者造成严重后果。

不良报告严重歪曲了现有的研究事实，并且损害了其可用性和可靠性[22]。这些做法无论是故意的还是由于缺乏对报告内容的了解，都是不可接受的。不发表可能被视为一种学术不当行为[56-57]，这也是一种道德风险。类似的观点可能适用于由于报告不充分导致研究结果无法使用的情况。"报告不足"一词已经算是相当友善了。总的来说，由于大量的研究和经费浪费[22]，研究的不良报告违反了道德和伦理标准[58-60]。

四、研究报告的原则

从前文关于研究文章常见缺陷的讨论中可以看出，优质的研究报告须遵循几项原则。框1-2列出了一组负责任的研究报告的关键原则。另外补充说明，

框1-2 负责任的研究报告的关键原则

a.研究应该以合乎道德和负责任的方式进行报告，并应遵守所有相关法律。

b.研究人员应清晰、诚实地展现研究结果，不得捏造、篡改或进行不恰当的数据操作。

c.研究人员应清楚、明确地描述研究方法，以便他人证实研究发现。

d.研究人员应遵循适用的报告指南。出版物应提供足够的细节，以允许其他研究人员重复他们的试验。*

e.发表与否的决定不应基于结果是"阳性"还是"阴性"。*

f.研究人员应遵守发表的相关要求，提交的出版物必须是原创的、不得剽窃、不得在其他地方发表。

g.作者应对提交和发表的出版物承担集体责任。

h.出版物的版权应精确反映个人对出版物及其报告的贡献。

i.应公开基金来源和相关利益冲突。

---

*摘录自《国际学术出版物作者标准》[61]。

数值类的结果应该以一种适合纳入Meta分析的形式呈现。

这些具体想法背后的总体原则是，研究报告应最大限度地提高试验所获得的价值。然而，由于不发表和报告不充分，当前仍存在大量浪费[22,62]。

五、如何提高研究报告的质量？

已发表的文章普遍存在缺陷，这表明了论文发表系统的重大失败。尤其是，对阳性结果的执着是对生物医学研究文献的严重损害。研究团体的主要利益相关者，包括研究人员、同行评议者、编辑和研究资助者等，似乎都没有充分认识到良好报告的重要性。很难辨别起因是缺乏对良好报告重要性的认识，还是缺乏对研究报告应包含信息的认识，或是作者为实现发表而以牺牲（全部）真相为代价的观念[46]，还是同行评议者或编辑出于对新颖的、令人兴奋的结果的偏好，或者是其他原因。几乎可以肯定，这是多种因素共同作用的结果。编辑和同行评议者很少有接受过相关的正式培训。同样，研究人员也很少接受过与科学写作和出版相关的正式培训，如出版伦理学（http://www.publicationethics.org/）。的确，缺乏培训也可能缺乏认证机构的质量保证，很难想象该系统将如何改进。

我们怎样才能解决医学文献不合格这个问题呢[63]？改变行为或态度始终是一个重大挑战，很少能有简单的解决方案。有些方案提供了更多的希望，既能促进又能确保良好的报告。多个不同利益相关方的行动可能会提高生物医学研究出版物的质量和价值。想要改进，至少需要广泛地认识到透明和完整报告的重要性（框1–2），并意识到恰当的指南有助于确保研究报告的良好质量。目前已有的大量研究报告指南，既涉及广泛的研究类型，如随机试验或流行病学研究，又关系到非常特定的方法学或临床背景。截至2014年2月，EQUATOR协作网（www.equator-network.org）罗列了超过200个此类指南（参阅本书第六章）。

研究报告指南针对特定类型生物医学研究论文中应包含的最少信息提供结构化建议。这些指南专注于论文的科学内容，并补充期刊的作者须知，方便处理格式化稿件[64]。有些作者须知对特定的研究设计（如RCTs）是通用的，在报告此类研究时应该遵守。大多数指南都更加具体，它们提供了特定医学专业或特定研究相关的指导（例如，报告不良事件或经济评估）。多学科的相关专家仔细考虑了指南的各部分内容，并且每个要求的信息条目都有很强的支持理由。

遵循国际公认的通用报告指南有助于确保论文包含读者所需的全部信息，以评估其研究的相关性、方法学、研究发现的有效性和普适性等。许多医学期刊鼓励遵守某些特定的研究报告指南（参阅本书第四章）。后续章节详细介绍了使用最广泛的某些报告指南。

期刊要求完整、透明地报告研究，对帮助改善文献质量发挥了关键作用[21]。近年来，关于在期刊文章中报告内容的指南的推广工作已经取得了巨大进展。期刊有权要求作者遵守这些指南。将试验注册作为出版要求的政策取得了相当大的成功，尽管依从性不够理想，但是这充分说明了期刊的权力[65-66]。但是，很显然，对于期刊而言，仅在其"作者须知"中提及报告指南并不足以确保报告质量。只有积极地执行才可以奏效，就像文章摘要一样[67]，一些期刊正朝着这个方向发展[68]。另外，期刊还可以促进和鼓励发表研究计划书[69]。

其他团体也应努力确保对研究进行良好的报告。Simera等提出了针对各种团体的行动建议，以改善研究报告的质量，包括期刊、编辑委员会、研究资助机构、学术机构和其他研究机构、报告指南发布方、（尤其是）研究论文的作者[62]。年轻的研究人员应该在计划研究时寻找有用的报告指南[70]。高校和其他研究活动中心应该在促进研究报告的完整性和透明性方面发挥更积极的作用，特别是其自身的研究。可以采取多种形式，包括开设有关科学写作和发表问题的教学课程。还有一点须仔细地考虑，那就是如何通过技术来改善报告质量。与机器可读语言软件一样，应用网络化报告指南同样具有帮助自动填充检查表的可能性。

参考文献

[1] Jordan KP, Lewis M. Improving the quality of reporting of research studies[J]. Musculoskeletal Care, 2019, 7(3): 137-142.

[2] Zonta S, De Martino M. Standard requirements for randomized controlled trials in surgery[J]. Surgery, 2008, 144(5): 838-839.

[3] DeAngelis CD, Drazen JM, Frizelle FA, et al. Clinical trial registration: a statement from the International Committee of Medical Journal Editors[J]. JAMA, 2004, 292(11): 1363-1364.

[4] Simera I, Altman DG. Editorial: writing a research article that is "fit for purpose": EQUATOR Network and reporting guidelines[J]. Ann Inter Med, 2009, 151(4): JC2-2-JC2-3.

[5] Dechartres A, Charles P, Hopewell S, et al. Reviews assessing the quality or the reporting of randomized controlled trials are increasing over time but raised questions about how quality is assessed[J]. Journal of Clinical Epidemiology, 2011, 64(2): 136-144.

[6] Moher D, Hopewell S, Schulz KF, et al. CONSORT 2010 Explanation and Elaboration: updated guidelines for reporting parallel group randomised trials[J]. BMJ, 2010, 340: c869.

[7] Mallett S, Deeks JJ, Halligan S, et al. Systematic reviews of diagnostic tests in cancer: review of methods and reporting[J]. BMJ, 2006, 333(7565): 413.

[8] Mallett S, Timmer A, Sauerbrei W, et al. Reporting of prognostic studies of tumour markers: a review of published articles in relation to REMARK guidelines[J]. British Journal of Cancer, 2010, 102(1): 173-180.

[9] Kilkenny C, Parsons N, Kadyszewski E, et al. Survey of the quality of experimental design,

statistical analysis and reporting of research using animals[J]. PLoS One, 2009, 4(11): e7824.

[10]　Papathanasiou AA, Zintzaras E. Assessing the quality of reporting of observational studies in cancer[J]. Annals of Epidemiology, 2010, 20(1): 67-73.

[11]　Carp J. The secret lives of experiments: methods reporting in the fMRI literature[J]. NeuroImage, 2012, 63(1): 289-300.

[12]　Meuffels DE, Reijman M, Scholten RJ, et al. Computer assisted surgery for knee ligament reconstruction[J]. Cochrane Database of Systematic Reviews, 2011, 24(6): CD007601.

[13]　Gordon M, Findley R. Educational interventions to improve handover in health care: a systematic review[J]. Medical Education, 2011, 45(11): 1081-1089.

[14]　Nolte S, Wong D, Lachford G. Amphetamines for schizophrenia[J]. Cochrane Database of Systematic Reviews, 2004, (4): CD004964.

[15]　Casas JP, Kwong J, Ebrahim S. Telemonitoring for chronic heart failure: not ready for prime time[J]. Cochrane Database of Systematic Reviews, 2010, 8: ED000008.

[16]　Bleakley CM, McDonough SM, MacAuley DC. Some conservative strategies are effective when added to controlled mobilisation with external support after acute ankle sprain: a systematic review[J]. Australian Journal of Physiotherapy, 2008, 54(1): 7-20.

[17]　Yeung CA. New guidelines for trial reporting-CONSORT 2010[J/OL]. BMJ, 2010; http://www.bmj.com/content/340/bmj.c332/reply.

[18]　Haidich AB, Birtsou C, Dardavessis T, et al. The quality of safety reporting in trials is still suboptimal: survey of major general medical journals[J]. Journal of Clinical Epidemiology, 2011, 64(2): 124-135.

[19]　Mathoulin-Pelissier S, Gourgou-Bourgade S, Bonnetain F, et al. Survival end point reporting in randomized cancer clinical trials: a review of major journals[J]. Journal of Clinical Oncology, 2008, 26(22): 3721-3726.

[20]　DeMauro SB, Giaccone A, Kirpalani H, et al. Quality of reporting of neonatal and infant trials in high-impact journals[J]. Pediatrics, 2011, 128(3): e639-e644.

[21]　Altman DG. Poor-quality medical research: what can journals do?[J]. JAMA, 2002, 287(21): 2765-2767.

[22]　Chalmers I, Glasziou P. Avoidable waste in the production and reporting of research evidence[J]. Lancet, 2009, 374(9683): 86-89.

[23]　Glasziou P, Meats E, Heneghan C, et al. What is missing from descriptions of treatment in trials and reviews?[J]. BMJ, 2008, 336(7659): 1472-1474.

[24]　Reveiz L, Chan AW, Krleza-Jeric K, et al. Reporting of methodologic information on trial registries for quality assessment: a study of trial records retrieved from the WHO search portal[J]. PLoS One, 2010, 5(8): e12484.

[25]　Milette K, Roseman M, Thombs BD. Transparency of outcome reporting and trial registration of randomized controlled trials in top psychosomatic and behavioral health journals: a systematic review[J]. Journal of Psychosomatic Research, 2011, 70(3): 205-217.

[26]　Vesterinen HM, Egan K, Deister A, et al. Systematic survey of the design, statistical analysis, and reporting of studies published in the 2008 volume of the Journal of Cerebral Blood Flow and Metabolism[J]. Journal of Cerebral Blood Flow and Metabolism, 2011, 31(4): 1064-1072.

[27]　Fleming PS, Koletsi D, Polychronopoulou A, et al. Are clustering effects accounted for in

statistical analysis in leading dental specialty journals?[J]. Journal of Dentistry, 2012, 41(3): 265-270.

[28] Lang T. Twenty statistical errors even you can find in biomedical research articles[J]. Croatian Medical Journal, 2004, 45(4): 361-370.

[29] Strasak AM, Zaman Q, Pfeiffer KP, et al. Statistical errors in medical research——a review of common pitfalls[J]. Swiss Medical Weekly, 2007, 137(3-4): 44-49.

[30] Dwan K, Altman DG, Arnaiz JA, et al. Systematic review of the empirical evidence of study publication bias and outcome reporting bias[J]. PLoS One, 2008, 3, e3081.

[31] Dwan K, Altman DG, Cresswell L, et al. Comparison of protocols and registry entries to published reports for randomised controlled trials[J]. Cochrane Database of Systematic Reviews, 2011(1): MR000031.

[32] Vera-Badillo FE, Shapiro R, Ocana A, et al. Bias in reporting of end points of efficacy and toxicity in randomized, clinical trials for women with breast cancer[J]. Annals of Oncology, 2013, 24(5): 1238-1244.

[33] Chan AW, Hrobjartsson A, Jorgensen KJ, et al. Discrepancies in sample size calculations and data analyses reported in randomised trials: comparison of publications with protocols[J]. BMJ, 2008, 337: a2299.

[34] Chowers MY, Gottesman BS, Leibovici L, et al. Reporting of adverse events in randomized controlled trials of highly active antiretroviral therapy: systematic review[J]. Journal of Antimicrobial Chemotherapy, 2009, 64(2): 239-250.

[35] Gigerenzer G. Psychology and medicine: helping doctors to understand screening tests[J]. International Journal of Psychology, 2008, 43(3-4): 31.

[36] Chan AW, Hrobjartsson A, Haahr MT, et al. Empirical evidence for selective reporting of outcomes in randomized trials: comparison of protocols to published articles[J]. JAMA, 2004, 291(20): 2457-2465.

[37] Pitkin RM, Branagan MA, Burmeister LF. Accuracy of data in abstracts of published research articles[J]. JAMA, 1999, 281(12): 1110-1111.

[38] Estrada CA, Bloch RM, Antonacci D, et al. Reporting and concordance of methodologic criteria between abstracts and articles in diagnostic test studies[J]. Journal of General Internal Medicine, 2000, 15(3): 183-187.

[39] Jannot AS, Agoritsas T, Gayet-Ageron A, et al. Citation bias favoring statistically significant studies was present in medical research[J]. Journal of Clinical Epidemiology, 2013, 66(3): 296-301.

[40] Mertens S, Baethge C. The virtues of correct citation: careful referencing is important but is often neglected/even in peer reviewed articles[J]. Deutsches Ärzteblatt International, 2011, 108(33): 550-552.

[41] Boutron I, Dutton S, Ravaud P, et al. Reporting and interpretation of randomized controlled trials with statistically nonsignificant results for primary outcomes[J]. JAMA, 2010, 303(20): 2058-2064.

[42] Ochodo EA, de Haan MC, Reitsma JB, et al. Overinterpretation and misreporting of diagnostic accuracy studies: evidence of "spin" [J]. Radiology, 2013, 267(2): 581-588.

[43] Mathieu S, Boutron I, Moher D, et al. Comparison of registered and published primary

outcomes in randomized controlled trials[J]. JAMA, 2009, 302(9): 977-984.

[44] Huić M, Marušić M, Marušić A. Completeness and changes in registered data and reporting bias of randomized controlled trials in ICMJE journals after trial registration policy[J]. PLoS One, 2011, 6(9): e25258.

[45] Rifai N, Altman DG, Bossuyt PM. Reporting bias in diagnostic and prognostic studies: time for action[J]. Clinical Chemistry, 2008, 54(7): 1101-1103.

[46] Nosek BA, Spies JR, Motyl M. Scientific utopia II. Restructuring incentives and practices to promote truth over publishability[J]. Perspectives on Psychological Science, 2012, 7(6): 615-631.

[47] Song F, Parekh S, Hooper L, et al. Dissemination and publication of research findings: an updated review of related biases[J]. Health Technology Assessment (Winchester, England), 2010, 14(8): iii, ix-xi, 1-193.

[48] Hopewell S, Loudon K, Clarke MJ, et al. Publication bias in clinical trials due to statistical significance or direction of trial results[J]. Cochrane Database of Systematic Reviews, 2009, (1): MR000006.

[49] Fanelli D. Negative results are disappearing from most disciplines and countries[J]. Scientometrics, 2012, 90(3): 891-904.

[50] Simes RJ. Publication bias: the case for an international registry of clinical trials[J]. Journal of Clinical Oncology, 1986, 4(10): 1529-1541.

[51] Eyding D, Lelgemann M, Grouven U, et al. Reboxetine for acute treatment of major depression: systematic review and meta-analysis of published and unpublished placebo and selective serotonin reuptake inhibitor controlled trials[J]. BMJ, 2010, 341: c4737.

[52] Clarke M. Can you believe what you read in the papers?[J]. Trials, 2009, 10(1): 55.

[53] Devereaux PJ, Manns BJ, Ghali WA, et al. Physician interpretations and textbook definitions of blinding terminology in randomized controlled trials[J]. JAMA, 2001, 285(15): 2000-2003.

[54] Savovic J, Jones HE, Altman DG, et al. Influence of reported study design characteristics on intervention effect estimates from randomized, controlled trials[J]. Annals of Internal Medicine, 2012, 157(6): 429-438.

[55] Whiting P, Rutjes AW, Reitsma JB, et al. Sources of variation and bias in studies of diagnostic accuracy: a systematic review[J]. Annals of Internal Medicine, 2004, 140(3): 189-202.

[56] Winslow EH. Failure to publish research: a form of scientific misconduct?[J]. Heart and Lung, 1996, 25(3): 169-171.

[57] Chalmers I. Underreporting research is scientific misconduct[J]. JAMA, 1990, 263(10): 1405-1408.

[58] Moher D. Reporting research results: a moral obligation for all researchers[J]. Canadian Journal of Anaesthesia, 2007, 54(5): 331-335.

[59] Gøtzsche P. Why we need easy access to all data from all clinical trials and how to accomplish it[J]. Trials, 2011, 12: 249.

[60] Savitz DA. Failure to publish results of epidemiologic studies is unethical[J]. Epidemiology, 2000, 11(3): 361-363.

[61] Wager E, Kleinert S. Responsible research publication: international standards for authors. A position statement developed at the 2nd World Conference on Research Integrity, Singapore,

July 22-24, 2010[M]. Mayer T, Steneck N, eds. Promoting Research Integrity in a Global Environment. Singapore: World Scientific Publishing, 2011: 309-316.

[62] Simera I, Moher D, Hirst A, et al. Transparent and accurate reporting increases reliability, utility, and impact of your research: reporting guidelines and the EQUATOR Network[J]. BMC Medicine, 2010, 8: 24.

[63] Global Alliance of Publication Professionals (GAPP). Poor compliance with reporting research results – we know it's a problem ... how do we fix it?[J]. Current Medical Research and Opinion, 2012, 28(11): 1857-1860.

[64] Schriger DL, Arora S, Altman DG. The content of medical journal Instructions for authors[J]. Annals of Emergency Medicine, 2006, 48(6): 743-749, 749. e1-e4.

[65] Zarin DA, Tse T, Ide NC. Trial registration at ClinicalTrials. gov between May and October 2005[J]. New England Journal of Medicine, 2005, 353(26): 2779-2787.

[66] Nankervis H, Baibergenova A, Williams HC, et al. Prospective registration and outcome-reporting bias in randomized controlled trials of eczema treatments: a systematic review[J]. Journal of Investigative Dermatology, 2012, 132(12): 2727-2734.

[67] Hopewell S, Ravaud P, Baron G, et al. Effect of editors' implementation of CONSORT guidelines on the reporting of abstracts in high impact medical journals: interrupted time series analysis[J]. BMJ, 2012, 344: e4178.

[68] Roberts J. An author's guide to publication ethics: a review of emerging standards in biomedical journals[J]. Headache, 2009, 49(4): 578-589.

[69] Altman DG, Furberg CD, Grimshaw JM, et al. Lead editorial: trials-using the opportunities of electronic publishing to improve the reporting of randomised trials[J]. Trials, 2006, 7: 6.

[70] Rippel RA. Re: Effect of using reporting guidelines during peer review on quality of final manuscripts submitted to a biomedical journal: masked randomised trial[J/OL]. [2011-11-23] http://www.bmj.com/content/343/bmj.d6783?tab=responses.

译者：鲁俊，南京中医药大学附属医院

审校：杨楠，兰州大学基础医学院

　　　刘云兰，兰州大学公共卫生学院

第二章　如何制定生物医学研究报告指南

David Moher[1], Douglas G. Altman[2], Kenneth F. Schulz[3], Iveta Simera[2]

[1]Clinical Epidemiology Program, Ottawa Hospital Research Institute, Ottawa, ON, Canada
[2]Centre for Statistics in Medicine, University of Oxford, Oxford, UK
[3]FHI 360, Durham, and UNC School of Medicine, Chapel Hill, NC, USA

一、生物医学研究报告的缺陷

目前，全球尚无发表医学研究的期刊数量的确切数据。平均每月约有63 000篇医学研究被PubMed数据库（美国国家医学图书馆开发的一个医学文献网络数据库）收录。但是，其中有相当多的研究报告并没有清晰、准确、完整地说明其研究内容和结果。这严重制约了这些研究成果的进一步利用，且浪费了宝贵的资源。

本书第一章提供了一些存在严重缺陷的文章实例。事实上，有影响力的编委会，如国际医学期刊编委会，以及个别医学期刊已经对生物医学出版物提出了相应的要求和建议，但主要集中在文章的结构或者研究实施和分析的方法方面[1-2]，几乎很少给出研究报告撰写的建议。最近一些期刊开始更加重视研究报告撰写的问题，并对作者给予了更加具体的指导意见；少数期刊通过提高对研究报告方法学的重视程度来提高研究报告的质量[3-4]。虽然实施以上措施是一个积极的发展，但期刊对作者使用说明的调查显示仍有很大的进步空间[5-6]。

二、研究报告指南在提高清晰度和透明度中的作用

在过去20年里，由方法学家、医学期刊编辑和内容专家组成的多学科小组

已经制定出一系列的报告指南，以此提高发表的研究论文的报告质量[7-8]。报告指南是期刊对作者要求的补充说明，它们通常采用清单的形式，提供关于如何撰写研究报告的结构化建议。这些指南的制定通常遵循明确的方法、系统检索相关证据和共识过程，是制定报告指南的关键环节[9]。

随机对照试验的CONSORT声明包含25个条目和1个流程图。该声明是第一个被广泛应用于数百种医学期刊中的报告指南[10]。CONSORT声明的出现也激发了许多其他报告指南的制定。在撰写本章节时，EQUATOR在线网络图书馆免费提供了超过200种生物医学研究报告指南[www.equator-network.org（cross-reference with EQUATOR chapter）]。本书对一些最常见的指南进行了介绍。

一篇近期发表的Cochrane系统评价验证了1996—2001年CONSORT核对清单对发表在医学期刊的RCTs报告完整性的影响。该系统评价纳入了50项研究，超过16 000份研究报告，在评估随机对照试验报告完整性的27项结局指标中，有25项结果显示，引入CONSORT的期刊优于未引入的期刊，其中5项结果具有统计学意义[11]。尽管这些研究结果令人鼓舞，但仍缺乏有关如何制定报告指南的标准。

统一制定研究报告指南方法的必要性：一项对37位报告指南制定者进行的调查报告（应答率81%，30位应答），包括询问他们如何制定、传播和实施他们的报告指南，发现他们通过不同的方式制定报告指南。这些制定者呼吁在报告指南的制定过程中尽可能使用统一方法[12]。

本文总结了制定生物医学报告循证医学指南的步骤。其中的方法学建议，来自过去17年里至少20份研究报告指南的总结经验。在此过程中，我们也做了改进，其中既包括了我们自己的经验，也包括了他人的经验。

三、如何为生物医学报告制定报告指南

生物医学报告指南的成功制定需要3~5名成员组成执行小组，以促进和协调制定过程。尽管大多数工作都可以远程完成，但在制定过程中至少需要安排一次面对面的会议。

我们将报告指南的制定分为5个阶段：初始步骤（首先确定报告指南的必要性，并确保其他人尚未做过），会前活动（成功办会的准备工作），面对面共识会议（指南制定协作小组通力合作），会后活动（制定最终报告指南声明和发表相关文件），发表后活动（促进报告指南的具体实施）。

完成以上5个步骤所需的关键任务的18个详细步骤，下文作了简要说明（表2-1），完整的说明详见参考文献[13]。

表2-1 制定生物医学研究报告指南的条目清单[13]

步骤	条目编号	内容
初始步骤	1	确定制定报告规范的必要性： a.制定新的报告指南； b.扩展现有报告指南； c.应用现有报告指南
	2	评价文献： a.确定已有的相关报告指南； b.寻找已发表研究中关于报告质量的证据； c.确定研究中潜在的偏倚和发现其他关键信息的缺陷
	3	为报告指南获得资助
会前活动	4	确定参与者
	5	实施德尔菲法
	6	制定在面对面会议中需要考虑的条目清单
	7*	会议准备： a.确定面对面会议的规模和持续时间； b.安排会议后勤； c.制订会议日程［考虑展示有关背景（包括证据概要）；如果完成，计划分享德尔菲法调研的结果；邀请会场主席］； d.会前为参与者准备材料； e.安排会议记录
面对面共识会议	8*	展示并讨论会前活动及相关证据的结果： a.讨论如何纳入清单条目的基本原理； b.讨论制订流程图； c.讨论文件的制作策略；确定活动中应包含的人员；确定作者； d.讨论知识转化策略
会后活动	9*	制定报告指南声明：清单的预试验
	10	制定解释文件
	11	形成出版策略：考虑多种期刊同时出版
发表后的活动	12*	获得并处理评论与反馈
	13*	为报告指南获得支持
	14	提高报告指南的依从性
	15	评估报告指南的影响
	16	建立网站
	17	翻译报告指南
	18	更新报告指南

*核心条目见正文。

（一）初始步骤

初始步骤涉及对整个研究过程的详细计划，并重视召开富有成效的面对面共识会议。设立清晰的目标和指南范围是至关重要的。在报告指南制定之前需要全面的文献回顾，确定与本研究指南相关的任何现有指南，寻找已发表的关于报告质量的证据，确定这些研究中的潜在偏倚来源和其他缺陷。

确保充足的经费不仅对于共识会议的召开非常重要，对会前和会后的活动也不可或缺。我们预估制定一个报告指南的总花费约为116 470.93美元（按照2013年价格）。但实际上，对于主要参与者的付出仍然未能获得足够的报酬。

（二）会前活动

从初始步骤累积的信息将有助于确定参与制定的团体和专家，以及考虑纳入报告指南清单的条目，这是会前活动的重要组成部分。

并非所有参与者都要参加面对面共识会，德尔菲法（Delphi method）可以帮助获取专家的大量意见与建议，并且有助于强化指南制定的流程。制定初稿清单是一个复杂的过程，会在指南制定的第三个阶段面对面共识会期间继续进行。

（三）面对面共识会

制定报告指南清单的早期草案是会议最重要的成果，这一过程通常需要持续1~3天时间。讨论会首先展示制定指南的背景、研究证据总结和德尔菲法的结果。最详细和结构化的讨论主要包括纳入清单的条目。我们通常需要考虑将清单中的条目作为应该报告的最基本内容。虽然清单需要包括制定指南的关键信息，但也要尽可能简短而且实用。对于杂志编辑，强烈建议罗列在一页纸上。

初步清单的产生没有什么捷径，通常来源于不同的途径，包括德尔菲法的讨论结果以及已发表的相关证据，还有其他报告指南处理类似问题的方式。讨论应侧重于信息内容，而不是精准的措辞。有时也需要对某些观点进行投票表决，就参会者的意见最终达成共识。在会议结束时回顾共识环节确定的内容非常重要，我们发现可以简化会议中某些过程，尤其是会议开始时的主题。对于某些指南的制定，绘制参与者流程图或不同研究阶段的研究记录可能是有用的。这些流程图可以进一步提高研究报告的清晰度和透明度。

面对面共识会也是与会人员进行交流的一个很好的机会，有助于讨论制定报告指南的策略、确定某一步骤的参与者、讨论作者身份，以及任何知识产权转化策略。

（四）会后活动

会后阶段是执行小组相当繁忙的一个阶段。最为紧急的任务是起草报告指南文件，通常需要完成一份2 000字左右的报告指南手稿，须撰写指南制定原理和制定过程说明，还要包含对会议及参会者的简短介绍。若有清单和流程图，应在文中呈现。该文件一旦起草完成，需要分发给所有参会者以征求意见，此过程通常需要进行多次才能最终完成，直到作者达成共识。理论上，报告指南需要附有详细的解释和说明（explanation and elaboration，E&E）文件。但是制定以上文件非常耗时，通常需要2~3年才能完成，并且需要指南制定参与小组和其他会议参与者举行数次面对面共识会，因此很少有指南包含以上文件。解释和说明文件具有重要价值，因为它们可以向读者提供包含在清单里每一个条目的报告实例，以及相关条目的纳入理由及证据。和报告指南一样，解释和说明文件需要参会者多次讨论来决定。

会后阶段是试用指南清单和流程图的最佳时机，这一阶段也应该被用来实施面对面共识会上确定的出版策略。作为一份涉及多个领域的报告指南，作者还应该考虑在多个相关期刊上同时发表。因此，这个过程应该在起草指南之前与期刊编辑进行充分沟通以免延误。为了尽可能帮助更多读者，报告指南制定委员会应该协商使得指南开放获取，甚至包括那些非开放获取的期刊。

（五）发表后活动

发表后活动能够支持指南的使用。报告指南制定者需要考虑如何将其准确翻译为其他语言，如何获取并建设性地处理评论和反馈，如何促进指南的进一步传播。例如，可以通过开发专用网站，特别是如何确保得到相关期刊的广泛认可，并鼓励用户遵循指南。严格来说，虽然期刊的认可和遵循并非制定报告指南的一部分，但却是指南实施的重要内容。

绝大多数指南制定者认为指南需要定期更新，并需要密切关注与指南相关的最新文献。在考虑对已有报告指南进行更新时，制定者需要认真考虑制定步骤清单中的5个"*"标记基本项目（表2–1）。

四、结束语

目前，报告指南主要在研究接近尾声的时候才被使用，但实际上研究者在他们的研究开始阶段就能从报告指南中获益（详见本书第四章）。一些授权机构已经按照这一观点采取了相关措施。例如，英国国立卫生研究院制定了研究流程图（http://rdinfo.leeds.ac.uk/flowchart/Flowchart.html）用于指导研究的所有阶段，该流程图包括对报告指南的引用，鼓励研究者"在研究的早期阶段遵循相关的报告指南"。另一个例子是《干预性试验计划书的标准条目与推荐》（*Standard Protocol Items：Recommendations for Interventional Trials，SPIRIT*）声明，旨在为随机对照试验提供研究方案的报告指南[14-15]（另请参阅本书第七章）。研究基金会应该鼓励科学家在筹备新的研究计划时使用报告指南。这可能会提高研究的整体质量，并给研究机构带来更多的潜在回报。制定和维护可靠的报告指南将极大地有助于产生更多可靠的研究成果。

参考文献

[1] Uniform requirements for manuscripts submitted to biomedical journals. International Steering Committee[J]. Annals of Internal Medicine, 1979, 90(1): 95-99.

[2] Altman DG, Gore SM, Gardner MJ, et al. Statistical guidelines for contributors to medical journals[J]. BMJ, 1983, 286(6376): 1489-1493.

[3] Groves T. Research methods and reporting[J]. BMJ, 2008, 337: 946.

[4] The PLoS Medicine Editors. Better reporting, better research: guidelines and guidance in PLoS Medicine[J]. PLoS Medicine, 2008, 5(4): e99.

[5] Hopewell S, Altman DG, Moher D, et al. Endorsement of the CONSORT Statement by high impact factor medical journals: a survey of journal editors and journal 'Instructions to Authors'[J]. Trials, 2008, 9: 20.

[6] Schriger DL, Arora S, Altman DG, et al. The content of medical journal Instructions for authors[J]. Annals of Emergency Medicine, 2006, 48(6): 743-749.

[7] Moher D, Weeks L, Ocampo M, et al. Describing reporting guidelines for health research: a systematic review[J]. Journal of Clinical Epidemiology, 2011, 64(7): 718-742.

[8] Simera I, Moher D, Hoey J, et al. A catalogue of reporting guidelines for health research[J]. European Journal of Clinical Investigation, 2010, 40(1): 35-53.

[9] Murphy MK, Black NA, Lamping DL, et al. Consensus development methods, and their use in clinical guideline development[J]. Health Technology Assessment, 1998, 2(3): i-iv, 1-88.

[10] Schulz KF, Altman DG, Moher D. CONSORT 2010 statement: updated guidelines for reporting parallel group randomised trials[J]. PLoS Medicine, 2010, 7(3): e1000251.

[11] Turner L, Shamseer L, Altman DG, et al. Consolidated standards of reporting trials [CONSORT] and the completeness of reporting of randomised controlled trials [RCTs] published in medical journals[J]. Cochrane Database of Systematic Reviews, 2012, 11(11): MR000030.

[12] Moher D, Tetzlaff J, Tricco AC, et al. Epidemiology and reporting characteristics of systematic reviews[J]. PLoS Medicine, 2007, 4(3): e78.

[13] Moher D, Schulz KF, Simera I, et al. Guidance for developers of health research reporting guidelines[J]. PLoS Medicine, 2010, 7(2): e1000217.

[14] Chan AW, Tetzlaff JM, Altman DG, et al. SPIRIT 2013 statement: defining standard protocol items for clinical trials[J]. Annals of Internal Medicine, 2013, 158(3): 200-207.

[15] Chan AW, Tetzlaff JM, Gotzsche PC, et al. SPIRIT 2013 explanation and elaboration: guidance for protocols of clinical trials[J]. BMJ, 2013, 346: e7586.

译者：闵先军，中国航天科工集团七三一医院胸外科

审校：荀杨芹，兰州大学基础医学院循证医学中心，世界卫生组织指南实施与知识转化合作中心

王平，兰州大学基础医学院循证医学中心，世界卫生组织指南实施与知识转化合作中心

第三章 现有报告指南特征

David Moher[1], Kenneth F. Schulz[2], Douglas G. Altman[3], John Hoey[4],
Jeremy Grimshaw[5], Donald Miller[6], Dugald Seely[7], Iveta Simera[3],
Margaret Sampson[8], Laura Weeks[7], Mary Ocampo[9]

[1]Clinical Epidemiology Program, Ottawa Hospital Research Institute, Ottawa, ON, Canada
[2]FHI 360, Durham, and UNC School of Medicine, Chapel Hill, NC, USA
[3]Centre for Statistics in Medicine, University of Oxford, Oxford, UK
[4]Queen's University, Kingston, ON, Canada
[5]Ottawa Hospital Research Institute and University of Ottawa, Ottawa, ON, Canada
[6]Department of Anesthesia, The Ottawa Hospital, Ottawa Hospital Research Institute and University of Ottawa, Ottawa, ON, Canada
[7]Ottawa Integrative Cancer Centre, Ottawa, ON, Canada
[8]Children's Hospital of Eastern Ontario, Ottawa, ON, Canada
[9]Ottawa Hospital Research Institute, Ottawa, ON, Canada

有证据表明医学研究及其结果报告中存在大量浪费[1]。许多综述指出几乎所有生物医学研究、生物医学专业和亚专业领域都存在报告不充分的问题[2-5]。

读者经常会发现研究报告无法清楚、透明地说明研究方法，也不能充分报告结果。如果作者没有提供充足的研究过程，那么读者将无法了解完整研究过程及结果。报告不充分的研究可能会导致误解和临床上不恰当的应用。新的研究项目也可能基于不良报告中的误导性证据而展开。因此，用于支持研究的资助可能无法得到最佳利用。

自20世纪90年代初以来，主要由医学期刊编辑、方法学专家和专业领域专家组成的研究小组已经制定了报告指南，以此作为工具来帮助提高医学研究文章的报告质量。精心制定的报告指南为作者提供了报告研究时需要关注的最基本条目。但是，研究者对于指南的质量或制定指南的过程知之甚少。

本章主要关注系统评价中所纳入的报告指南的特征[6]。首先，我们简要介绍制定指南时所使用的方法[7]。

一、方法

本项系统评价检索了生物医学领域研究的报告指南。对多项电子数据库进行了检索，并检索了EQUATOR协作网图书馆（EQUATOR Network Library）的生物医学研究报告。为了描述报告指南，我们确定了在制定指南时直观上更重要的五项领域：①描述性，如标题、出版物的语言、通讯作者的姓名和单位；②背景，如制定报告指南的合理性，如对文献进行回顾以发现既往的相关指南、发表的研究文章中有关报告质量的相关证据，识别利益相关者；③共识过程，如是否进行了德尔菲法；④面对面会议，如会议目标是否明确，以及会议是否涉及对任何会前活动的介绍和（或）讨论；⑤共识后活动，如有关指南起草的细节，如何合并反馈意见，以及进行指南的引导，列出清单和图表。

二、结果

我们对检索到的2 813条记录进行筛选，其中477篇通过阅读全文进行进一步筛选。共纳入81篇生物医学研究报告指南，其中32（约40%）篇的制定者提供了更多其他相关信息或展示了提取资料，或两者都有。

三、信息描述

有大量的报告指南为适应广泛的研究类型而存在（表3-1）。近年来发表的报告指南较以往更多。出版年份的中位数为2005年（1986—2009年），大约一半的指南在医学专业期刊上发表（n=41；51%）。49（约61%）篇报告指南报告了工作组在制定中所作的贡献，其中31（约63%）篇报告了参与该指南制定的人数，参与制定人数的中位数为22（5~66）。20（约25%）篇报告指南在多个期刊上发表。所有指南均为英文，5项指南提供翻译版本。

四、报告指南的背景

47（约58%）篇报告指南被归类为新指南，而24（约30%）篇是既往已发布指南的扩展，10（约12%）篇是对既往指南的更新。许多指南未指明是针对特定的研究设计或多种研究设计（n=35；43%）。大多数针对特定研究设计的指南与随机对照试验报告有关（RCTs；n=16；20%）。绝大多数指南（n=76；94%）包含推荐报告条目的清单[条目中位数为21（范围：5~64）]。13（约

表3-1　生物医学研究报告指南特征*

特征	指南数量	百分比（%）
描述		
期刊类型		
医学专科	41	50.6
综合内科	21	25.9
流行病学	4	4.9
其他（基础科学，教育，心理，卫生信息学，公共卫生）	15	18.5
多期刊发表（>1种）	20	24.7
工作组		
报告了工作组的具体名称	49	60.5
未报告工作组的具体名称	32	39.5
语言		
英语	81	100.0
法语	0	0.0
提供翻译版本	5	6.2
背景		
指南分类		
新指南	47	58.0
基于现有指南	24	29.6
现有指南的更新	10	12.4
指南关注焦点		
多种研究设计或研究设计未限定	35	43.2
随机对照试验	16	19.8
实验室/临床前研究	6	7.4
前瞻性临床研究	5	6.2
观察性研究	4	4.9
经济学评价	4	4.9
其他特定设计或种类（系统评价，诊断准确性试验，定性研究，质量改进研究）	11	13.6
包含清单	79	97.5
包含流程图	13	16.1
指定解释性文件	11	13.6

续表3-1

特征	指南数量	百分比（%）
共识过程		
利益相关者（可重叠）		
专业领域专家	69	85.2
期刊编辑	26	32.1
方法学专家	41	51.9
其他（临床医生，资助者，学生，政府机构，专业组织，出版商）	17	23.5
未报告	6	7.4
正式共识过程实施	25	30.9
实施德尔菲法	8	32.0
非正式共识过程实施	43	53.1
正式与非正式共识过程均实施	7	12.4
共识过程未报告	24	28.4
指南制定过程		
获得资助		
全额资助	3	3.7
部分资助	13	16.0
资助程度未报告	23	28.4
未获得资助	2	2.5
资助情况未报告或不清楚	40	49.4
检索了现行报告指南	34	42.0
检索了报告质量相关证据	45	56.0
预实验	11	13.6
举行面对面会议	45	56.0
共识后过程		
报告了反馈处理方法	25	30.9
鼓励指南认可	50	61.7
通过期刊对作者要求或建议使用	18	36.0
通过鼓励研究者和临床医生遵循指南	7	14.0

*经许可转载[6]。

16%）篇报告指南附带了流程图，11（约14%）篇报告指南制定了单独的解释性文件，其中包含支撑报告建议的证据、良好报告的示例，或两者都有。

五、共识过程

指南制定者报告，许多利益相关者参与了共识过程，最常见的是专业领域专家（$n=69$；85%），方法学家（$n=41$；51%）和期刊编辑（$n=26$；32%）。但是，利益相关者为制定报告指南而开展的活动以及在共识过程中讨论的内容较少被报告。25（约31%）篇报告在制定中遵循了正式的共识过程[8]，其中8（约10%）篇包含改良的德尔菲法，这是一种通过多轮提问实现专家之间达成共识的系统方法。43（约53%）篇新制定指南的制定者报告，在制定中应用了非正式共识过程（如电子邮件讨论和电话交谈）。7（约9%）篇报告指南的制定者报告应用了正式和非正式的共识过程。其余的24（约30%）篇很少或没有提供有关共识过程性质的详细信息，但是这些指南也被纳入本研究中，因为论文中陈述该指南是通过共识制定的。此外，对于所有纳入的报告指南，提供有关共识过程中讨论内容的很少，如清单条目、流程图、文件生成策略或实施策略。

六、指南制定过程

报告指南制定人员几乎没有提供指南制定过程的信息。例如，39（约48%）篇报告指南的制定获得了资助，但是40（约49%）篇报告指南没有报告或报告不清楚。

许多指南没有提供检索相关现有报告指南或相关生物医学研究报告质量方面的信息。同样，关于报告指南清单是否经过预实验的详细信息也很少被报告，11（约14%）篇报告了已完成预实验，如测试用户对指南的理解和了解全面度，但是58（约72%）篇未报告此信息或报告不清楚。

45（约56%）篇报告指南进行了面对面会议讨论，24（约30%）篇报告指南没有报告是否召开过面对面会议，1（约1%）篇指南会议情况不清楚，11（约14%）篇报告指南未进行面对面会议。与其他指南制定过程一样，关于面对面会议的大多数详细信息均报告不佳，如与会者人数、会议时间长短和在会议上讨论的内容。在提供了有关面对面会议详细信息的那些指南制定人员中，有23名（中位数）参会者，会议持续2天（中位数）。

七、共识后活动

25（约31%）篇报告指南的制定者描述了他们如何处理来自指南受众的反馈，通常是通过网站或电子邮件邀请评论，这些评论将在未来用于完善和更新指南；但是46（约57%）篇指南未报告此信息。只有14（约17%）篇指南制定者明确描述了正式评估其报告指南的意向，如对指南发布前后的报告质量进行评估；6（约7%）篇指南的制定者表示没有意向评估其指南；57（约70%）篇指南未报告此信息；剩余4（约5%）篇指南不清楚。

50（约62%）篇报告指南的制定人员通常以向作者发表期刊说明（$n=18$；36%）或由遵循指南的研究人员和临床医生在发表结果时来鼓励他们对指南的认可（$n=7$；14%）。5（约6%）篇报告指南制定者未报告具体的认可方式，另15（约19%）篇未报告此信息。

八、制定报告指南的方式

除了提供有关面对面会议内容的明确信息（$n=28$；62%）和鼓励认可指南（$n=49$；61%）之外，我们用来评价报告指南制定方法的大部分核心条目报告不佳。尽管我们能够根据报告的信息，判断大多数报告指南制定人员在共识过程中使用了恰当的方法来生成清单条目（$n=52$；64%），但只有15（约33%）篇讨论了将条目包括在清单中的合理性，8（约18%）篇在面对面会议上讨论了可用的证据。我们认为大多数指南都没有充分描述制定人员将如何处理反馈或评论（$n=46$；57%）。由于大多数条目报告不佳，我们无法评估用于制定报告指南的方法。例如，关于报告指南制定的组织和后勤工作，文件生成策略，以及解释性（即进一步的解释和详细说明）文件制定的详细报告都很少，因此无法进行评估。

总体而言，因指南制定过程报告的不充分，尚不清楚所遵循的具体方法以及这些方法的适用性。

九、评论

目前学术界制定了大量的生物医学研究报告指南，其中许多是近几年制定的。报告指南相关带注释的参考书目也已出版[9]。一篇就预防医学和公共卫生领域中报告指南使用情况的综述已发表[10]。EQUATOR协作网（http://www.equator-network.org/）上索引了200多种报告指南，更多指南还在积极制订中。它们涵盖的专业领域广泛，最集中的是RCT的相关报告指南，*CONSORT*工作组已经制定了12个报告指南。尽管这令人鼓舞，但大多数已发表的研究仍旧使用了其他研究设计[11-12]。未来可能还需要更多地关注制定非RCT报告指南。

尽管有大量的报告指南，但在制定方式上却存在很大差异。需要一种更严格的方法来规范报告指南的制定。目前关于如何最好地完成这项任务的文献还很少[7]。如果没有恰当地制定报告指南，则其指南可能对作者、编辑或读者用处不大。如上所述，许多指南制定人员没有报告其指南制定过程的重要方面，因此，很难确定指南制定过程的质量。缺乏如此大规模的报告可能反映出指南未能恰当制定。除提供建议外，制定者应对报告指南的制定过程进行更完善地说明，这将使潜在使用者能够严格评估所提供建议的可靠性。报告指南的制定者可以从其他相关领域中学习，如具有更长、更丰富历史的临床实践指南。Woolf描述了逐步制定临床实践指南的方法[13]。我们可能需要类似的方法来制定报告指南。

为了更好地评价卫生研究报告指南的质量，很重要的一项工作是确定影响其可用性和有效性的关键指南属性，并制定一种可供作者和编辑创建和评价具体报告指南的评价工具，类似于评价临床实践指南质量的AGREE Ⅱ工具[14-15]。

本章纳入的许多报告指南都没有提及实施活动，一个明显的例子是指南制定人员是否报告了有意识地为其指南寻求期刊认可，这与Simera等的研究结果相似。这些研究人员调查了37名（81%的应答率；$n=30$）报告指南制定者，只有40%的受访者表示有真正实施策略来增加期刊的认可[16]。制定报告指南所花费的时间很长，但很遗憾的是，在大多数情况下，制定者似乎很少关注实施情况。为了使报告指南有用，必须制定一项策略，以便与目标指南所针对的利益相关者共享制定过程的结果。这将提高过程的可信度，与详细的文件对制定临床实践指南的作用很大程度上是相似的。一种有用的策略是从一开始就让期刊编辑参与到制定过程中，以此来获得承诺和提高对最终产品的认可，如几个积极的范例所示[7]。另一种策略是准确翻译报告指南[17-19]，尤其是清单。期刊、出版商和其他利益相关者之间的协作筹资方法值得考虑，作为有效实施需要的资源。

本章中纳入的大多数报告指南既没有对报告指南本身进行任何评价，也没有计划对其进行评价。其他研究也报告了类似的结果[16]。与其他学科发展一样，如果报告指南不能有效解决其设计之初要解决的问题，即提高专业领域的报告质量，那么制定报告指南将失去意义。此外，评价研究将帮助报告指南的使用者（如作者和编辑）区分近年来出现的各种报告指南。话虽如此，我们同样认识到评价报告指南很难执行[20]。

使用报告指南来提高检索过程的清晰度和透明度可能会增加某些文章的字数。篇幅较长的论文与编辑希望缩短文章的篇幅之间的矛盾需要得到解决。大多数期刊都具有在线形式，因此可以通过仅将报告的某些部分发布在网上来实现透明性。此外，编辑可以根据报告指南的条目，从稿件中排除更多冗余的信息。例如，在方法学部分对知名实验室技术的描述或讨论部分中的主观评论等多余信息。换句话说，遵循报告指南的论文不一定是越长越好。

参考文献

[1]　Glasziou P，Altman DG，Bossuyt P，et al. Reducing waste from incomplete or unusable

reports of biomedical research[J]. Lancet, 2014, 383(9913): 267-276.

[2] Moher D, Altman D, Schulz K, et al. Guidelines for Reporting Health Research: A User's Manual[M]. Oxford: Wiley-Blackwell, 2014: 1-13.

[3] Lai TY, Wong VW, Lam RF, et al. Quality of reporting of key methodological items of randomized controlled trials in clinical ophthalmic journals[J]. Ophthalmic Epidemiology, 2007, 14(6): 390-398.

[4] Ma B, Guo J, Qi G, et al. Epidemiology, quality and reporting characteristics of systematic reviews of traditional Chinese medicine interventions published in Chinese journals[J]. PLoS One, 2011, 6(5): e20185.

[5] Peron J, Pond GR, Gan HK, et al. Quality of reporting of modern randomized controlled trials in medical oncology: a systematic review[J]. Journal of the National Cancer Institute, 2012, 104(13): 982-989.

[6] Moher D, Weeks L, Ocampo M, et al. Describing reporting guidelines for health research: a systematic review[J]. Journal of Clinical Epidemiology, 2011, 64(7): 718-742.

[7] Moher D, Schulz KF, Simera I, et al. Guidance for developers of health research reporting guidelines[J]. PLoS Medicine, 2010, 7(2): e1000217.

[8] Murphy MK, Black NA, Lamping DL, et al. Consensus development methods, and their use in clinical guideline development[J]. Health Technology Assess- ment, 1998, 2(3): i-88.

[9] Simera I, Moher D, Hoey J, et al. A catalogue of reporting guidelines for health research[J]. European Journal of Clinical Investigation, 2010, 40(1): 35-53.

[10] Popham K, Calo WA, Carpentier MY, et al. Reporting guidelines: optimal use in preventive medicine and public health[J]. American Journal of Preventive Medicine, 2012, 43(4): e31-e42.

[11] Funai EF, Rosenbush EJ, Lee MJ, et al. Distribution of study designs in four major US journals of obstetrics and gynecology[J]. Gynecologic and Obstetric Investigation, 2001, 51(1): 8-11.

[12] Scales CD Jr, Norris RD, Peterson BL, et al. Clinical research and statistical methods in the urology literature[J]. Journal of Urology, 2005, 174(4 Pt 1): 1374-1379.

[13] Woolf S. H. Practice guidelines, a new reality in medicine. II. Methods of developing guidelines[J]. Archives of Internal Medicine, 1992, 152(5): 946-952.

[14] Brouwers MC, Kho ME, Browman GP, et al. Development of the AGREE II, part 1: performance, usefulness and areas for improvement[J]. Canadian Medical Association Journal, 2010, 182(10): 1045-1052.

[15] Brouwers MC, Kho ME, Browman GP, et al. Development of the AGREE II, part 2: assessment of validity of items and tools to support application[J]. Canadian Medical Association Journal, 2010, 182(10): E472-E478.

[16] Simera I, Altman DG, Moher D, et al. Guidelines for reporting health research: the EQUATOR network's survey of guideline authors[J]. PLoS Medicine, 2008, 5(6): e139.

[17] Schulz KF, Altman DG, Moher D. CONSORT 2010 statement: updated guidelines for reporting parallel group randomised trials[J]. Japanese Pharmacology and Therapeutics, 2010, 1(2): 100-107.

[18] Urrútia G, Bonfill X. PRISMA declaration: a proposal to improve the publication of systematic

reviews and meta-analyses[J]. Med Clin (Barc), 2010, 135(11): 507-511.

[19] von Elm E, Altman D, Egger M, et al. Das Strengthening the Reporting of Observational Studies in Epidemiology (STROBE)Statement[J]. Der Internist, 2008, 49(6): 688-693.

[20] Turner L, Shamseer L, Altman DG, et al. Consolidated standards of reporting trials (CONSORT)and the completeness of reporting of randomised controlled trials (RCTs) published in medical journals[J]. Cochrane Database of Systematic Reviews, 2012, 11(11): MR000030.

译者：杨鸣，北京中医药大学第三附属医院

审校：蔺杨芹，兰州大学基础医学院循证医学中心，世界卫生组织指南实施与知识转化合作中心

王平，兰州大学基础医学院循证医学中心，世界卫生组织指南实施与知识转化合作中心

相关阅读

扫码或通过下方链接观看本章作者
Laura Weeks教授的专访文章
https://www.thesuper.org/interviews/9

第四章　有效使用报告指南以确保生物医学研究的良好报告

Douglas G. Altman, Iveta Simera

Centre for Statistics in Medicine, University of Oxford, Oxford, UK

"确保发表的记录是对研究无偏倚、准确的表述，是每一个研究参与者的责任。"[1]

研究报告内容不充分是一个主要问题，原因有几个（见本书第一章）。如果作者没有提供足够的关于研究过程的细节，读者就无法判断其研究发现的可靠性并对其进行解释。充分报告研究也有伦理和道德上的原因。近年来，研究出版物中普遍存在的缺陷已被广泛记录，从而引发了报告指南的制定，这些指南概述了研究报告中应该处理和如何处理研究的关键要素[2]。

报告指南的主要作用是帮助研究人员报告他们的研究，以最大限度地增加研究报告的价值。遵守报告指南将增加生物医学研究出版物的完整性和透明性，从而为读者提供足够的细节，使他们能够批判性地评价这项研究[3]。改进的报告对系统评价者和临床指南制定者也有助益，并提高了电子文献检索的效率。随着时间的推移，报告指南的使用可能会提高人们对关键方法学问题的普遍认识，从而对研究质量产生有益的影响。

在这一章中，我们考虑研究人员和其他人如何使用报告指南来提高研究文献的质量，并最终使患者受益。我们还讨论了确保对研究的良好报告到底是谁的责任。

一、报告指南

报告指南列出了应包括在研究报告中的最小条目集（通常是清单），以便对所做的工作和发现的情况提供清晰和透明的说明。加强生物医学研究报告质量和透明度（Enhancing the QUAlity and Transparency of health Research，EQUATOR）协作网站的生物医学研究报告在线图书馆（见本书第六章）列出了200多部报告指南。其中一些对于特定类型的研究设计（如随机试验、系统评价、观察性研究）是通用的，在报告相应类型的研究时应该始终遵守对应的指南。它们首要关注的是对研究方法的描述和报告研究结果的相关建议。由相关专家和利益相关方组成的多学科小组仔细考虑了每一项指南的内容，要求提供的每一项信息都应有充分的理由。条目的范围从"简单"的要求，如在标题或摘要中确定研究设计（对研究的电子化识别是必要的），到可能引起研究偏倚的具体方面的条目（如关于如何选择参与者纳入研究的细节）。本书概述了关键的方法学指南（本书第七至二十四章）。然而，EQUATOR协作网上列出的大多数指南更加具体，提供了与特定医学专科（如报告肿瘤学对照试验）或研究的特定方面（如不良事件报告或特定分析）相关的指南。理想情况下，此类具体指南应与相关的通用指南结合使用。

报告指南并没有规定应该如何进行研究。然而，更广泛地了解需要报告的内容，有望帮助改进研究的设计和实施方式[4]。不可能将研究报告和研究实施完全分开，但是要意识到在研究过程中这两个方面的密切关系所产生的一些具体问题（见本书第五章）。

二、谁会从报告指南的使用中受益

研究人员是大多数报告指南的主要受益群体，他们作为研究文章的作者和同行评议者而直接受益。然而，其他人可以因报告指南的使用而间接受益：研究文章的读者、系统评价者、临床指南制定者、研究资助者、期刊编辑和出版商、患者，甚至整个社会。这些群体都以不同的方式受益于更全面、更准确地报告生物医学研究。

研究文章的主要作用是将研究发现传给对研究内容感兴趣的群体。其他研究人员是阅读已发表文章的最重要的群体之一。他们很可能在同一领域工作，很可能正在进行类似或相关的研究，或对已发表的文章进行综述。

无论一项研究的发现是支持还是反驳先前的研究，还是这项研究是开创性的，阅读这篇文章的相关研究人员都不应该简单地接受作者的发现或（特别是）他们的结论。相反，他们希望了解所使用的方法，以确定观察到的发现是否与他们相关，是否具有科学性。这样的评估，至少需要对研究方法进行全面描述，并对研究结果进行透明的报告。

　　例如，从一份比较两种疗法的非随机化研究报告中，读者希望了解如何确定个人的治疗方法，以及使用了哪些统计分析方法来试图减少混杂带来的影响。这些关键问题在报告指南中有所阐述，如本书中的 STROBE（见本书第十七章）。

　　原则上，其他研究人员应该能够根据文章中给出的信息（或许还有其他参考文献）重复该研究。读者不应该成为"研究侦探"[5]，然而事实往往如此。尤其对于系统评价者，他们在努力确定与其评价相关的研究后，不得不进一步从出版物中提取有关研究方法和详细数值化结果的重要信息。在系统评价的报告中，经常会看到关于无法提取信息的评论。本书第一章的框1-1描述了一些关于报告质量不佳对系统评价者任务有不良影响的评论。完全遵守报告指南的报告对系统评价者有很大帮助。那些遗漏关键信息的研究阻碍了评价，并可能导致研究不得不被排除在外，这是浪费和不可接受的[6]。

三、使用报告指南

（一）研究人员

1. 筹划一项研究，撰写计划书

　　报告指南主要是为了帮助研究人员在论文中清楚地报告研究。然而，报告指南在规划研究时也很有用。在撰写计划书时参考报告指南将确保重要的细节不会被遗忘，并可能提出优化研究的方法。例如，某些研究方法对研究的有效性和价值来说尤为重要，因此，研究计划书必须考虑到这些因素。考虑到报告要求也将有助于构建研究计划书的方法部分，在完成研究后可以很容易地将其转换为稿件。

　　有些指南附有单独的、详细的解释和说明（explanation and elaboration，E&E）文件，这些文件对每个清单条目背后制定的理由进行了充分地解释，并提供了具有说明性的良好报告范例。这些文件在规划阶段可能是特别有价值的资源。它们不仅解释了方法学术语[例如，《临床试验报告的统一标准》（Consolidated Standards of Reporting Trials，CONSORT）解释了试验中的分配隐藏或《加强流行病学中观察性研究报告质量》（Strengthening the Reporting of Observational studies in Epidemiology，STROBE）描述了观察性研究中的效应修饰因子]，还包括了良好报告的实例。因此，报告指南可能会引发对研究设计改进方向的思考，例如，如何降低偏倚风险或提高所收集数据的可靠性。然而，

E&E论文既不能替代此类研究的充分培训，也不能替代项目团队中的方法学专家。

计划书和报告指南之间互相联系的一个很好的例子是准备随机试验计划书的SPIRIT指南（见本书第七章），它是与在期刊论文中报告试验发现的CONSORT声明协同制定的（见本书第九章）。

2. 将研究发现记录在论文中以供期刊发表

在写作阶段，报告指南对论文中应该讨论的基本细节提供了一个有用的提示。如上所述，CONSORT或STROBE等以方法学为重点的通用指南建议在报告此特定类型的研究时应始终包括最低报告要求的集合。其他指南更具体，并建议提供重要的其他信息，例如，对于特定的临床领域。

研究人员作为描述其研究报告的作者，对研究报告中包含的内容负有主要责任。尽管许多研究的作者中都有经验丰富的研究人员，但文章往往是由资历较低的研究人员起草的，他们几乎没有撰写文章的经验。报告指南可能对这类作者特别有价值。如果没有良好的指导，缺乏经验的作者往往倾向于照搬他们在已发表文章中看到的陈述风格，从而延续如此不良报告习惯。

发表研究的主要目的是与他人交流研究结果。事实上，作者应该意识到诚实和透明地发表研究发现的道德责任[7]。另外两个普遍原则也是相关的。第一，作者应该考虑到其他人可能想要重复他们所做的事情，所以文章中的信息应该足够详细，以允许复制。第二，研究结果应适当详细地呈现，以便将其纳入Meta分析。如果作者知道并遵循相关的报告指南，这些条件将更有可能得到满足。

清单列出了应该报告的信息。虽然清单中的条目是按顺序显示的，但不同的文章呈现顺序可能会不同，这是由多种原因导致的。重要的是，信息并不是精确地在它应该出现的地方出现。为了帮助同行评议，某些期刊要求作者提供一份完整的清单，注明每个条目出现的稿件页面。作者还可以将稿件文本的关键部分剪切并粘贴到方框中[8]。为了提高透明度，一些期刊将完整的清单作为网络附件发布。当用文本而不是页码填充时，它们对读者最有帮助（特别是，当它们指的是提交的文本而不是发布的版本时）。偶尔也可以看到正文中突出每个清单条目的段落[9]。即使期刊不要求作者提交完整的报告指南清单，这些清单在提交前最后检查稿件时也很有用。

报告指南指出了读者期望在期刊文章中看到的最少信息。然而，如果认为清单中没有提到的东西都不需要提及，那就大错特错了。例如，记录研究进行时研究方法的意外更改非常重要。只有CONSORT明确提到，如果方法与计划书中计划的不同之处才需要报告。并不是所有的指南都要求作者报告丢失的数据量，但这通常是重要的信息。同样，报告一项研究已经注册并获得伦理批准是明智的，即使这些条目没有包括在相关指南中。

一些报告指南建议作者创建一个图示以报告在整个研究过程中参与者的流动情况。流程图提供了研究进行的几个关键方面的有价值的概述，并清楚地陈述了关于参与者数量的关键信息。CONSORT流程图已经被广泛采用[10]，并且经常可以看到例子，它富有想象力地用各种类型的额外信息来增强基本模板，或者将其扩展到复杂的研究设计中。遗憾的是，许多已发布的流程图并不完全遵循推荐的结构，会导致重要信息的缺失[11]。

研究人员应该努力确保他们的文章准确地描述了已经完成的研究，并包括了所有重要的信息。读者期望研究遵循预先制订的计划，除非另有说明，否则报告不应歪曲研究内容。因此，作者应该抵制编辑或同行评议员试图删除研究方法中的重要元素，或者将分析从原定的内容变为结果所显示的内容。然而，有时包含评审者建议的额外分析可能是有价值的——这有助于说明这些额外的分析不是预先指定的。一如既往、全面透明的报告为读者提供了最好的服务。

（二）期刊编辑

期刊编辑可以通过几种方式使用报告指南。也许最常见的是在期刊的作者须知中包括一项声明，说明手稿须符合特定指南或实际要求。这种说法很常见，尤其是对于CONSORT[12-13]。有证据表明，在以这种方式认可CONSORT的期刊上，随机对照试验报告更好，但影响相当有限[14]。这很可能是因为期刊说明中使用的语言往往含糊不清[12,15]，也可能是因为期刊通常没有努力检查作者是否真正遵循了指南。作为最低要求，期刊应该在对作者的指导中考虑关于报告指南声明的措辞，最好是加强关于遵守重要性的信息。EQUATOR协作网（www.equator-network.org）为编辑们制定了指南，为他们的期刊如何支持更优质的医学研究报告提供建议。

如上所述，一些期刊要求作者在提交论文时提交一份完整的清单。至少，这一要求确保研究人员能够接触到与他们研究相关的报告指南。一些期刊使用"内部"清单（即作为技术编辑的一部分），以确保提交的稿件符合指南，往往聚焦于最重要的方法学问题的部分。尽管制定者认为清单上的所有元素都很重要，但显然有些元素对评估科学可靠性更重要，因此首先关注这些元素是明智的。

期刊需要做更多的工作来确保作者和同行评议对好的报告给予适当的考虑。框4-1给出了对期刊的一些建议。

框4-1　给期刊编辑的建议

如何支持准确透明的生物医学研究报告，提高提交稿件的报告质量。*
（1）将透明、完整、准确的报告理念和报告指南的使用纳入编辑政策。
（2）在EQUATOR协作网（www.equatornetwork.org）上浏览可用的报告指南；选择适合在期刊上发表的研究的报告指南。
（3）在"作者须知"中引用选定的指南，要求或指导作者遵守这些指南，并鼓励他们使用相应的指南。
（4）考虑加入EQUATOR协作网的链接，作为最新报告指南和其他相关资源的门户。这将确保说明链接是最新的，以避免做额外的工作。
（5）发表社论，让读者更多地认识到良好报告的重要性，以及作者和同行评议者使用报告指南的重要性，并表明您的编辑政策将纳入这些指南。
（6）制定策略和采取行动，以确保（和核实）作者意识到并对其研究的报告质量承担全部责任，并遵守报告指南。

如何改进提交稿件的同行评议质量。**
（1）通过在网站上公开向同行评议者提供指导，提高同行评议过程的透明度。理想情况下，说明应在一个地方整理，以可打印的pdf格式提供，并包括最后一次修订的日期。考虑从"作者须知"中链接到这些，让作者知道他们的稿件将如何被评价。
（2）提醒同行评议者良好报告的重要性，以及报告指南的可用性，这些指南可以作为指示完整报告项目的辅助备忘录。提供或链接到相关指南/清单，并要求同行评议员在评估稿件时使用它们。这将在审稿过程对作者修改稿件更有帮助。
（3）如果为同行评议者提供培训，请考虑建立一个关于报告指南和如何在稿件评估中使用它们的模块，并链接到其他可用资源[17-18]。
（4）如果提供，期刊应链接到其出版商提供的同行评议资源。

对*[3]和**[16]稍作修改。

（三）同行评议者

医学期刊要求同行评议者评估提交的稿件，既要评估它们是否适合发表，也要对文章出版后可能的改进之处提出建议。显然，同行评议是确保发表的文章包含研究方法关键信息和研究发现重要方面的最佳机会。尽管同行评议被赋予了很高的地位，医学期刊也普遍使用这种方式，但令人惊讶的是，在同行评议者应该做什么这一问题上，指导意见有限，甚至没有共识[16]。

报告指南是同行评议的重要辅助工具，它提示了评审者在提交的稿件中应解决的关键问题。审稿人希望首先考虑方法学的关键方面，因为如果不能解决这些关键问题，就没有必要对剩余的手稿进行审稿。如上所述，一些期刊要求作者提供一份完整的核对表，标明每一项所涉及的稿件页面；如果将清单转发给同行评议者，可以帮助他们更好地完成任务。

持续对采用不同设计的、已发表的研究进行大量评估后发现，即使最重要的研究方法，其报告的质量也很差。例如，不到一半的随机试验提供了关于随机化方法的细节[14]。虽然医学文献的缺陷不能仅仅归咎于同行评议者，但很明显，目前，同行评议者严重错过了确保稿件为读者提供该研究基本信息的机会。

（四）研究资助者

除了受益于他们支持研究的研究人员使用报告指南外，研究资助者还处于一个独特的地位，可以对报告的准确性、完整性和透明性方面提出更高的要求。资助者拥有对科学家最大的激励，为他们未来的工作提供资金。一些资助者已经在网站上发表声明支持上述报告原则，作为其研究诚信政策的一部分，但他们中几乎没有人要求遵守报告指南，尽管这是确保新研究成果报告质量更佳的最便宜和最简单的方式之一，除了英国医学研究理事会（UK Medical Research Council）和英国国立卫生研究院（UK National Institute for Health and Care Research，UK NIHR）的研究项目。

四、良好的研究报告是谁的责任？

医学研究报告质量普遍不高，这代表了一个系统的失败，其中没有一个群体负有主要责任。相反，许多关键群体显然没有意识到充分报告研究的重要性。为什么会出现这种情况，尚没有答案。值得注意的是，几十年来，许多个人和组织在这方面持续失败。

几个群体的行为改变，特别是研究人员、编辑和同行评议者的行为改变，可能会导致研究发现可用性的重大改善，并随之而来的是减少目前已观察到的浪费[3,6]。惰性和缺乏激励是必须克服的障碍，以最大限度地提高当前研究对未来患者的益处。

参考文献

[1] PLoS Medicine Editors. An unbiased scientific record should be everyone's agenda[J]. PLoS Medicine,2009,6(2):e1000038.

[2] Simera I, Moher D, Hoey J, et al. A catalogue of reporting guidelines for health research[J]. European Journal of Clinical Investigation,2010,40(1):35-53.

[3] Simera I, Moher D, Hirst A, et al. Transparent and accurate reporting increases reliability, utility, and impact of your research: reporting guidelines and the EQUATOR Network[J]. BMC Medicine,2010,8:24.

[4] Moher D, Hopewell S, Schulz KF, et al. CONSORT 2010 Explanation and Elaboration: updated guidelines for reporting parallel group randomised trials[J]. BMJ,2010,340:c869.

[5] Gøtzsche PC. Readers as research detectives[J]. Trials,2009,10:2.

[6] Chalmers I, Glasziou P. Avoidable waste in the production and reporting of research evidence[J]. Lancet,2009,374(9683):86-89.

[7] Moher D. Reporting research results: a moral obligation for all researchers[J]. Canadian Journal of Anesthesia,2007,54(5):331-335.

[8] Haien Z, Yong J, Baoan M, et al. Post-operative auto-transfusion in total hip or knee

arthroplasty: a meta-analysis of randomized controlled trials[J]. PLoS One, 2013, 8(1): e55073.

[9] Rupinski M, Zagorowicz E, Regula J, et al. Randomized comparison of three palliative regimens including brachytherapy, photodynamic therapy, and APC in patients with malignant dysphagia (CONSORT 1a) (Revised II)[J]. American Journal of Gastroenterology, 2011, 106(9): 1612-1620.

[10] Schulz KF, Altman DG, Moher D. CONSORT 2010 Statement: updated guidelines for reporting parallel group randomized trials[J]. Annals of Internal Medicine, 2010, 152(11): 726-732.

[11] Hopewell S, Hirst A, Collins GS, et al. Reporting of participant flow diagrams in published reports of randomized trials[J]. Trials, 2011, 12: 253.

[12] Hopewell S, Altman DG, Moher D, et al. Endorsement of the CONSORT Statement by high impact factor medical journals: a survey of journal editors and journal 'Instructions to Authors' [J]. Trials, 2008, 9: 20.

[13] Schriger DL, Arora S, Altman DG. The content of medical journal instructions for authors[J]. Annals of Emergency Medicine, 2006, 48(6): 743-749, 749. e1-e4.

[14] Turner L, Shamseer L, Altman DG, et al. Consolidated standards of reporting trials (CONSORT) and the completeness of reporting of randomised controlled trials (RCTs) published in medical journals[J]. Cochrane Database of Systematic Reviews, 2012, 11(11): MR000030.

[15] Altman DG. Endorsement of the CONSORT statement by high impact medical journals: survey of instructions for authors[J]. BMJ, 2005, 330(7499): 1056-1057.

[16] Hirst A, Altman DG. Are peer reviewers encouraged to use reporting guidelines?A survey of 116 health research journals[J]. PLoS One, 2012, 7(4): e35621.

[17] Garmel GM. Reviewing manuscripts for biomedical journals[J]. The Permanent Journal, 2010, 14(1): 32-40.

[18] Winck JC, Fonseca JA, Azevedo LF, et al. To publish or perish: how to review a manuscript[J]. Revista Portuguesa de Pneumologia, 2011, 17(2): 96-103.

译者：李亮，天津市儿童医院（天津大学儿童医院）

审校：杨楠，兰州大学基础医学院

　　　刘云兰，兰州大学公共卫生学院

第五章　研究报告与研究开展之间的歧义和混淆

Kenneth F. Schulz[1], David Moher[2], Douglas G. Altman[3]

[1]FHI 360, Durham, and UNC School of Medicine, Chapel Hill, NC, USA
[2]Clinical Epidemiology Program, Ottawa Hospital Research Institute, Ottawa, ON, Canada
[3]Centre for Statistics in Medicine, University of Oxford, Oxford, UK

从理论上讲，研究的报告和开展应该一致。确实，我们认为良好的报告是良好开展的重要组成部分。然而，实际上优秀报告可以提高研究的启蒙性和清晰性，而劣质报告则会引起歧义。另外，由于一项研究可以开展得不好却被报告得很好，或者报告得不好却开展得很好，则会引起进一步的混淆。

报告指南的主要目标是确保报告的清晰性、完整性和透明性（见本书第一章）[1-2]。这使读者能够判断方法和结果的效度，从而使他们能够得出有根据的、有启发性的解释，并且对于那些对该研究感兴趣的研究人员来说，可以重复这些方法。实际上，大多数报告指南，如CONSORT 2010声明[3]，都没有包含设计和开展研究的要求或建议。报告指南仅仅关注研究报告描述做了什么和发现了什么[1-2]。显然，适当的报告并不能直接改善研究的设计水平或实施水平，而且遵守报告指南也不能保证研究开展的质量。

大多数报告指南的制定者都对改善卫生研究的设计和进程抱有浓厚兴趣。然而，他们必须将这种兴趣转移到指南的次要目标或间接目标中。他们希望更好的设计和进程能成为合理报告的副产品，这就迫使设计和进程有研究缺陷的研究人员在发表时披露这些缺陷。因此，在这种情况下，良好的报告能将研究清晰地展示给读者并带来启示，同时又让作者感到不安。然而，这种不安正是指南制定者所鼓励的，它将成为改进未来研究设计和进程的一种建设性途径。

报告和进程之间的进一步混淆源自对报告指南的误用。这种误用通常表现为研究人员将报告指南发展为研究开展的质量评分。大多数报告指南并不提倡这样做，正如CONSORT 2010声明所述：

此外，CONSORT 2010声明不包括设计和开展随机试验的建议。这些条目应引导作者对已经做过什么、怎么做清晰的报告，但不包含作者本应该做什么、本应该怎么做的评价。因此，CONSORT 2010并非旨在作为评估试验质量的工具。使用报告清单构建"质量得分"也不合适。[2]

但是一些研究人员依然误将CONSORT用作质量评分的基础。CONSORT只说明要报告的内容，但不对内容好坏做任何判断。当然，如果作者根据CONSORT进行报告，那么读者便可获得所需的信息来评价设计和进程的质量，但是CONSORT并未提及应该如何评价。大多数报告指南包括CONSORT并未被预设为质量评分的跳板，甚至质量得分的整个体系都值得怀疑[3]。误用报告指南作为质量评分的基础造成了评估研究开展的混淆。

一、特定条目的场景示例

报告指南中的某些条目可提供清晰明确的开展信息。例如，CONSORT 2010中的条目要求"在标题中标识为随机试验"。

但是其他条目会导致研究报告与研究进程之间的歧义，使报告指南的使用复杂化。这些条目特定的难点对大多数人来说很抽象，很难被理解，通过举例会更容易理解。

二、*CONSORT* 2010声明中的分配隐藏

例如，在不同的场景下我们在随机化方案中使用信封法来开展和报告分配隐藏。正如一些作者所述，完整的信封法至少应使用顺序编号的、不透明的密封信封[4-6]。这代表了这一条目的质量标准。如果文章中报告分配隐藏的描述符合该质量标准，那么读者可能会判断CONSORT 2010中该分配隐藏条目的质量较好，以此作为质量标准的基线，我们展示一些特定条目的场景作为示例。

场景1：开展优秀，报告优秀

在这种情况下，研究报告和研究进程和谐一致。以下是一个极好的示例。

分配顺序被密封在顺序编号的、不透明的、装订的信封中，对涉及招募和评估受试者的研究人员（JR）完全隐藏。信封内部使用了铝箔以使信封不受强光影响。为了防止破坏分配序列，研究者先把受试者的姓名和生日写在密封的信封上，并对整个过程录像，信封内部的复写纸会将信息转移到信封内的分配卡上。第二位研究人员（CC）随后观看录像，以确保在信封上书写受试者名

字时，信封一直处于密封状态。只有当受试者完成所有基线评估之后，需要分配干预措施时，才打开相应的信封[7]。

这段描述不仅包括按顺序编号的、不透明的、密封信封这一质量标准，而且还整合了许多其他方法，这些方法显著加强了分配的隐蔽性。可见优秀的进程和优秀的报告极少会引起歧义。

场景2：开展优秀，报告不完整且模棱两可

如果研究人员实际上按照场景1中所描述的方法开展试验，但描述分配方法时简单写成"按顺序编号的、不透明的、密封的信封"。那么这段描述可能是正确的、但并不完整。此外，许多读者认为这种报告已经很充分了，因为它符合顺序编号的、不透明的、密封的信封这一质量标准。即使是这样，实际的报告还是不完整和模棱两可的，因为它并未传达出这种分配隐藏方法真正的力度。

场景3：开展优秀，报告不良且模棱两可

如果研究人员实际上按照场景1中所描述的方法开展试验，但描述分配方法时简略写成"密封的、不透明信封"。该描述可能是正确的，但明显不完整。读者通常会根据质量标准把这段描述分类成含糊不清，因为研究者可能使用了没有顺序编号的、密封的、不透明信封。实际上，将场景1中优秀的进程仅仅简单描述成"密封、不透明的信封"是差的、不完整的报告。文章读者遇到不完整的描述时会面临巨大的歧义，因为他们没有具体的概念判断研究开展得是好还是坏。

场景4：开展优秀，报告差且模棱两可

如果研究人员实际上按照场景1中所描述的方法开展试验，但是他们没有提供任何分配隐藏的细节，也就是说，没有提及信封，更别提如何形容信封了。读者通常会认为这种报告属于明显不清楚。这种不清楚的含糊报告可能代表从差的进程到优秀的进程的各种情况。在这种场景下，优秀的进程已被差的报告掩蔽。

场景5：开展不足，报告优秀

假设研究者使用没有顺序编号的、密封不透明信封，这将被认为是开展的不足。如果作者报告说他们使用的是"密封的、不透明的信封"，并明确指出"这些信封没有按顺序编号"，那么我们会将这种描述归类为对开展不足的优

秀报告。正因为报告内容充分、清晰透明，即使研究进程中有所不足，也不存在任何混淆。

场景6：开展不足，报告含糊

再次假设研究者使用没有顺序编号的、密封不透明信封。如果作者报告说他们只是使用了"密封的、不透明信封"，这种报告是不清楚的，因为作者可能使用了顺序编号的信封，但只是没有报告。场景5和场景6代表类似的情况，只是场景5的作者已明确表示未使用按顺序编号的信封，这使得场景5属于优秀报告，而场景6属于含糊报告。诚然，这些判断是很细微的，但这列举了报告和进程之间的歧义。每当作者仅报告"密封的、不透明的信封"且没有任何清晰的信息时，就会造成歧义。对于读者来说，场景6与场景3没有区别。令读者感到困惑的是，这种描述到底代表开展不足，报告充分？还是开展充分，报告不足？

场景7：开展不足，报告不足且有误导性

作者报告说他们使用了顺序编号的、不透明密封信封，但实际上他们只使用了没有顺序编号的、不透明的密封信封。这种虚假的误导性报告从形式上看符合某些质量标准（实际上并不符合），这让许多制定报告指南的人忧心忡忡。质量标准应该是研究者调整开展行为，而不是调整报告行为去完成的一个目标。这种场景特别有害，因为它错误地把开展不足描述成开展充足。

三、CONSORT 2010声明中的序列生成

作为另一个不太明显的有歧义的例子，我们将在不同场景下开展和报告随机化方案中序列的生成方法。正如某些出版物所述，一种完善的随机序列生成方法至少应使用一种具体的随机方法，如随机数字表法或合理的计算机随机数生成器[4-6]。这代表了该条目的质量标准。如果文章中有相关报道，则读者可能会判断这个试验在CONSORT 2010序列生成这一条目上质量很高。但是，在报告和进程之间仍可能会产生歧义。假设研究人员使用计算机随机数生成器来选择大小为6的区组随机。在某些情况下，这可能被认为序列生成已很充分，如在所有人都被施盲的试验中[8-9]。然而，这个举例的试验却使用非盲（开放标签），这意味着随机后每个人都知道分配给受试者的治疗措施。因此，固定的区组内可以通过过去分配的干预措施来识别，其明显的结果是可以准确地预测以后的分配[8-9]。场景8和场景9描述了这种序列生成不完善的情况。

场景8：开展不足，报告不佳且含糊不清

作者使用刚刚讨论的开展方法，但仅报告他们的序列生成是使用计算机随机数生成器。在缺失明确信息的情况下，许多读者会将此描述解释为暗含一种简单的随机方案，该方案足以在所有情况下防止偏倚的产生。根据序列生成的质量标准，许多读者会认为这显然是对充分的行为进行的充分报告。但是，更多精明的读者知道这是一项非盲试验，并且作者未明确声明使用了简单的随机方法，因此可能会认为报告不清楚。但是无论如何，在报告和开展之间存在歧义。我们认为这实际上是开展不足，报告不佳（不完整）。

场景9：开展不足，报告优秀

在这种情况下，实际开展与场景8中的行为相似。但是在场景9中，作者完全透明地报告，他们使用计算机随机数生成器来选择大小为6的区组随机。我们将这种情况视为开展不足，报告优秀。在这种场景下，歧义消失殆尽。

四、讨论

由于缺乏完整和透明的报告，医学研究文献中充斥着歧义。难怪同行评议者和读者对已提交或已经发表的稿件感到不安和困惑。一位医学流行病学家称这种不安为"令人错愕"。缺乏足够的报告，随之而来的知识鸿沟使读者、同行评议者和系统评价者不知所措。确实，对于系统评价者而言，不完整的研究报告会使整个评价过程变得极为复杂。

我们希望我们使用的这些场景可以为因报告不足造成的困难提供一些线索。我们依托CONSORT 2010声明中的场景[2,10]，因为它是读者和作者最熟悉的报告指南，按理也是最复杂的报告问题。然而，其他报告指南，如STROBE也会引起类似的误用和歧义[11]。

从呈现的场景中可以清楚地看出，完善的报告会消除歧义。诚然，报告指南可能会使研究进程不完善的作者感到不安，但这种建设性的不安从长远来看会鼓励更好地开展研究。最重要的是，内容完整并清晰透明的报告消除了歧义。

报告指南是不完善报告的解决方案的一部分。然而，如果作者、同行评议者和编辑未使用报告指南[12]，那么指南对他们提供的帮助就很有限。对知识转化的进一步强调应该能释放出现有报告指南更多的益处。

参考文献

[1]　Moher D，Schulz KF，Simera I，et al. Guidance for developers of health research reporting

guidelines[J]. PLoS Medicine, 2010, 7(2): e1000217.

[2]   Schulz KF, Altman DG, Moher D. CONSORT 2010 statement: updated guidelines for reporting parallel group randomised trials[J]. BMJ, 2010, 340: c332.

[3]   Jüni P, Witschi A, Bloch R, et al. The hazards of scoring the quality of clinical trials for meta-analysis[J]. JAMA, 1999, 282(11): 1054-1060.

[4]   Altman DG, Doré CJ. Randomisation and baseline comparisons in clinical trials[J]. Lancet, 1990, 335(8682): 149-153.

[5]   Schulz KF, Chalmers I, Hayes RJ, et al. Empirical evidence of bias. Dimensions of methodological quality associated with estimates of treatment effects in controlled trials[J]. JAMA, 1995, 273(5): 408-412.

[6]   Schulz KF, Chalmers I, Grimes DA, et al. Assessing the quality of randomization from reports of controlled trials published in obstetrics and gynecology journals[J]. JAMA, 1994, 272(2): 125-128.

[7]   Radford JA, Landorf KB, Buchbinder R, et al. Effectiveness of low-dye taping for the short-term treatment of plantar heel pain: a randomised trial[J]. BMC Musculoskeletal Disorders, 2006, 7: 64.

[8]   Schulz KF, Grimes DA. Unequal group sizes in randomised trials: guarding against guessing[J]. Lancet, 2002, 359(9310): 966-970.

[9]   Schulz KF, Grimes DA. Generation of allocation sequences in randomised trials: chance, not choice[J]. Lancet, 2002, 359(9305): 515-519.

[10] Moher D, Hopewell S, Schulz KF, et al. CONSORT 2010 Explanation and Elaboration: updated guidelines for reporting parallel group randomised trials[J]. Journal of Clinical Epidemiology, 2010, 63(8): e1-e37.

[11] da Costa BR, Cevallos M, Altman DG, et al. Uses and misuses of the STROBE statement: bibliographic study[J]. BMJ Open, 2011, 1(1): e000048.

[12] Simera I, Moher D, Hirst A, et al. Transparent and accurate reporting increases reliability, utility, and impact of your research: reporting guidelines and the EQUATOR Network[J]. BMC Medicine, 2010, 8: 24.

译者：王家莹，南京医科大学附属无锡人民医院
审校：杨楠，兰州大学基础医学院
　　　刘云兰，兰州大学公共卫生学院

第六章　EQUATOR协作网：帮助实现高标准的卫生研究报告

Iveta Simera[1], Allison Hirst[2], Douglas G. Altman[1]

[1]Centre for Statistics in Medicine, University of Oxford, Oxford, UK
[2]Nuffield Department of Surgical Sciences, University of Oxford, Oxford, UK

本书前几章已经说明了为什么透明、准确、完整和及时的研究报告很重要（见本书第一章），以及完善的报告指南（见本书第二章）如何帮助研究者产出高质量的科研出版物（见本书第三章和第四章）。

在过去的15年里，我们看到了大量的关于如何报告研究或研究的某些特定方面的指南[1]。第一个系统的报告指南可能是用于报告随机对照试验的*CONSORT*声明[2]，并且发布了许多针对特定研究设计和干预类型的扩展版[3]。*CONSORT*影响了许多其他报告指南的发展，其影响已经远远超出了临床试验的领域。

截至2014年1月，我们肯定了自1996年以来发布的200多个报告指南[4]。目前，发布的指南数量和种类繁多，不可避免地带来了以下挑战：确定与某项研究相关的所有的指南既困难又耗时；现有指南的范围和制定的方法各不相同，这使得使用者很难判断其建议的稳健性；有时指南的适用范围不太明确，或者针对同一个主题存在重复的指南。而且，许多潜在的使用者并不知道有这么多有用的指南。这些问题都导致了研究人员在撰写研究报告时，以及期刊对作者的稿件提出指导要求时对报告指南的使用不足。

遵守报告指南的好处是不言而喻的，推广使用这些指南以增加可用的和无偏倚的研究报告的数量是极其重要的[5]。

EQUATOR协作网

　　EQUATOR协作网于2008年启动，旨在促进研究人员对生物医学研究进行负责任的报告，并解决报告指南采纳缓慢的问题。EQUATOR是一个由研究方法、报告、编辑工作领域的专家共同主导的国际合作项目。该团队同研究开展和发表的各个主要参与方（学术和临床研究人员、期刊编辑、同行评议人员、技术人员、出版商、制定报告指南的科研工作者、教育工作者、研究资助者）展开密切合作，所有人都对科研著作的质量负责。EQUATOR为教育和培训活动提供免费的在线资源，并且协助制定稳健的报告指南。框6-1列出了EQUATOR协作网的主要目标。

框6-1　EQUATOR 协作网的主要目标

（1）开发和维护一个全面的在线资源中心，提供与生物医学研究报告相关的最新信息、工具和其他材料。

（2）协助开发、传播、实施稳健的报告指南。

（3）通过教育和培训项目积极促进报告指南的使用和优秀研究报告的实践。

（4）定期评估期刊如何执行和使用报告指南。

（5）定期审查生物医学研究文献的报告质量。

（6）在全球范围内建立区域性的EQUATOR中心，以促进全球范围内生物医学研究报告的改进。

（7）制定将可靠的研究报告原则转化为实践的总体战略。

（一）EQUATOR资源

　　EQUATOR协作网（http://www.equator-network.org）为科研工作者、编辑和同行评议人员、资助者，以及任何对可靠的研究报告感兴趣的人提供一个独特、单一的门户。生物医学研究报告在线图书馆全面汇编了自1996年以来发表的报告指南（图6-1），这些资料通过定期、系统地文献检索保持更新。这些指南是按照不同的研究类型组织的，便于用户查找与他们的需求相关的指南。该网站还包含了与报告相关的其他指导：科学写作指南、研究和出版中的伦理行为、与制定稳健的报告指南有关的资源、优秀研究报告的实例，以及新方法学文献中的亮点。

　　EQUATOR协作网不仅是研究后期（即准备发表稿件时）的有用资源，同时也可以帮助研究人员设计新的研究。精心设计和实施的研究是发表好文章的首要条件。研究人员应该在研究的设计阶段预估对报告的期望，并在研究过

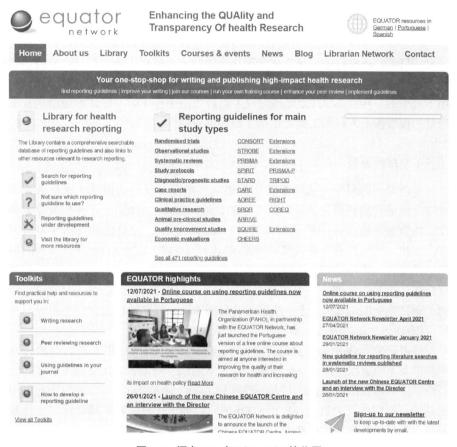

图6-1　源自2021年EQUATOR协作网

程中思考如何进行报告，以避免可能影响其研究报告质量的错误，这一点非常重要。

　　EQUATOR协作网对于那些希望采取有效的措施和程序以帮助其准确和透明地进行研究报告的期刊来说，也是一个有价值的参考。该网站可以提供来自有影响力的编辑机构的指导链接，如期刊编辑分享的优秀实践范例和介绍报告政策的社论。通过与国际管理与技术编辑学会等编辑组织合作[6]，EQUATOR开发了教育和培训材料，以及实用工具，用以协助编辑部执行报告指南。为了帮助期刊编辑在其期刊中选择最合适的报告指南对他们的期刊进行指导，并要求作者有适当的依从性，我们启动了一个报告指南的评估工具的开发工作，该工具能够实现根据已确定的重要标准对现有的指南进行评估。

（二）指南的制定

制定报告指南方法的稳健性是决定报告建议的可靠性和适用性的一个重要因素。目前，还没有一种被学界普遍接受的制定报告指南的"最佳"方法。然而，在过去15年报告指南制定的"繁荣"中，我们积累了丰富的经验。我们利用了其中的一些经验[7]，为那些发现了报告指南中存在的不足并希望制定一个稳健的报告指南的科研工作者汇编了有用的资源[8]。

（三）全球性覆盖

英语是国际科学交流中最常用的语言，然而，我们认识到了非英语母语者在交流他们的新研究成果时所遇到的挑战。EQUATOR团队正在积极寻求合作，将资源的覆盖范围扩展到母语为非英语的国家。用自己的母语学习研究方法和报告的原则有可能提高对概念和定义的理解。EQUATOR在这方面的最早的行动之一是与泛美卫生组织（Pan American Health Organization，PAHO）开展合作，提高南美洲、中美洲和加勒比地区的研究报告标准。EQUATOR协作网，包括整个图书馆①，已经被翻译成西班牙语，该网站还包含一个简短的在线英语/西班牙语的方法学术语表[9]。

促进研究报告质量提高的重要举措包括免费资源的提供、广泛的地理范围，以及不同类型组织（如研究机构、专业组织、资助者、出版商等）之间的合作。针对研究出版的各参与方的教育和实践培训活动对于可靠的报告和可用工具的有效实施至关重要。EQUATOR团队目前正在对编辑、同行评议人员和研究人员开展教育活动。然而，以研究生和早期专业研究者为目标，使他们在科研生涯的早期养成良好的报告习惯至关重要。

（四）EQUATOR的未来

EQUATOR的计划仍然处于相对早期的阶段，我们计划在未来的工作中涉及更多重要的领域[10]，包括：①加强制定和评估报告指南的方法学研究；②调查各利益相关方使用报告指南的障碍和促进因素；③评估报告指南的实施情况及其对已发表研究的质量的影响；④提高对EQUATOR协作网和全世界现有资源的认识，支持那些能够促进更好地报告生物医学研究的活动。

EQUATOR的工作旨在提高现有研究证据的可用性和价值。对科学和学术期刊出版的调查表明，尽管读者每年阅读的文章有很多，但他们花在每篇文章上的时间却并不多[11]。阅读、评估和使用科学出版物的原因多种多样，包括为研究和临床实践提供信息、被纳入系统评价和临床实践指南等。理想情况下，

---

①译者注：网站中的一个栏目，见图6-1。

发表的文章必须满足所有类型读者的需求。这需要清晰、结构良好的格式，以及应该报告的关键信息的逻辑流程。遵循稳健的报告指南有助于发表能够经得起严格审查的文章，并对其在未来的研究和临床决策中的可用性产生真正的影响。EQUATOR的资源和活动本身就是为了助力高标准科研著作和生物医学研究的达成。

资助

EQUATOR计划由英国国家卫生研究所、英国医学研究委员会、苏格兰首席科学家办公室、加拿大卫生研究院和泛美卫生组织共同资助。

参考文献

[1] Simera I，Moher D，Hoey J，et al. A catalogue of reporting guidelines for health research[J]. European Journal of Clinical Investigation，2010，40(1)：35-53.

[2] Schulz KF，Altman DG，Moher D. CONSORT 2010 Statement：updated guidelines for reporting parallel group randomised trials[J]. PLoS Medicine，2010，7(3)：e1000251.

[3] CONSORT Statement website[Z/OL]. [2011-04-04]. http://www.consort-statement.org/.

[4] EQUATOR Network website，Library for Health Research Reporting[Z/OL]. [2014-02-03]. http://www.equator-network.org/library/.

[5] Chalmers I，Glasziou P. Avoidable waste in the production and reporting of research evidence[J]. Lancet，2009，374(9683)：86-89.

[6] International Society of Managing and Technical Editors[Z/OL]. [2011-04-04]. http://www.ismte.org/.

[7] Moher D，Schulz KF，Simera I，et al. Guidance for developers of health research reporting guidelines[J]. PLoS Medicine，2010，7(2)：e1000217.

[8] EQUATOR Network，Resources for Reporting Guidelines Developers[Z/OL]. [2014-02-03]. http://www.equator-network.org/toolkits/developers/.

[9] EQUATOR Network，Spanish version[Z/OL]. [2011-04-04]. http://www.espanol.equator-network.org/.

[10] Simera I，Moher D，Hirst A，et al. Transparent and accurate reporting increases reliability，utility，and impact of your research：reporting guidelines and the EQUATOR Network[J]. BMC Medicine，2010，8(1)：24.

[11] Ware M，Mabe M. The STM report：an overview of scientific and scholarly journals publishing [Z/OL]. (2009)[2011-03-30]. http://www.stm-assoc.org/news.php?id=255&PHPSESSID=3c5575d0663c0e04a4600d7f04afe91f.

译者：单群刚，上海交通大学医学院附属瑞金医院

审校：杨楠，兰州大学基础医学院

　　　刘云兰，兰州大学公共卫生学院

第七章　干预性试验计划书的标准条目与推荐

David Moher[1], An-Wen Chan[2,3,4]

[1]Clinical Epidemiology Program, Ottawa Hospital Research Institute, Ottawa, ON, Canada
[2]Women's College Research Institute, Toronto, ON, Canada
[3]ICES@UofT, Toronto, ON, Canada
[4]Department of Medicine, Women's College Hospital, University of Toronto, Toronto, ON, Canada

一、指南名称

《干预性试验计划书的标准条目与推荐》（*Standard Protocol Items: Recommendations for Interventional Trials*，*SPIRIT*）2013声明同时为随机和非随机临床试验计划书的作者提供指导[1]。资助机构、机构审查委员会（Institutional Review Boards，IRBs）、期刊和监管机构也可将其用作所提交计划书内容的标准指南。

SPIRIT 2013声明的核心是一份具有33个条目的清单（表7-1），明确了一项临床试验计划书最少应涵盖的内容。33个条目分为5个部分，包括管理信息（5个条目）、引言（3个条目）、研究方法（15个条目）、伦理与传播（8个条目）、附录（2个条目）。*SPIRIT*还建议计划书应包括一个示意图，用以描述招募、干预和评估的拟定计划。

SPIRIT 2013清单条目尽可能与*CONSORT* 2010相对应，使作者能够有效地将计划书文本转换为基于*CONSORT* 2010的试验报告。

*SPIRIT*倡议还包括一个全面的解释和说明（E&E）文件[2]，其所提供的信息有助于更全面地理解该清单的推荐。对于每个清单条目，*SPIRIT* 2013 E&E文件均提供了原理、详细说明、实际计划书示例及支持其重要性的相关参考资料。我们强烈推荐将E&E文件与*SPIRIT* 2013声明结合使用。

表 7–1 *SPIRIT* 2013 清单：临床试验计划书及相关文件推荐包含的条目 *

条目	条目编号	描述
管理信息		
标题	1	使用描述性标题明确研究设计、研究对象、干预措施及试验首字母简称（若适用）
试验注册	2a	试验注册号与注册名称，若尚未注册，应提供拟注册的名称
	2b	世界卫生组织试验注册数据集的所有条目
计划书版本	3	日期与版本标识
资助	4	资金、材料及其他支持的来源与类型
角色与责任	5a	计划书参与者的姓名、机构与职责
	5b	试验发起者的姓名与联系信息
	5c	试验发起者与资助者在研究设计、数据收集、管理、分析及解释、报告撰写、决定报告出版中的角色，包括他们是否对以上过程具有最终决定权
	5d	协调中心、指导委员会、终点裁定委员会及数据管理团队的组成、角色和职责；若适用，应描述其他监督试验的个人或组织（数据监测委员会参见条目21）
引言		
背景与原理	6a	描述研究问题与开展试验的理由，包括对与各干预措施利弊相关的已发表与未发表的研究进行汇总
	6b	解释选择对照措施的理由
目的	7	具体目的或假设
试验设计	8	描述试验设计，包括试验类型（如平行组、交叉、析因、单组）、分配比例，以及框架（如优效、等效、非劣效与探索性研究）
研究方法：受试者、干预措施和结局指标		
研究环境	9	描述研究环境（如社区诊所、大学医院）与拟收集数据的国家列表，并提供可获得研究地点列表的途径
合格标准	10	受试者的纳入标准与排除标准，若适用，须说明研究中心与干预措施实施者的合格标准（如外科医生、心理治疗师）
干预措施	11a	详细描述各组干预措施的细节，以便复制，包括它们实际是如何及何时实施的
	11b	试验受试者中止或修改已分配干预措施的标准（如因危害、受试者要求或疾病改善/恶化改变药物剂量）
	11c	提高对干预措施方案依从性的策略，以及监测依从性的任何步骤（如回收药片、实验室检测）
	11d	试验期间允许或禁止使用的相关照护和干预措施

续表 7-1

条目	条目编号	描述
结局指标	12	主要指标、次要指标和其他结局指标，包括具体的测量变量（如收缩压）、分析指标（如基于基线的变化、终点值、事件发生时间），数据综合方法（如中位数、比例）及各结局指标的时间点。强烈推荐对选择疗效与危害结局指标的临床相关性进行解释
受试者时间线	13	描述受试者招募、实施干预（包括任何准备与洗脱）、评估和随访的时间线。强烈推荐使用流程图
样本量	14	说明达到研究目的所需的受试者预计数量及计算方法，包括支撑任何样本量计算的临床与统计假设
招募	15	为获得目标样本量而招募足够受试者的策略
研究方法：干预措施的分配（针对对照试验）		
分配序列产生	16a	生成分配序列的方法（如计算机生成随机数字），及任何分层因素的清单。为降低随机序列的可预测性，应在单独的文件中提供任何计划的限制（如区组），招募受试者或分配干预措施的人员无法获得这些文件
分配隐藏机制	16b	实施分配序列的机制（如中心电话，有序、不透光的密封信封），描述隐藏序列至完成干预措施分配期间的任何步骤
实施	16c	谁生成分配序列，谁招募受试者，以及谁将受试者分配入组
盲法（遮蔽）	17a	描述干预措施分配后对谁设盲（如试验受试者、卫生保健提供者、结局指标评估者、数据分析者），以及盲法是如何实施的
	17b	如果实施了盲法，须说明试验期间在何种环境下可以揭盲及其过程
研究方法：数据收集、管理与分析		
数据收集方法	18a	评估与收集结局指标、基线和其他试验数据的计划，包括提高数据质量的任何相关过程（如重复测量、对评估者进行培训），并描述研究工具（如问卷、实验室检测）及其信度与效度。若计划书中未提供数据收集表的获取方式，须提供参考资料
	18b	提高受试者参与度与随访完整性的计划，包括对中断或偏离试验方案的受试者进行任何结局指标数据收集的清单
数据管理	19	数据录入、编码、保密与存储的计划，包括任何提高数据质量的相关过程（如双人录入、对数据进行范围核对）。若计划书未提供数据管理过程的细节，须提供参考资料
统计方法	20a	主要与次要结局指标的统计分析方法。若计划书未涉及统计分析计划的其他细节，须提供参考资料
	20b	附加分析的方法（如亚组和校正分析）
	20c	违背试验方案者的相关分析（如随机分析），以及处理缺失数据的任何统计方法（如多重填补）

续表 7-1

条目	条目编号	描述
研究方法：监测		
数据监测	21a	数据监测委员会的组成；概述其作用和报告结构；声明其是否独立于试验发起方和存在利益冲突；提供计划书中未涉及的与其章程有关的更多细节，或解释为什么不需要数据监测委员会的原因
	21b	描述任何期中分析和终止试验的原则，包括谁将获得这些期中分析的结果并作终止试验的最终决定
危害	22	收集、评估、报告及管理干预措施实施或试验开展期间不良事件（包括收集和自发报告）及其他非预期事件的计划
稽查	23	稽查试验开展的频率和程序，若适用，该过程是否独立于研究者和试验发起方
伦理与传播		
伦理批准	24	取得伦理委员会/机构审查委员会批准的计划
方案修正	25	向相关方（如研究人员、伦理委员会/机构审查委员、参与者、试验注册机构、期刊、监管机构）通报方案做出的重要修改（如改变合格标准、结局指标、分析）
知情同意	26a	谁将获得潜在受试者或授权代理人的知情同意或批准，并说明方式（参见条目32）
	26b	若适用，描述收集和使用受试者数据和生物样本用作其他研究的附加知情同意
保密	27	为确保试验开展期间及前后的保密性，如何收集、共享和保存潜在或已入组受试者的个人信息
利益声明	28	整个试验与各研究单位主要研究者的经济和其他利益冲突
数据获取	29	明确谁将获得试验最终数据集，并说明研究者获取这些数据的限定条件
附加与试验后照护	30	如果有的话，说明附加的与试验后照护，以及对因参加试验而遭受伤害的受试者的赔偿
公开政策	31a	研究者与试验发起方向受试者、卫生保健专业人员、公众和其他相关组织反馈试验结果的计划（如发表文章、结果数据库报告或其他数据分享的形式），同时说明文章发表的限制条件
	31b	作者署名原则和请专业作者进行写作
	31c	如果有的话，描述允许公众获得完整方案、受试者数据集和统计代码的计划

续表 7-1

条目	条目编号	描述
附录		
知情同意材料	32	提供给受试者和授权代理人知情同意书和其他相关文件的范本
生物样本	33	若适用，描述收集、进行实验室评估和保存生物学样本用于本试验或未来其他研究中基因或分子检测的计划

* 我们强烈推荐将此清单与 SPIRIT 2013 解释和说明文件一起阅读，以增进对各条目的理解。计划书的修订应是可溯源的并注明日期。SPIRIT 清单的版权由 SPIRIT 小组依据知识共享署名"Attribution-NonCommercial-NoDerivs 3.0 Unported"许可所有。

二、何时使用本指南（涵盖哪些类型的研究）

SPIRIT 2013声明对计划书进行了定义：使读者能够充分了解研究背景、基本原理、研究目的、研究人群、干预措施、研究方法、统计分析、伦理道德、传播计划和试验管理；同时能够复制试验方法和实施的关键方面，并评估试验的科学性和伦理性。SPIRIT 2013声明适用于研究者撰写任何类型的临床试验计划书，无论主题，干预类型或研究设计如何。对于任何将人类受试者分配至一种或多种干预措施以衡量其对健康相关结果影响的前瞻性研究，SPIRIT 2013声明均与之有关。

三、当前版本

SPIRIT 2013声明发表于 Annals of Internal Medicine[1]，SPIRIT 2013声明解释和说明（E&E）文件发表于 British Medical Journal[2]，二者均可开放获取。该清单和解释性文件也可于 SPIRIT 官网（www.spirit-statement.org）获取，并附有促进实施的资源。

四、扩展或实施计划

迄今为止，SPIRIT 2013声明尚未发布任何扩展或实施版本。然而，一项针对系统评价计划书的类似倡议[《系统综述和荟萃分析研究方案建议写作条款》（Preferred reporting items for systematic review and meta-analysis protocols，PRISMA-P）]正在研发中[3]。PRISMA-P声明旨在帮助系统评价作者起草计划书（条目5，PRISMA清单），并促进其在PROSPERO国际系统综述注册平台注册[4-5]。

五、相关举措

*SPIRIT*工作组目前正在通过积极探索与其他工作组的合作以促进计划书的标准化，如IRBs、试验注册、临床数据交换标准协会（Clinical Data Interchange Standards Consortium，CDISC）计划书小组和医疗保健中的实效性随机对照试验（Pragmatic Randomized Controlled Trials in HealthCare，PRACTIHC）小组。

六、如何有效使用本指南

SPIRIT 2013旨在通过对计划书提供内容指导，促进临床试验研究者制订研究计划书。解释性文件也可作为教育资源，以增进研究者对各清单条目的理解。

衷心希望通过提高计划书的完整性能够改善试验的实施方法、实施效率和外部审查水平[6]。一份更好的计划书有助于研究者以更加严谨的方式开展整个试验。对于IRBs和资助者来说，高质量的计划书也使得后期的审查更加方便，并有助于减少本可避免的方案修正次数，继而防止代价高昂的延误。若研究者按照*SPIRIT*条目对计划书进行充分的修正，将会减少IRBs对其的询问，进而缩短试验的审批时间。

七、研发过程

SPIRIT 2013声明由涉及100多人的多个利益相关工作组（临床试验研究者和协调员、卫生保健专业人员、方法学家和统计学家、IRBs、伦理学家、制药企业、政府资助者、监管机构及医学期刊编辑）共同研发。

与其他报告规范的研发过程相似，*SPIRIT* 2013声明包含了两篇描述如何报告临床试验计划书的现有指南的系统评价[7]，并明确了与试验实施和偏倚风险相关的特定计划书条目的经验证据[8]。经过广泛的德尔菲法调查（涉及96位参与者）和两次面对面共识会议（2007年和2009年）[9]，最初的59项潜在条目清单最终演变为33项。

SPIRIT 2013声明由该工作组通过邮件起草、讨论与完善，部分成员采用类似的方式起草了*SPIRIT* 2013解释性文件[2]。通过从公共网站、期刊、试验研究人员和赞助商处获取计划书，*SPIRIT*工作组确定了各清单条目的范例。最后，该清单由参与两项硕士临床试验教学的研究生进行了试点测试。

八、指南有效性的证据

目前尚无研究对*SPIRIT* 2013声明进行评估。我们发现一项正在进行和一项即将开展的研究，它们旨在评估计划书对*SPIRIT* 2013声明的依从性。我们鼓励其他研究者参照以上方案对*SPIRIT* 2013声明进行评估（Adrienne Stevens，正在进行的系统评价，个人交流）。

九、认可和遵循

通过认可*SPIRIT* 2013声明，具有执行能力的利益相关者可以帮助实现预期的效果，即提高计划书的完整性，以及审核的质量和效率。IRBs、资助者、期刊和监管机构可以鼓励研究者确保其所提交的计划书符合*SPIRIT* 2013声明的要求。同时，一些期刊建议作者使用*SPIRIT* 2013声明撰写计划书。支持该举措的名单可于*SPIRIT*官网（www.spirit-statement.org）获取。

十、注意事项和局限性（包括范围）

SPIRIT 2013声明不是一个帮助读者评估临床试验计划书质量的工具，因为研究人员在完全解决*SPIRIT* 2013声明清单中所有问题的情况下，对方法学部分的描述仍然可能存在不足。因此，我们不建议使用该清单来评价质量，也不建议作者使用*SPIRIT* 2013声明来报告完整的临床试验，而应按照*CONSORT* 2010声明[10]或某一扩展版进行撰写（请参阅本书第八至第十四章）。

SPIRIT 2013声明涵盖了适用于所有类型临床试验的最低标准，无论研究设计、干预措施或主题如何。但也可能会遗漏对某一特定计划书而言重要的问题，如分析交叉试验中的延滞效应，因此我们鼓励作者可按需解决未涉及的条目。

十一、制定者的首推内容

（一）结局指标

结局指标是所有临床试验计划书的中心（条目12）。对于一项临床试验而言，结局指标是其研究目标、样本量、统计分析和解释性说明的基础。结局指标的选取应反映该措施是有效的、可重复的、可应答的及以患者为中心的。*SPIRIT* 2013声明推荐计划书的作者详细列出主要结局指标和次要结局指标的4个组成部分：测量变量（如血清血红蛋白A1c、全因死亡率）；受试者层面用于分析的值（如基于基线的变化、终点值）；用于汇总各受试者的效应以便得出各组总体效应的方法（如均值、得分超过特定的阈值）；用于分析的特定的测量时间点。

（二）样本量

无论是统计学方面，还是临床试验的经费与可行性方面，确定一项临床试验计划纳入的受试者人数都是十分重要的。预期样本量的确定可以通过统计或非统计分析来实现，但均须在计划书中明确说明，以提高试验的透明性，并协助评估该试验完成其目标的能力。通过正式计算得出的样本量估计值通常取决于主要结局指标的期望值、统计分析计划、预期效能和预计数据缺失量。如果计划书的作者按照*SPIRIT* 2013声明推荐的方法记录样本量的信息，将更有助于其在临床试验的最终报告中依照*CONSORT*声明对样本量进行描述。

（三）管理信息

本节包括5个与计划书研发和实施过程中重要管理要素相关的条目，分别为标题、计划书的版本、试验注册、资助、发起人和主要参与者在计划书研发团队中的角色与责任。对标题和计划书版本进行描述有助于明确试验和最新的计划书文件及其修订版。于计划书中增加试验注册既可以作为试验的总结，也有助于提醒作者当此部分被修订时对注册记录进行更新。相关信息可直接从计划书复制到注册表单中，这可以提高注册记录的质量。最后，对发起人、资助者、计划书贡献者和试验核心小组的角色进行明确描述可促进问责制和透明度，并有助于识别潜在的利益冲突。

十二、未来规划

*SPIRIT*工作组正在通过一项综合性战略以最大限度地促进其在利益相关者中的广泛实施。此战略包括对该声明进行传播、支持和评估。目前各种实施资源正在开发中，包括一个基于网络的计划书撰写工具，这有助于研究者基于*SPIRIT* 2013声明起草计划书。

参考文献

[1]　Chan AW，Tetzlaff JM，Altman DG，et al. SPIRIT 2013 Statement：defining standard protocol items for clinical trials[J]. Annals of Internal Medicine，2013，158(3)：200-207.

[2]　Chan AW，Tetzlaff JM，Gøtzsche PC，et al. SPIRIT 2013 explanation and elaboration：guidance for protocols of clinical trials[J]. BMJ，2013，346：e7586.

[3]　Moher D，Shamseer L，Clarke M，et al. 10th Annual Cochrane Canada Symposium. Reporting Guidelines for Systematic Review Protocols[G]. Winnipeg，2012.

[4]　Booth A，Clarke M，Dooley G，et al. The nuts and bolts of PROSPERO：an international prospective register of systematic reviews[J]. Systematic Reviews，2012，1：2.

[5]　Booth A，Clarke M，Dooley G，et al. PROSPERO at one year：an evaluation of its utility[J]. Systematic Reviews，2013，2：4.

[6]　Chan AW，Tetzlaff JM，Altman DG，et al. SPIRIT 2013：new guidance for content of clinical

trial protocols[J]. Lancet, 2013, 381(9861): 91-92.

[7] Tetzlaff JM, Chan AW, Kitchen J, et al. Guidelines for randomized clinical trial protocol content: a systematic review[J]. Systematic Reviews, 2012, 1: 43.

[8] Developing an evidence-based reporting guideline for randomized controlled trial protocols: The SPIRIT Initiative. ProQuest Dissertations and Theses[C]. Canada: University of Ottawa, 2010.

[9] Tetzlaff JM, Moher D, Chan AW. Developing a guideline for clinical trial protocol content: Delphi consensus survey[J]. Trials, 2012, 13: 176.

[10] Schulz KF, Altman DG, Moher D. CONSORT 2010 statement: updated guidelines for reporting parallel group randomized trials[J]. Annals of Internal Medicine, 2010, 152(11): 726-732.

译者：黄坡，北京中医药大学东方医院急诊科
审校：史乾灵，兰州大学第一临床医学院
　　　刘辉，兰州大学公共卫生学院

第八章　*CONSORT*摘要指南

Sally Hopewell[1,2,3,4], Mike Clarke[5]

[1]Centre for Statistics in Medicine, University of Oxford, Oxford, UK

[2]INSERM, U738, Paris, France

[3]AP-HP (Assistance Publique des Hôpitaux de Paris), Hôpital Hôtel Dieu, Centre d'Epidémiologie Clinique, Paris, France

[4]Univ. Paris Descartes, Sorbonne Paris Cité, Paris, France

[5]All-Ireland Hub for Trials Methodology Research, Centre for Public Health, Queens University Belfast, Belfast, Northern Ireland

时间表

报告指南倡议的名称	备注	共识会议日期	报告指南出版
在期刊和会议摘要中根据*CONSORT*要求报告随机试验	扩展内容已于2010年纳入*CONSORT*清单中	2007年1月	2008年1月 1. 声明[1] 2. 解释性文件[2]

一、指南名称

在期刊和会议摘要中根据*CONSORT*要求报告随机试验的倡议是*CONSORT*的一种扩展形式，它为作者在期刊论文摘要或会议摘要中报告随机试验的主要结果提供了一个基本的条目清单。在本章中，我们把这种*CONSORT*在摘要中的扩展形式称之为*CONSORT*摘要指南。

二、背景

会议摘要和期刊论文摘要要求清晰、透明、翔实地报告随机试验，这一点非常重要，因为读者通常会基于摘要内容对试验进行初步评估。在某些情况下，医疗健康工作者只能获得摘要内容，因此，他们可能仅根据摘要中的信息做卫生保健决策[3]。若一项试验仅仅以会议摘要的形式被报道，那么这可能是该研究的唯一永久性记录，也是大多数读者能够获取其结果的唯一途径[4]。

CONSORT声明于1996年首次发布，并于2001年和2010年更新（见本书第九章）[5-7]。2001版本CONSORT声明对报告随机试验结果的摘要内容未提供详细说明，它鼓励采用结构化的摘要形式，但不做正式要求。其实，在2008年以前，国际医学期刊编辑委员会（ICMJE）制定的"生物医学期刊投稿的统一规定"（Uniform Requirements）也只对期刊论文摘要的报告格式提出了有限的要求[8]。2006年发表的一项研究对35种期刊的"作者须知"部分进行了调查，发现只有4%的文本内容用于说明摘要内容或格式要求[9]。

为了应对上述问题，期刊和会议组织者应该对作者如何在有限的摘要篇幅（通常为250~300字）内报告试验结果，提供更多的关键要素的具体说明，我们开始制定CONSORT摘要指南。CONSORT摘要指南清单和随附的解释和说明性文件于2008年1月出版[1-2]，已于2010年3月纳入最新修订的CONSORT声明中[7,10]。在2008年10月，ICMJE还建议"所有关于临床试验的文章摘要都应包含CONSORT小组认定的必要条目"（www.icmje.org）。

三、何时使用CONSORT摘要指南（包括哪些类型的研究）

CONSORT摘要指南为期刊或会议摘要中恰当地报告平行分组随机试验的主要结果（即预先设定的主要结局）提供指导。

医学文献严格评价特别工作组（hoc working group for critical appraisal of the medical literature）于1987年首次提出采用结构式摘要的建议[11]，许多期刊采纳并推广了建议，目前出现了多种结构式摘要。我们发现许多期刊也为摘要内容制定了小标题规范，并认为这些小标题对读者非常有帮助。因此，CONSORT摘要指南并不是建议如何结构化摘要（即小标题应该是什么），而是建议在描述随机试验结果时应该在摘要中报告哪些信息。

需要注意的是，由于摘要受到篇幅的限制，提供的信息有限，因此须要严谨地使用词语，最大程度地传递临床试验的相关信息。CONSORT摘要指南在篇幅有限的情况下为摘要如何报告随机试验中的关键信息提供指导。

四、CONSORT摘要指南制定过程

CONSORT摘要指南是与CONSORT小组协作制定的，整个制定过程由一个小型指导委员会领导。为了制定CONSORT摘要指南清单，我们参考了现有的

*CONSORT*声明和其他有关期刊摘要、简短报告的结构化报告指南在内的质量评价与报告工具，起草了一个潜在的条目清单[6,11-14]。然后，我们使用改进的德尔菲法（Delphi method）来选择和减少清单上的条目数量。共有109名对试验报告或摘要结构感兴趣的人参与了网络问卷调查，根据清单上所列举条目的重要性进行评分[2]。应答者包括期刊编辑、医疗卫生专业人员、方法学家、统计学家和试验参与人员。在三轮问卷调查中，参与者被要求对清单上所列举条目的相对重要性进行评分。

问卷调查结果于2007年1月在加拿大蒙特贝罗举行的为期一天的会议上公布，26名与会者出席了会议，其中一些人参加了德尔菲调查。会议首先回顾了德尔菲调查得出的清单条目结果。然后，参与者讨论了这些条目是否应该在最终指南清单中被纳入、排除或修订。会后，对指南清单进行了修订，并分发给指导委员会和与会者，以确保指南清单真实反映了讨论情况。指导委员会还制定了相应的解释和说明文件，并在所有作者中多次传阅。

五、当前版本与既往版本的比较

*CONSORT*摘要指南与相应的解释和说明文件已于2008年1月发布[1-2]。尽管该版指南仍为现行版本，但该版指南及其解释和说明文件也已纳入最近修订的2010年*CONSORT*声明[7,10]。

六、扩展和（或）试行

最近发表了两个*CONSORT*摘要指南清单的扩展版——一个用于报告整群随机试验的摘要[15]，另一个用于报告非劣效性和等效性试验的摘要[16]。然而，在其他情况下，不同类型的试验信息（如复合结局、不同试验设计或不同领域的医疗保健）可能需要额外的信息。因此，可能需要对指南清单进行额外的修改，正如*CONSORT*声明已制定了多个扩展版[17-21]。

七、如何有效使用本指南

*CONSORT*摘要指南清单（表8-1）建议在随机试验报告摘要中包括研究目的、研究设计（如分配方法、盲法）、受试者信息（如描述性分析、随机分组人数）、每个随机分组的干预措施情况及其对主要疗效的影响或危害、研究结论、试验注册编号和注册机构名称，以及资助情况[1-2]。

我们建议使用*CONSORT*摘要指南清单配合相应的解释和说明文件，因为解释和说明文件包括每个条目的介绍和最新范例，并对该范例进行科学的阐

表8-1　CONSORT摘要指南清单：在期刊或会议摘要中报告随机试验时应包括的条目

条目	描述
标题	文题中表明为随机试验
作者[a]	通讯作者的联系方式
试验设计	试验设计说明（如平行、整群、非劣效性等）
方法	
受试者	受试者的合格标准和收集数据的场所
干预	每组的干预措施
目的	明确的目的或假设
结局	明确定义本研究的主要结局
随机化	受试者如何分配到各个干预组
盲法	是否对受试者、医疗护理提供者和结局评估人员隐瞒了分组方案
结果	
随机化分组人数	随机分配到每组的受试者人数
招募对象	试验状态
每组分析人数	每组纳入分析的受试者人数
结局	对于主要结局，应说明各组结局并评估效应大小及其精确度
危害	重要不良事件或副作用
结论	对结果概括性的阐述
试验注册	注册号和注册机构名称
资助	资助来源

[a]该条目专门针对会议摘要。

述，以及尽可能地列出在期刊或会议摘要中包含该条目的相关证据[2]。

期刊和会议组织者应向作者提供关于试验报告中关键条目的具体说明。我们前期工作表明，在制定CONSORT摘要指南时，指南清单中所列条目均可以容纳在250~300字的摘要中。

八、指南有效性的证据

期刊和会议摘要应充分展示试验相关信息，以准确记录试验实施过程和结果，在摘要篇幅有限的情况下提供关于试验的最佳信息。一份结构合理的摘要应能够使读者快速评估研究结果的有效性和适用性。若是期刊文章摘要，则有助于读者在电子数据库中查阅相关研究报告[22]。特别是会议摘要，可为系统评价人员提供有关未发表研究的宝贵信息，若将其遗漏，可能会存在选择偏倚[23]。

许多研究强调会议摘要和期刊摘要随机试验结果报告不充分[24]，并表示对科学会议论文中已发表试验报告的准确性和质量表示担忧，包括试验信息的缺失和研究结果的可靠性[25-27]。研究还发现，会议摘要中所展示的试验报告信息可能与该研究后续完整论文中报告的试验信息不同[28-30]。

期刊摘要与会议摘要具有相似的缺陷。将期刊摘要中的信息与正文内容对比，也存在不一致或遗漏的情形[31-33]。相反，若从摘要中忽略某些重要的负面结果，如副作用结果，可能会严重误导人们对试验结果的解读[34]。

CONSORT摘要指南解决了一些试验报告质量差的问题。一些研究对CONSORT摘要指南的实施效果进行了评估，发现在指南发布后，试验报告质量有所进步；然而，试验报告对指南清单条目的总体遵循情况仍然很差[35-41]。一项研究调查了在不同期刊编辑规则下，CONSORT摘要指南实施情况对2006—2009年发表的944篇随机试验摘要的质量的影响[42]。研究发现《内科学年鉴》（Annals of Internal Medicine）和《柳叶刀》（The Lancet）期刊在积极试行2008版CONSORT摘要指南后，其发表的试验研究摘要中报告的条目数量显著增加。然而，BMJ、JAMA和NEJM期刊没有积极试行该指南，其试验研究摘要中报告的条目数量也未增加。

九、认可并遵循CONSORT摘要指南

2008年10月，ICMJE正式批准了CONSORT摘要指南，并提出"所有关于临床试验的文章摘要都应包含CONSORT小组认定的必要条目"（www.icmje.org）。

在更广泛的层面上，2010版CONSORT声明（其中纳入了CONSORT摘要指南清单）得到了世界医学编辑协会、ICMJE、科学编辑委员会和全球400多家期刊和编辑团体等组织的认可[7,10]。CONSORT声明也被翻译成多种语言版本。将CONSORT摘要指南清单纳入CONSORT声明中，有望提高其认可度，并最终提高该指南的依从性。

期刊和会议组织者应将CONSORT摘要指南纳入其期刊"作者须知"部分，期刊可通过社评方式告知读者CONSORT摘要指南的清单条目，而会议组织者可通过要求作者提交摘要时遵循CONSORT摘要指南，并在会议网站上附上指南清单条目的相关链接，从而推广CONSORT摘要指南。他们还应该制定程序来检查作者和会议摘要呈现者是否遵循指南要求。

十、注意事项和局限性（包括应用范围）

与CONSORT声明一样，CONSORT摘要指南促进了试验报告内容的完整性、清晰性和透明度，以准确反映试验设计及其实施过程。然而，与任何其他报告指南一样，作者可能会虚构报告指南中要求的试验信息[10]。不过，试验的前瞻性注册和试验方案的获取，有利于研究人员、编辑和同行评议专家防范这种潜在的舞弊行为。

CONSORT摘要指南清单仅仅是一种摘要指南，因此不应作为评估随机试验摘要质量的工具。然而，许多文献将CONSORT摘要指南用作评估随机试验报告质量的工具，并给予总体质量评估分数。这种做法不值得提倡，因为CONSORT旨在鼓励作者进行试验报告时阐述清楚如何报告和报告什么，而不是对作者的试验报告内容加以评判。

十一、错误和（或）误解

一个常见的误解是，由于期刊和会议摘要存在字数限制，作者无法报告CONSORT摘要指南清单中的所有条目。过去，Medline将期刊摘要缩短为250字[43]，这导致许多期刊的摘要限制也在250字以内。然而，自2000年起，国家医学图书馆将Medline摘要中的字数上限提高到10 000个字符，足以容纳1 000多个单词。虽然大多数摘要根本不需要那么长，但这样的字数限制使得即使最复杂的试验也可以在摘要中充分报告相关信息。在制定摘要指南清单过程中，我们发现250~300个词足以满足普通临床试验报告摘要的要求。CONSORT网站上提供了使用CONSORT摘要指南清单的范例（www.consort-statement.org）。

十二、制定者的首推内容

这些建议主要从内部有效性的重要性（偏倚最小化）和提高研究报告总体水平的需求出发。我们选择了一些重要但经常没有充分被报告的条目作为"创建者首选的三小点"列表。

（一）说明如何将受试者分配到不同干预组中

如何分配受试者到不同的干预组是减少随机试验偏倚的主要途径。然而，会议摘要和期刊摘要通常很少报告分配隐藏的方法[26,44-45]。例如，在1992年和2002年的肿瘤学会议上发表的494篇摘要中，只有9篇摘要报告了分配隐藏的方法[26]。

（二）对于主要结局，应说明各组的结果及其效应量和精确度

对于主要结局，作者应汇总报告各组试验的结局结果（如发生与未发生事件的人数或测量值的平均值和标准差），并进行组间比较（效应大小及其精确度）。研究发现，期刊摘要的结果报告存在一定缺陷，与期刊全文相比，随机试验的期刊摘要往往会过分强调具有统计意义的结果，这样会误导读者对试验结果的解读[46-48]。同样地，会议摘要中也存在试验结果报告不恰当的问题[27,49]。

（三）试验的注册号和注册名称

试验注册信息对于会议摘要而言尤为重要，因为其中很大一部分试验研究结果后续不再另行发表[4]。注册试验的方法可为读者提供一种获取更多试验信息的途径，并使其更容易将摘要与随后发表的全文（或同一个试验的多个摘要）联系起来。

十三、未来工作计划

与任何报告指南一样，*CONSORT*摘要指南是一个基于最佳证据制定的不断更新的指南文书。由于报告随机试验结果重要性的证据是不断变化的，因而有必要不断更新这些指南。定期监测科学文献动态将有助于*CONSORT*摘要指南的更新。

ICMJE的支持对促进期刊认可并遵循*CONSORT*摘要指南提供了很大帮助，还将*CONSORT*摘要指南纳入了2010年新修订的*CONSORT*声明。我们有必要持续监测*CONSORT*摘要指南的影响力，与*CONSORT*声明一样，我们现在的工作重点是促进作者和编辑认可和遵循*CONSORT*摘要指南。

我们前期通过科学会议形式促进会议成员认可和遵循*CONSORT*摘要指南，虽然取得了一些成功，但仍存在较多问题，未来需要在这方面作更多努力。实际上，这项工作实施起来非常困难，因为与期刊编辑不同，科学会议委员会的成员年复一年地变换，很难确定相关人员。因此，我们需要在临床医学会方面作更多努力，以获得他们对*CONSORT*摘要指南的认可，通过他们将该指南传播到各个科学会议委员会。

致谢

我们在此要特别感谢David Moher、Liz Wager和Philippa Middleton为本章节*CONSORT*摘要指南对应的解释和说明文件所作的贡献。

参考文献

[1] Hopewell S, Clarke M, Moher D, et al. CONSORT for reporting randomised trials in journal and conference abstracts[J]. Lancet, 2008, 371(9609): 281-283.

[2] Hopewell S, Clarke M, Moher D, et al. CONSORT for reporting randomized controlled trials in journal and conference abstracts: explanation and elaboration[J]. PLoS Medicine, 2008, 5(1): e20.

[3] The PLoS Medicine Editors. The impact of open access upon public health[J]. PLoS Med, 2006, 3(5): e252.

[4] Scherer RW, Langenberg P, von Elm E. Full publication of results initially presented in abstracts[J]. Cochrane Database of Methodology Reviews, 2007, (2): MR00005.

[5] Begg C, Cho M, Eastwood S, et al. Improving the quality of reporting of randomized controlled trials. The CONSORT statement[J]. JAMA, 1996, 276(8): 637-639.

[6] Moher D, Schulz KF, Altman DG. The CONSORT statement: revised recommendations for improving the quality of reports of parallel-group randomised trials[J]. Lancet, 2001, 357(9263): 1191-1194.

[7] Schulz KF, Altman DG, Moher D. CONSORT 2010 statement: updated guidelines for reporting parallel group randomized trials[J]. Annals of Internal Medicine, 2010, 152(11): 726-732.

[8] International Committee of Medical Journal Editors. Uniform requirements for manuscripts submitted to biomedical journals: writing and editing for biomedical publication[Z/OL]. (2006-02)[2006-12-01]. www.icmje. org.

[9] Schriger DL, Arora S, Altman DG. The content of medical journal instructions for authors[J]. Annals of Emergency Medicine, 2006, 48(6): 743-749.

[10] Moher D, Hopewell S, Schulz KF, et al. CONSORT 2010 Explanation and Elaboration: Updated guidelines for reporting parallel group randomised trials[J]. Journal of Clinical Epidemiology, 2010, 63(8): e1-e37.

[11] Ad Hoc Working Group for Critical Appraisal of the Medical Literature. A proposal for more informative abstracts[J]. Annals of Internal Medicine, 1987, 106(4): 598-604.

[12] Haynes RB, Mulrow CD, Huth EJ, et al. More informative abstracts revisited[J]. Cleft Palate-Craniofacial Journal, 1996, 33(1): 1-9.

[13] Haynes RB, Mulrow CD, Huth EJ, et al. More informative abstracts revised[J]. Annals of Internal Medicine, 1990, 113(1): 69-76.

[14] Deeks JJ, Altman DG. Inadequate reporting of controlled trials as short reports[J]. Lancet, 1998, 352(9144): 1908.

[15] Campbell MK, Piaggio G, Elbourne DR, et al. Consort 2010 statement: extension to cluster randomised trials[J]. BMJ, 2012, 345: e5661.

[16] Piaggio G, Elbourne DR, Pocock SJ, et al. Reporting of noninferiority and equivalence randomized trials: extension of the CONSORT 2010 statement[J]. JAMA, 2012, 308(24): 2594-2604.

[17] Ioannidis JP, Evans SJ, Gotzsche PC, et al. Better reporting of harms in randomized trials: an extension of the CONSORT statement[J]. Annals of Internal Medicine, 2004, 141(10): 781-788.

[18] Zwarenstein M, Treweek S, Gagnier JJ, et al. Improving the reporting of pragmatic trials: an extension of the CONSORT statement[J]. BMJ, 2008, 337: a2390.

[19] Gagnier JJ, Boon H, Rochon P, et al. Reporting randomized, controlled trials of herbal interventions: an elaborated CONSORT statement[J]. Annals of Internal Medicine, 2006, 144(5): 364-367.

[20] Boutron I, Moher D, Altman DG, et al. Extending the CONSORT statement to randomized trials of nonpharmacologic treatment: explanation and elaboration[J]. Annals of Internal Medicine, 2008, 148(4): 295-309.

[21] MacPherson H, Altman DG, Hammerschlag R, et al. Revised STandards for Reporting Interventions in Clinical Trials of Acupuncture (STRICTA): extending the CONSORT statement[J]. PLoS Medicine, 2010, 7(6): e1000261.

[22] Harbourt AM, Knecht LS, Humphreys BL. Structured abstracts in MEDLINE, 1989-1991[J]. Bulletin of the Medical Library Association, 1995, 83(2): 190-195.

[23] Hopewell S, McDonald S, Clarke M, et al. Grey literature in meta-analyses of randomized trials of health care interventions[J]. Cochrane Database of Systematic Reviews, 2007, 18(2): MR000010.

[24] Hopewell S, Eisinga A, Clarke M. Better reporting of randomized trials in biomedical journal and conference abstracts[J]. Journal of Information Science, 2008, 34(2): 162-173.

[25] Herbison P. The reporting quality of abstracts of randomised controlled trials submitted to the ICS meeting in Heidelberg[J]. Neurourology and Urodynamics, 2005, 24(1): 21-24.

[26] Hopewell S, Clarke M. Abstracts presented at the American Society of Clinical Oncology conference: how completely are trials reported?[J]. Clinical Trials, 2005, 2(3): 265-268.

[27] Krzyzanowska MK, Pintilie M, Tannock IF. Factors associated with failure to publish large randomized trials presented at an oncology meeting[J]. JAMA, 2003, 290(4): 495-501.

[28] Toma M, McAlister FA, Bialy L, et al. Transition from meeting abstract to full-length journal article for randomized controlled trials[J]. JAMA, 2006, 295(11): 1281-1287.

[29] Dundar Y, Dodd S, Dickson R, et al. Comparison of conference abstracts and presentations with full-text articles in the health technology assessments of rapidly evolving technologies[J]. Health Technology Assessment, 2006, 10(5): iii-iv, ix-145.

[30] Chokkalingam A, Scherer R, Dickersin K. Agreement of in data abstracts compared to full publications[J]. Controlled Clinical Trials, 1998, 19(3): 61S-62S.

[31] Froom P, Froom J. Deficiencies in structured medical abstracts[J]. Journal of Clinical Epidemiology, 1993, 46(7): 591-594.

[32] Pitkin RM, Branagan MA, Burmeister LF. Accuracy of data in abstracts of published research articles[J]. JAMA, 1999, 281(12): 1110-1111.

[33] Ward LG, Kendrach MG, Price SO. Accuracy of abstracts for original research articles in pharmacy journals[J]. Annals of Pharmacotherapy, 2004, 38(7-8): 1173-1177.

[34] Ioannidis JP, Lau J. Completeness of safety reporting in randomized trials: an evaluation of 7 medical areas[J]. JAMA, 2001, 285(4): 437-443.

[35] De SM, Yakoubi R, De NC, et al. Reporting quality of abstracts presented at the European Association of Urology meeting: a critical assessment[J]. Journal of Urology, 2012, 188(5): 1883-1886.

[36] Faggion CM Jr, Giannakopoulos NN. Quality of reporting in abstracts of randomized controlled trials published in leading journals of periodontology and implant dentistry: a survey[J]. Journal of Periodontology, 2012, 83(10): 1251-1256.

[37] Fleming PS, Buckley N, Seehra J, et al. Reporting quality of abstracts of randomized controlled trials published in leading orthodontic journals from 2006 to 2011[J]. American Journal of Orthodontics and Dentofacial Orthopedics, 2012, 142(4): 451-458.

[38] Ghimire S, Kyung E, Kang W, et al. Assessment of adherence to the CONSORT statement for quality of reports on randomized controlled trial abstracts from four high-impact general medical journals[J]. Trials, 2012, 13: 77.

[39] Can OS, Yilmaz AA, Hasdogan M, et al. Has the quality of abstracts for randomised controlled trials improved since the release of Consolidated Standards of Reporting Trial guideline for abstract reporting? A survey of four high-profile anaesthesia journals[J]. European Journal of Anaesthesiology, 2011, 28(7): 485-492.

[40] Knobloch K, Yoon U, Rennekampff HO, et al. Quality of reporting according to the CONSORT, STROBE and Timmer instrument at the American Burn Association (ABA) annual meetings 2000 and 2008[J]. BMC Medical Research Methodology, 2011, 11: 161.

[41] Chen Y, Li J, Ai C, et al. Assessment of the quality of reporting in abstracts of randomized controlled trials published in five leading Chinese medical journals[J]. PLoS One, 2010, 5(8): e11926.

[42] Hopewell S, Ravaud P, Baron G, et al. Effect of editors' implementation of CONSORT guidelines on the reporting of abstracts in high impact medical journals: interrupted time series analysis[J]. BMJ, 2012, 344: e4178.

[43] National Library of Medicine. MEDLINE/PubMed data element (field) descriptions[Z/OL]. [2007-08-10]. www.nlm.nih.gov.

[44] Scherer RW, Crawley B. Reporting of randomized clinical trial descriptors and use of structured abstracts[J]. JAMA, 1998, 280(3): 269-272.

[45] Burns KE, Adhikari NK, Kho M, et al. Abstract reporting in randomized clinical trials of acute lung injury: an audit and assessment of a quality of reporting score[J]. Critical Care Medicine, 2005, 33(9): 1937-1945.

[46] Pocock SJ, Hughes MD, Lee RJ. Statistical problems in the reporting of clinical trials[J]. N Engl J Med, 1987, 317(7): 426-432.

[47] Dryver E, Hux JE. Reporting of numerical and statistical differences in abstracts: improving but not optimal[J]. Journal of General Internal Medicine, 2002, 17(3): 203-206.

[48] Gotzsche PC. Are relative risks and odds ratios in abstracts believable?[J]. Ugeskrift for Laeger, 2006, 168(33): 2678-2680.

[49]　Bhandari M, Devereaux PJ, Guyatt GH, et al. An observational study of orthopaedic abstracts and subsequent full-text publications[J]. J Bone Joint Surg Am, 2002, 84(4): 615-621.

译者：王战，浙江大学医学院附属第二医院骨科、浙江大学骨科研究所、
　　　浙江省运动系统疾病研究与精准诊治重点实验室
审校：荀杨芹，兰州大学基础医学院循证医学中心，世界卫生组织指南实
　　　施与知识转化合作中心
　　　王平，兰州大学基础医学院循证医学中心，世界卫生组织指南实施
　　　与知识转化合作中心

第九章 临床试验报告的统一标准

Kenneth F. Schulz[1], David Moher[2], Douglas G. Altman[3]

[1]FHI 360, Durham, and UNC School of Medicine, Chapel Hill, NC, USA
[2]Clinical Epidemiology Program, Ottawa Hospital Research Institute, Ottawa, ON, Canada
[3]Centre for Statistics in Medicine, University of Oxford, Oxford, UK

CONSORT时间表

报告指南	说明	会议召开日期	发表日期
CONSORT	为改进RCT的报告质量，两个报告指南工作组制订了CONSORT声明	1995.09	1996
CONSORT 2001	更新了CONSORT声明，并发表了第一版解释和说明文件	1999.05	2001
CONSORT 2010	同时更新了CONSORT声明和解释和说明文件	2007.01	2010

一、指南名称

《临床试验报告的统一标准》（CONSORT）是指导报告随机对照试验的指南。如果设计合理并得以恰当地实施和报告，随机对照试验将会是卫生健康领域评价干预措施效果的金标准。虽然随机对照试验在诸多医学研究方法中证据级别较高，但这并不意味着读者应该不加思考地去接受所有随机对照试验的结果。事实上，如果方法学不严谨，随机对照试验的结果依然会产生偏倚[1]。读者对已发表的临床试验的准确评估，有赖于作者完整、清楚和透明地报告该试验的方法和结果信息。遗憾的是，这种评估常以失败而告终，因为许多试验报告并不能完整且清晰地提供这些信息[2-4]。

更新后的CONSORT，即CONSORT 2010声明，旨在指导研究者完整且清晰地报告随机对照试验。该声明发表在九本期刊上，并得到其中八本的直接引证支持[5-12]。CONSORT 2010声明内容翔实，主要由一份含有25个条目的清单（表9-1）及一张流程图（图9-1）构成。与CONSORT声明配套的解释和说明文件（E&E）也随之更新，并发表在两本期刊上[16-17]，解释和说明性文件具体解释了清单中的每一个条目，并提供方法学背景和已发表的透明报告的示例。

表9-1 CONSORT 2010随机对照试验报告清单[a]

条目	条目编号	描述	报告页码#
标题及摘要	1a	从论文标题中能够判断研究是随机试验	
	1b	结构式摘要包括试验设计、方法、结果和结论，详见本书第八章[13-14]	
引言			
研究背景和目的	2a	详述科学背景和基本原理	
	2b	具体的目的和假设	
方法			
试验设计	3a	描述试验设计（如平行设计、析因设计），包括分配比率	
	3b	试验开始后对试验方法所做的重要调整并说明原因（如受试者的纳入标准）	
受试者	4a	受试者的纳入标准	
	4b	资料收集的场所和地点	
干预措施	5	详述各组干预措施的细节以使他人能够重复，包括何时及如何实施的	
结局指标	6a	完整而确切地说明预先设定的主要结局和次要结局指标，包括它们何时及如何评价的	
	6b	试验开始后对结局指标是否有更改，并说明原因	
样本量	7a	试验的样本量如何确定的	
	7b	必要时解释中期分析及试验中止的原则	
随机方法			
随机序列的产生	8a	产生随机分配序列的方法	
	8b	随机化的类型；限制条件的细节（如怎样分区组和各区组样本量多少）	

续表9-1

条目	条目编号	描述	报告页码#
分配隐藏机制	9	用于实施随机分配的机制（如按顺序编码的容器），描述干预措施分配前为隐藏序列所采取的任何步骤	
盲法的实施	10	谁产生随机分配序列，谁招募受试者，谁为受试者分配干预措施	
	11a	如果实施了盲法，干预措施分配后对谁设盲（如受试者、医务工作者、结局评估者），以及盲法是如何实施的	
	11b	如果相关，描述干预措施的相似之处	
统计学方法	12a	用于比较各组主要结局和次要结局指标的统计学方法	
	12b	附加分析的方法（如亚组分析和校正分析）	
结果			
受试者流程（强烈推荐使用流程图呈现）	13a	随机分配到各组的受试者例数，接受已分配治疗的例数，以及纳入主要结局分析的例数	
	13b	随机分组后，说明各组失访和被排除的病例数及其原因	
受试者的招募	14a	招募时长和随访时间，说明具体日期	
	14b	试验中止或停止的原因	
基线资料	15	用一张表格列出每一组受试者的基线数据，包括人口学特征和临床特征	
纳入分析的样本量	16	各组纳入每一种分析的受试者数目（分母），以及是否按照最初的分组分析	
结局和估计值	17a	各组的每一项主要结局和次要结局指标的结果，效应估计值及其精确性（如95%置信区间）	
	17b	对于二分类结局，建议同时提供绝对效应值和相对效应值	
辅助分析	18	其他分析的结果，包括亚组分析和校正分析，区分哪些是预先设定的分析，哪些是探索性分析	
不良反应	19	各组出现的所有严重危害或意外；具体的指导请查阅CONSORT中的不良反应部分[15]（详见本书第十章）	
讨论			
局限性	20	试验的局限性，报告潜在偏倚和不精确的原因，以及如果相关，出现多种分析结果的原因	
可推广性	21	试验结果被推广的可能性（外部可靠性、适用性）	
解释	22	与结果相对应的解释，权衡试验结果的利弊，并且考虑其他相关证据	

续表9-1

条目	条目编号	描述	报告页码#
其他信息			
注册	23	临床试验的注册号和注册机构名称	
计划书	24	若适用，在哪里可以获取完整的试验计划书	
资助	25	资金和其他支持（如药品）的来源，以及支持者的作用	

^a我们强烈推荐结合CONSORT 2010解释和说明文件来阅读本声明[16-17]，该文件对清单中的所有条目均做了详细阐述。如果相关，我们还推荐阅读整群随机试验[18]、非劣性和等效性试验[19]、非药物干预[20]、中草药干预[21]及实效性试验[22]等各种CONSORT扩展版。此外，其他扩展版即将面世。与本清单有关的各种扩展版及最新参考资料，详见www.consort-statement.org。

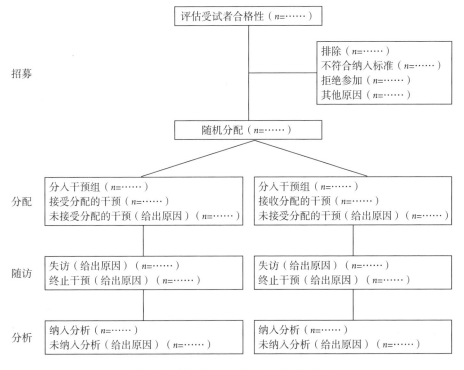

图9-1　两组平行随机试验各阶段的流程图

二、什么时候使用CONSORT

CONSORT为所有随机对照试验的报告提供了指导，研究人员通过随机化的方法将干预措施（如两种药物的比较）分配给受试者，或给参与者分配不同的干预措施。*CONSORT*主要涉及的是最常见的试验设计类型——独立的两组平行随机试验。

三、现行*CONSORT*与之前版本的区别

目前最新的*CONSORT* 2010声明是*CONSORT* 2001声明更新后的版本[5-12]，最初发表在九本期刊上。与*CONSORT* 2001声明相比，添加了一些新的条目，如要求作者描述试验设计的方法（如平行）和分配比率（条目3a）；报告试验实施后对方法做出的重要调整并说明原因（条目6）；报告试验实施后对主要结局和次要结局（终点事件）指标的变更（条目6）；说明试验中止或终止的理由（条目14b）；报告试验的注册信息（条目23）；提供试验计划书（条目24）；报告试验的资助情况（条目25）。

与此同时，我们也修改了一些条目：鼓励更加具体地描述干预措施（*CONSORT* 2001声明条目4），应该包括"足够的细节以便于重复"（条目5）；增加了说明盲法如何实施的要求，如有必要描述干预措施和治疗方式相似之处，删除"如何评估盲法成功与否"的内容，因为缺乏经验证据支持其可行性和对任何此类评价可靠性的理论关注（条目11）；明确要求提供最初分配的试验组中有关保留受试者的信息，替代了"意向性治疗分析"这一被广泛误用的术语（条目16）；为了获得更好的临床可解释性，增加了"对于二分类结局，建议同时提供相对效应值和绝对效应值"（条目17b）；将清单主题栏中的"解释"改为"局限性"，用"报告潜在偏倚和不精确的原因"代替了原版本中的说法（条目20）；此外还将清单主题栏中的"全部证据"改为"解释"。因为*CONSORT*工作组关注到论文中的结论常常会歪曲实际结果，试验不良反应可能会被无视或者边缘化，因此我们在清单中增加了"与结果相对应的解释"和"权衡试验结果的利弊"（条目22）。

四、*CONSORT*的扩展版和实施

*CONSORT*声明主要基于"标准的"两组平行设计的随机对照试验。针对随机试验中其他设计类型、数据和干预方式的*CONSORT*扩展版也被相继制订（图9-2）。其他的设计类型，如整群随机试验[18]、非劣效性和等效性试验[19]、摘要[13]及实用性试验[22]；其他的干预方式，包括非药物干预[20]、中草药干预[21]和针刺[23]；其他的数据类型，如不良反应[15]。

*CONSORT*主要由试验目的、干预措施和试验方法所定义。这允许部分特定专业在说明其应用时存在一些偏差，如一项行为医学实验的报告规范虽然根据*CONSORT*实施[24]，但它没有与*CONSORT*工作组合作。在这种情况下，相应报告规范通常会包括许多特定专业的信息。

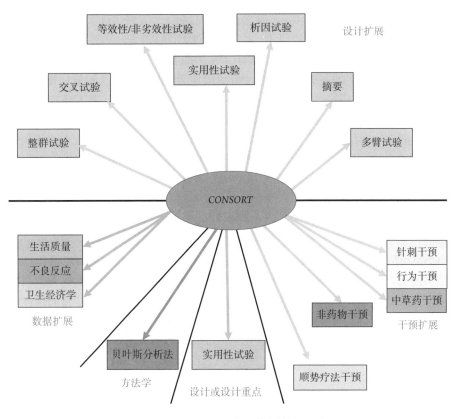

图9-2 *CONSORT*已有和潜在的扩展图解

部分作者在没有CONSORT工作组成员参与的情况下根据CONSORT声明制定了报告指南。从循证医学到顺势疗法，它们的主题形式各式各样。那些我们已经发现的非官方扩展版和已实施的非官方报告规范，同官方的声明一样，可以在CONSORT官网查询。

五、如何有效使用本指南

我们建议作者采用CONSORT时，论文的格式应遵循相应期刊的风格、编辑的指导和所研究领域的传统，并且尽可能地考虑作者的偏好。我们并不希望报告格式标准化。作者只需要在文中详尽、清楚地报告CONSORT清单中的条目即可。我们认为论文手稿主要部分的副标题是极好的，特别是方法和结果部分。作者严谨地遵循清单中的条目有利于随机试验报告的清晰性、完整性和透明度。确切地描述，没有遗漏或模棱两可的报告，对所有的读者都是有利的。此外，CONSORT声明并没有对试验的设计、实施和分析方法提供建议，它单纯地强调报告的格式和内容——试验做了什么和试验发现了什么。

我们给期刊的编辑们提供了许多应用CONSORT的方法。在论文手稿的提交过程中，编辑们可以要求作者填写CONSORT清单作为投稿内容的一部分，之后可以作为论文的一部分，在论文发表时作为其补充材料一并被刊登发表。编辑们还可以要求作者在稿件中表明遵循了CONSORT声明，并要求作者引用CONSORT 2010声明。这使得作者在遵循CONSORT的同时，也需要对准确地报告试验的方法和结果负责。在同行评议时，编辑可以要求同行评议专家使用清单指导论文的评审。此外，在编辑审查和决议阶段，CONSORT对编辑们也有指导作用。最后，读者们可以使用CONSORT指导自己批判性地阅读已发表的报告。

因此，我们建议研究人员在试验之初就要考虑到研究的最终发表。不合格的报告会使作者有意或无意地逃避对试验过程中某个薄弱环节的审查。在CONSORT被众多期刊和编辑团队广泛地采用后，大多数作者被要求必须如实透明地报告试验中的所有重要细节。随后的审查也有利于甄别试验良莠。因此研究者们在试验开始前应对CONSORT 2010声明有彻底的了解，严格的报告规范将激励他们更严谨地设计和实施试验。我们强烈建议结合使用与CONSORT声明配套的解释和说明文件，促进完整、准确和透明地报告试验，并协助评价已发表的试验报告。

六、制定过程

提高随机临床试验报告质量的工作在20世纪90年代中期取得突破性进展，部分原因归功于对方法学研究的深入。虽然研究人员发现论文作者报告随机临床试验质量不佳的情况旷日已久，但试验的实施和报告质量低与偏倚有关的经验性证据从那时才开始出现[25]。在《试验报告标准》（Standards Of Reporting Trials，SORT）和Asilomar倡议的基础上，于1996年形成了第一版CONSORT声明[26]。之后相关主题在方法学上的深入研究强化了早期的发现[27]并被纳入CONSORT 2001声明[28-30]。2001年以来，CONSORT在实施的过程中收获的大量经验及其不断深入的方法学研究，帮助优化了CONSORT。超过700项研究组成了CONSORT的数据库（位于CONSORT官网），这些研究提供的经验性证据构成了践行CONSORT初心的基础。所以我们组织了一次CONSORT工作组会议来更新CONSORT 2001声明。

31位CONSORT 2010工作组成员于2007年1月在加拿大的蒙特贝洛开会商讨CONSORT 2001声明的更新事宜。在会议开始前，一些工作组成员主要负责收集和综合其感兴趣的清单内容的相关证据。在此基础上，工作组研讨了清单中每个条目的作用和意义。在上一版的CONSORT声明中，我们仅保留了那些被认为报告随机对照试验必不可少的内容。当然，也存在某一条目对某试验来说不可或缺，但清单中并未列入。例如，是否有伦理委员会的批准，这是因为资助方要求严格执行伦理审查，并且医学期刊在"作者须知"中也要求报告伦理审查。也有一些条目看上去可取，但由于缺乏经验性证据或尚未对其价值达成共识，所以为了谨慎起见，这次并没有将其纳入，例如，报告是否实施了现场监察。CONSORT 2010声明设定的是报告的最低标准，它不会阻碍作者报告他们认为重要的其他信息。

　　会议之后，CONSORT执行委员会召开了电话会议和线下会议修订清单。经过七次大修后，修订的清单被分发到更大范围以征求意见。得到反馈后，执行委员会又在线下召开了两次会议来讨论收集的意见，形成定稿前的最后版本，作为起草本文初稿的基础，然后再分发给CONSORT工作组全体成员征求意见，再次商讨反馈的意见后，执行委员会最终定稿并发布了CONSORT 2010声明[5-12]。

　　之后CONSORT执行委员会在CONSORT工作组和部分其他成员的协助下起草了一份与之配套的解释和说明性文件。2007年的CONSORT会议为这次声明的更新奠定了基础。修订的解释和说明文件被分发至CONSORT工作组的每一位成员以进行增删修改，最终形成CONSORT 2010的解释和说明文件[16-17]。

七、指南有效性的证据

　　一些研究对CONSORT的应用是否能提高随机试验报告质量进行了评价。2006年发表的一篇系统评价对8项相关研究进行了分析。作者发现CONSORT的使用能提高随机试验报告的质量[31]。2010年对该篇系统评价进行了更新，结论依旧保持不变[32]。

八、认可与遵循

　　目前世界各地以多种语言出版的600多本期刊，已明确支持CONSORT声明，许多我们不太清楚的其他医学期刊也在支持它。除此之外，还有许多组织默默支持它，CONSORT也得到国际医学期刊编辑委员会（www.icmje.org）的认可。还有其他的著名编辑团体，比如科学编辑委员会和世界医学编辑协会均正式表明支持CONSORT。

　　虽然大家对CONSORT声明普遍认可，但是仍希望可以有更多的期刊能够认可CONSORT，并遵循它。在审查165本高影响力期刊的"作者须知"时，只有38%在其中提到了CONSORT，而且在这里面只有37%的杂志明确要求报告者必须遵循CONSORT声明[33]。在此调查中，只有64（39%）本做出了回应。在这些回应的期刊中，只有62%的期刊表明他们要求报告者遵循CONSORT声明，仅

41%的期刊声称他们将该声明纳入了同行评议过程，只有47%的期刊声称将其纳入了他们的编辑过程中[33]。

CONSORT 2010声明取代了CONSORT 2001声明。如果期刊支持或认可CONSORT 2010声明，应该在其"作者须知"中引用CONSORT 2010声明、解释和说明文件或CONSORT的官方网站。我们建议有意引用CONSORT声明的作者，应该引用原始期刊发表的CONSORT 2010声明[5-12]，如果可能，一起引用其解释和说明文件[16-17]。

九、注意事项和局限性

CONSORT对报告的完整性、清晰性和透明度的要求仅仅真实地反映试验设计和实施的情况。然而，存在一个潜在的弊端，是这可能会促使部分作者虚构CONSORT要求的信息，而不是实事求是地报告试验做了什么。作者、同行评议者和编辑应警惕这种潜在的弊端，例如，参考试验计划书、试验的注册信息或监管机构的网站。

此外，该声明不包括对随机对照试验设计和实施的建议。清单中的条目旨在提醒作者明确地阐述在试验过程中做了什么和怎么做的，并不包含对试验该如何做和作者怎么做的内容进行任何评价。因此，CONSORT 2010声明无法评价某项随机对照试验的质量，利用该清单来建立质量评分体系也是不恰当的。

十、制定者的首推内容

我们基于内部真实性的重要性（最大限度地减小偏倚）和当前文献中的一般报告水平的结合，给出了相应的建议。

在文献中经常未充分报告的重要条目，反映了我们制定"研究者的首选项"清单的条目类型。

随机化（条目8~10）：随机化是对照试验中减少偏倚的主要手段。在试验中消除选择偏倚有赖于恰当的随机方法。我们所说的随机化，是指清单中随机序列的产生、分配隐藏机制和实施条目（条目8~10）。

受试者流程（条目13）：随机化消除了基线数据的选择偏倚，但是为了维持消除偏倚，研究者必须分析所有干预组的原始入组者。没有足够多的受试者和对原始入组者的适当分析，试验结果就会产生偏倚。因此，受试者流程对读者评估结果分析中的结论在很大程度上对随机化都非常重要。

盲法（条目11）：试验中对所有参与者实施盲法，通常称为双盲，能够减少结果评估偏倚，有助于受试者的留存（减少失访）和减少共同干预。虽然不可能对试验涉及的所有人员实施盲法，但研究者至少可以在评估试验结果时实施盲法。

十一、未来计划

我们在2010年更新了CONSORT声明，在接下来的1~2年暂无更新计划。与此同时，我们计划制订多臂试验、交叉试验、单病例随机对照试验和析因试验的扩展版。

我们目前的重点是改善CONSORT在关键用户群中的实施情况。我们关注的重点是期刊的认可和试验作者的遵循。事实证明，在认可CONSORT的期刊上发表的试验比不认可CONSORT的期刊或在期刊支持之前发表的试验更加完整[34]。我们计划了解在生物医学期刊中实施CONSORT的障碍，并制定知识转化战略来克服这些障碍。为此我们已经开发一种电子工具的初代原型，以帮助作者将试验手稿提交给期刊，实现清单的无缝填写和遵循。我们还计划在期刊同行评议过程中量化CONSORT的使用，以帮助目标领域的实施改进。

重新设计、经过更新和现代化处理的CONSORT网站（www.consort-statement.org）在2014年上线。这次更新进一步说明了清单的细微差别，并对CONSORT清单及其扩展版提供更深入的解释。此次更新还为用户提供了额外资源，例如，高质量的试验报告示例和期刊可能希望包含在"作者须知"中的样本文本的数据库。

参考文献

[1] Jüni P，Altman DG，Egger M. Systematic reviews in health care：assessing the quality of controlled clinical trials[J]. BMJ，2001，323(7303)：42-46.

[2] Chan AW，Altman DG. Epidemiology and reporting of randomised trials published in PubMed journals[J]. Lancet，2005，365(9465)：1159-1162.

[3] Glasziou P，Meats E，Heneghan C，et al. What is missing from descriptions of treatment in trials and reviews?[J]. BMJ，2008，336(7659)：1472-1474.

[4] Dwan K，Altman DG，Arnaiz JA，et al. Systematic review of the empirical evidence of study publication bias and outcome reporting bias[J]. PLoS ONE，2008，3(8)：e3081.

[5] Schulz KF，Altman DG，Moher D. CONSORT 2010 statement：updated guidelines for reporting parallel group randomised trials[J]. PLoS Medicine，2010，7(3)：e1000251.

[6] Schulz KF，Altman DG，Moher D. CONSORT 2010 Statement：updated guidelines for reporting parallel group randomised trials[J]. J Clin Epidemiol，2010，63(8)：834-840.

[7] Schulz KF，Altman DG，Moher D. CONSORT 2010 Statement：updated guidelines for reporting parallel group randomized trials[J]. Annals of Internal Medicine，2010，152(11)：726-732.

[8] CONSORT Group. CONSORT 2010 Statement：updated guidelines for reporting parallel

group randomised trials[J]. BMC Medicine,2010,8(1): 18.

[9]　Schulz KF, Altman DG, Moher D, et al. CONSORT 2010 Statement: updated guidelines for reporting parallel group randomised trials[J]. Trials,2010,11(1): 32.

[10]　Schulz KF, Altman DG, Moher D. CONSORT 2010 statement: updated guidelines for reporting parallel group randomised trials[J]. BMJ,2010,340: c332.

[11]　Schulz KF, Altman DG, Moher D, et al. CONSORT 2010 statement: updated guidelines for reporting parallel group randomized trials[J]. Obstetrics & Gynecology,2010,115(5): 1063-1070.

[12]　Schulz KF, Altman DG, Moher D, et al. CONSORT 2010 statement: updated guidelines for reporting parallel group randomized trials[J]. Open Medicine,2010,4(1): e60-e68.

[13]　Hopewell S, Clarke M, Moher D, et al. CONSORT for reporting randomised trials in journal and conference abstracts[J]. Lancet,2008,371(9609): 281-283.

[14]　Hopewell S, Clarke M, Moher D, et al. CONSORT for reporting randomized controlled trials in journal and conference abstracts: explanation and elaboration[J]. PLoS Medicine, 2008,5(1): e20.

[15]　Ioannidis JP, Evans SJ, Gotzsche PC, et al. Better reporting of harms in randomized trials: an extension of the CONSORT statement[J]. Annals of Internal Medicine,2004,141(10): 781-788.

[16]　Moher D, Hopewell S, Schulz KF, et al. CONSORT 2010 explanation and elaboration: updated guidelines for reporting parallel group randomised trials[J]. Journal of Clinical Epidemiology,2010,63(8): e1-e37.

[17]　Moher D, Hopewell S, Schulz KF, et al. CONSORT 2010 explanation and elaboration: updated guidelines for reporting parallel group randomised trials[J]. BMJ,2010,340: c869.

[18]　Campbell MK, Piaggio G, Elbourne DR, et al. CONSORT 2010 statement: extension to cluster randomised trials[J]. BMJ,2012,345: e5661.

[19]　Piaggio G, Elbourne DR, Pocock SJ, et al. Reporting of noninferiority and equivalence randomized trials. An extension of the CONSORT 2010 statement[J]. JAMA,2012,308(24): 2594-2604.

[20]　Boutron I, Moher D, Altman DG, et al. Extending the CONSORT statement to randomized trials of nonpharmacologic treatment: explanation and elaboration[J]. Annals of Internal Medicine,2008,148(4): 295-309.

[21]　Gagnier JJ, Boon H, Rochon P, et al. Reporting randomized, controlled trials of herbal interventions: an elaborated CONSORT statement[J]. Annals of Internal Medicine,2006, 144(5): 364-367.

[22]　Zwarenstein M, Treweek S, Gagnier JJ, et al. Improving the reporting of pragmatic trials: an extension of the CONSORT statement[J]. BMJ,2008,337: a2390.

[23]　MacPherson H, Altman DG, Hammerschlag R, et al. Revised STandards for Reporting Interventions in Clinical Trials of Acupuncture (STRICTA): Extending the CONSORT statement[J]. J Evidence Based Medicine,2010,3(3): 140-155.

[24]　Davidson KW, Goldstein M, Kaplan RM, et al. Evidence-based behavioral medicine: what is it and how do we achieve it?[J]. Annals of Behavioral Medicine,2003,26(3): 161-171.

[25]　Schulz KF, Chalmers I, Hayes RJ, et al. Empirical evidence of bias. Dimensions of

methodological quality associated with estimates of treatment effects in controlled trials[J]. JAMA, 1995, 273(5): 408-412.

[26] Begg C, Cho M, Eastwood S, et al. Improving the quality of reporting of randomized controlled trials. The CONSORT statement[J]. JAMA, 1996, 276(8): 637-639.

[27] Moher D, Pham B, Jones A, et al. Does quality of reports of randomised trials affect estimates of intervention efficacy reported in meta-analyses?[J]. Lancet, 1998, 352(9128): 609-613.

[28] Moher D, Schulz KF, Altman D. The CONSORT statement: revised recommendations for improving the quality of reports of parallel-group randomized trials[J]. JAMA, 2001, 285(15): 1987-1991.

[29] Moher D, Schulz KF, Altman DG. The CONSORT statement: revised recommendations for improving the quality of reports of parallel-group randomized trials[J]. Annals of Internal Medicine, 2001, 134(8): 657-662.

[30] Moher D, Schulz KF, Altman DG. The CONSORT statement: revised recommendations for improving the quality of reports of parallel-group randomised trials[J]. Lancet, 2001, 357(9263): 1191-1194.

[31] Plint AC, Moher D, Morrison A, et al. Does the CONSORT checklist improve the quality of reports of randomised controlled trials? A systematic review[J]. Medical Journal of Australia, 2006, 185(5): 263-267.

[32] Moher D, Plint AC, Altman DG, et al. Consolidated standards of reporting trials (CONSORT) and the quality of reporting of randomized controlled trials[J]. Cochrane Database of Systematic Reviews, 2010, (3): MR000030.

[33] Hopewell S, Altman DG, Moher D, et al. Endorsement of the CONSORT statement by high impact factor medical journals: a survey of journal editors and journal 'Instructions to Authors' [J]. Trials, 2008, 9: 20.

[34] Turner L, Shamseer L, Altman DG, et al. Does use of the CONSORT Statement impact the completeness of reporting of randomised controlled trials published in medical journals?. A Cochrane review[J]. Systematic Reviews, 2012, 1: 60.

译者：雷强，中国人民解放军联勤保障部队第九六〇医院
审校：张娟娟，兰州大学公共卫生学院
      吴守媛，兰州大学公共卫生学院

第十章 CONSORT声明扩展版——更好地报告危害

John P.A. Ioannidis

Stanford Prevention Research Center, Department of Medicine and Division of Epidemiology, Department of Health Research and Policy, Stanford University School of Medicine, and Department of Statistics, Stanford University School of Humanities and Sciences, Stanford, CA, USA

时间表			
报告指南倡议名称	注释	共识会举行日期	报告指南发表日期
针对危害的CONSORT扩展版		2003年5月	2004年11月

一、指南名称

针对更好地报告随机试验中危害的CONSORT声明扩展版，旨在为报告随机试验的作者提供指导，强调如何最优地报告危害相关数据的各个方面。作者可使用该扩展版来提高试验报告中所包含信息的质量；同行评议者和编辑可用其审查所提交的随机试验报告；读者也可通过该版本了解随机试验报告中危害相关信息的完整性和有效性。

该指南扩展版基于CONSORT标准清单增加了10条推荐意见。这10条推荐意见涉及随机试验出版物的标题/摘要、引言、方法、结果和讨论。本指南还附有说明与示例，以强调正确报告的特定方面。

二、历史/发展

　　2001年，不断积累的经验性证据表明随机试验中不良事件（包括临床不良事件、实验室记录的毒性或因毒性而退出实验）的报告是不理想的，这也就有了危害报告指南的最初设想。2003年在加拿大蒙特贝洛举行的一次会议为本指南作为CONSORT声明中现有条目的扩展版奠定了基础。

三、何时使用本指南（涵盖哪些类型的研究）

　　更好地报告危害的扩展版针对随机对照试验的报告，它涉及所有的随机试验，无论所研究的干预类型如何，因此与药物和非药物干预均相关。

四、先前版本

　　无；CONSORT的先前版本请参照本书第九章。

五、当前版本

　　针对危害的扩展版发表于*Annals of Internal Medicine*[1]（表10-1）。

表10-1　随机对照试验中报告危害时应纳入的条目清单①

条目	标准CONSORT清单：条目编号	描述	报告页码
标题	1	如果研究数据包括危害与益处，则文题或摘要应有相应的描述	
引言			
背景	2	若试验同时涉及危害和益处，引言中应有相应的描述	
方法			
受试者	3		
干预措施	4		
目的	5		
结局	6	列出所涉及的每个不良事件及其定义（注意：当涉及预期与非预期事件分级对比时，应参照标准和已确证的定义，并对新定义进行描述） 阐明如何收集危害相关信息（数据收集方式、收集时间、归因方法、确定度及危害相关监测，若相关，还应指出终止监测的标准）	

续表10-1

条目	标准CONSORT清单：条目编号	描述	报告页码
样本量	7		
随机化			
序列产生	8		
分配隐藏	9		
实施	10		
盲法	11		
统计方法	12	描述呈现与分析危害信息的计划，包括编码、复发事件的处理、观察时点的具体界定、连续性变量的处理和所有统计分析	
结果			
受试者流程	13	描述每组因危害而退出的受试者及其接受分配治疗的感受	
受试者招募	14		
基线数据	15		
受试者分析数量	16	提供危害分析的分母	
结局和估值	17	提供每组和每一个不良事件绝对风险的类型、分级和严重程度。只要相关，采用恰当的指标呈现重复事件、连续性变量和分类变量[2]	
辅助分析	18	描述任何与危害相关的任何亚组分析和探索性分析[2]	
不良事件	19		
讨论			
诠释结果	20	对益处和危害进行同等讨论，并强调研究的局限性、可推广性及危害信息的其他来源[3]	
可推广性	21		
全部证据	22		

[1]该拟定的危害扩展版涵盖了与原版CONSORT清单相对应的10条推荐意见。
[2]描述请参考条目17、18、19。
[3]描述请参考条目20、21、22。

六、扩展和（或）实施

不适用（本指南为扩展版）。

七、相关举措

无。

八、如何有效使用本指南

（一）作者

在随机试验中，危害通常被认为是次要的。然而，这是严重被误解的地方，因为有关干预措施的决定取决于益处与危害之间的平衡。一些药物与非药物干预的实证研究（参考文献[2-4]中进行了总结）表明随机试验中危害的报告是不理想的。报告危害的*CONSORT*扩展版旨在通过强调呈现结果时需要注意的步骤来弥补这一缺陷。虽然大多数试验在不良事件方面都没有定论性的结果（因为它们通常无法检测相对罕见的事件），但是这应该是进行全面透明报告的另一个原因，以便将该发现纳入未来的证据审查中，并避免在随机不确定性的基础上增加选择性报告的偏倚。

（二）同行评议者

审稿人在评审随机试验出版物时，往往对危害的报告关注有限。提供的指南通过聚焦于最终发表的文章中需要传达的重要方面，可能有助于解决这一问题。

（三）编辑

编辑可以将清单用作*CONSORT*声明的例行辅助，以鼓励作者全面报告试验情况。在这方面，该扩展版的使用类似于*CONSORT*主声明（参见本书第九章），因为危害与所有试验都相关。

九、制定过程

在加拿大蒙特贝洛举行了为期三天的会议，与会人员包括方法学家、临床流行病学家、统计学家、FDA代表、医学编辑、行业代表和1名消费者。会议开始前，团队的领导者完成了对有关危害报告质量研究的系统评价，并进行了全面地文献检索，以确定可能为会议提供信息的方法学和其他文章，特别是与随机试验中危害的流行病学和报告有关的文章，并将这一证据在会议期间与团队进行了交流。随后，针对CONSORT清单中的各条目展开讨论，明确是否需要对其进行细化或补充，特别是与危害相关的方面。只有被认为必要的条目才被保留或添加到扩展版清单中。同时就如何产生扩展版，以及所需示例与解释的策略进行了讨论。

会议结束后不久，扩展版清单草案被发送至小组，包括受邀但未能参加会议的人员。经几轮修改后，工作组批准了清单。与此同时，由7人组成的写作小组负责起草稿件，同样经过几轮修改后，最终得到工作组的认可。

十、指南有效性的证据

我们暂未发现有关使用CONSORT危害扩展版能否提高随机试验中危害报告质量的评估。有几项研究在试验样本中解决了危害报告的问题[2-5]。随着时间的推移，该类报告的适度改进是可能的。但是，这部分改进是否归因于CONSORT扩展版的使用很难说，或许是其他旨在提高危害关注度的相关举措所带来的作用。此外，这些实证研究涉及不同类型的试验，因此不能排除混淆，特别是在交叉研究的比较中。

十一、认可和依从

危害扩展版遵循与CONSORT主文件一致的方法（详细信息参见本书第九章）。

十二、注意事项和局限性（包括范围）

尽管研究者和同行评议者可以使用CONSORT危害扩展版来核查已发表或提交的论文包含哪些条目，但其并不是评估随机试验质量的工具，也不宜使用清单构建总体质量得分，因为这样的分数具有未知的操作属性，并且缺乏等距量表。

该扩展版涵盖了能够在随机试验中验证的任何类型的干预措施，但其他研究设计可能会出现特定的问题，这也是意料之中的。

十三、制定者的首推内容

（一）不良事件的定义

在大多数试验报告中，往往不清楚所报道的不良事件是涵盖了所有记录，还是来自一个选定的样本，尽管人们通常可以推断是后者。如果设定了限定条件，作者应说明如何、为什么和由谁选择不良事件进行报告。作者也应明确单独报告预期和意外的不良事件。预期可能会影响已报告或确定的不良事件发生率。例如，受试者通过知情同意意识到某特定不良事件（"预警"）的可能性会增加该事件的报告率。作者理应报告他们是否对不良事件使用了标准化和经过验证的工具。某些医疗领域已经开发了标准化的量表，但使用未经验证的量表的情况仍然十分普遍。此时，应参考广为接受的定义和量表对应的源文件。不良事件的新定义应该是明确的。鉴于现有量表过多，新量表的开发应基于理论依据，作者也应描述他们将如何进行制定和验证。不良事件的定义中应明确如何对收集到的危害事件进行分级。对于以健康个体为目标的干预措施（如预防性干预措施）、任何危害（无论多么轻微）、收集和报告可能十分重要。因为在低风险人群中，危害与获益之间的平衡很容易趋向于危害。对于其他人群和改善主要结局（如生存）的干预措施，严重的和危及生命的不良事件可能是利弊平衡中唯一重要的因素。

（二）因危害而退出

因不良事件而导致的终止和退出反映了受试者和（或）医师终止治疗的最终决定。这对任何被验证的干预措施而言都是很重要的临床信息，且对于每一治疗组，这些信息都应分别阐述。偶尔可能会因轻或中度的不良事件而中断治疗，但将终止治疗归因于某一特定原因可能会很困难，因为终止治疗的决定可能反映了包括对有效性和耐受性看法在内的多重原因。但是，与退出原因相关的信息对于了解治疗经验很有价值。

在试验期间，无论死亡是否为终点事件，或其是否可能归因于特定的原因，在每个研究组中报告死亡都是非常重要的。

理想情况下，需长期随访的试验应报告接受分配治疗的时间、减量和停药情况、退出情况。早期退出的原因可能与晚期退出的原因有所不同。

（三）每组和每一不良事件绝对风险的类型、分级和严重程度

作者应针对各试验分组单独呈现结果，否则比较方面的信息就会缺失。对于每种类型的不良事件，作者应提供恰当的绝对风险指标（如频率或发生率），如果相关的话，还需单独提供事件严重分级的信息。尽管对不同类型、不同等级或不同严重程度的危害进行信息合并在试验报告中很常见，但这并不能说明问题，且应避免这种合并。特别是严重不良事件，应对各个类型单独进行报告。复发事件及事件发生的时机也需要恰当地报告。

十四、未来计划

近期暂无针对该扩展版的修订计划，但对于其他CONSORT清单，团队欢迎提出改进建议。

参考文献

[1]　Ioannidis JPA, Evans SJW, Goetzsche PC, et al. Better reporting of harms in randomized trials: an extension of the CONSORT statement[J]. Annals of Internal Medicine, 2004, 141(10): 781-788.

[2]　Ioannidis JP. Adverse events in randomized trials: neglected, restricted, distorted, and silenced[J]. Archives of Internal Medicine, 2009, 169(19): 1737-1739.

[3]　Ioannidis JP, Lau J. Improving safety reporting from randomised trials[J]. Drug Safety, 2002, 25(2): 77-84.

[4]　Ioannidis JP, Lau J. Completeness of safety reporting in randomized trials: an evaluation of 7 medical areas[J]. JAMA, 2001, 285(4): 437-443.

[5]　Golder S, Loke YK, Zorzela L. Some improvements are apparent in identifying adverse effects in systematic reviews from 1994 to 2011[J]. Journal of Clinical Epidemiology, 2013, 66(3): 253-260.

译者：刘跃平，中部战区总医院基础医学实验室

审校：史乾灵，兰州大学第一临床医学院

　　　刘辉，兰州大学公共卫生学院

第十一章　非药物治疗的CONSORT声明

Isabelle Boutron[1,2], Philippe Ravaud[1,2]

[1]Centre d'Epidémiologie Clinique, Assistance Publique-Hôpitaux de Paris, Paris, France
[2]Centre Cochrane Français, INSERM U[738], Université Paris Descartes, Paris, France

CONSORT的研发过程

报告指南	注释	会议日期	发表日期
针对非药物治疗的 *CONSORT* 声明扩展版	评估非药物治疗的随机试验，如手术、技术干预、器械、康复、心理治疗和教育	2006 年 2 月	2008 年

一、指南名称

　　非药物治疗包含多种干预措施，如手术、技术操作、康复、行为疗法、心理治疗及医疗器械。越来越多评估非药物治疗随机对照试验报告的研究成果被发表[1]。以2006年发表的随机对照试验为样本，21%评估了外科或程序性干预，18%评估了包括咨询或生活方式干预在内的参与性干预，3%为设备或器械干预。非药物治疗的评估引出了特殊的方法学问题[2-3]。事实上，非药物治疗通常是复杂的，涉及的多个组成部分均可能影响治疗的成功率。因此，该类措施在进行描述、标准化，以及为所有患者提供一致的管理方面存在困难。此外，干预措施的预期与实际操作之间可能存在差异。非药物治疗评估过程中另一个重要的问题在于卫生保健提供者和所在中心的专业知识对治疗效果的潜在影响。最后，在评估非药物治疗的试验中，对患者和卫生保健提供者设盲往往是不可行的，这引发了对偏倚风险的担忧。

多项研究表明，这些方法学问题在评估非药物治疗随机对照试验的出版物中报告不足。以2004年发表的评估外科手术的随机对照试验为例，87%描述了外科手术的细节，35%描述了麻醉管理，15%描述了术前护理，49%描述了术后护理；不足1%的文章报告了中心环境与规模[4]。32%的文章报告了干预措施实施者的数量。另一项研究显示，不足1/3的出版物充分描述了非药物治疗[5]。

为解决非药物治疗研究报告不充分的问题，*CONSORT*工作组研发了针对非药物治疗的*CONSORT*声明扩展版。该扩展版及其解释和说明文件于2008年发表在*Annals of Internal Medicine*上[6-7]。该扩展版对*CONSORT*声明的11个条目进行了修改，并新增1个条目，流程图也已修改，且与*CONSORT* 2001版声明的22个条目共同发布。在本文中，我们将讨论与*CONSORT*声明（即包含25个条目的*CONSORT* 2010版声明）有关的扩展版。

二、何时使用针对非药物治疗的*CONSORT*声明扩展版

针对非药物治疗的*CONSORT*声明扩展版可为评估非药物治疗随机对照试验结果的报告提供指导。下文所示的方框描述了本扩展版所涵盖干预措施的不同类型（图11-1）。根据所采用的研究设计，本扩展版应与针对整群随机对照试验、非劣效性和等效性试验，或实效性试验的相关扩展版联合使用。

非药物治疗

定义：主要涉及非药物使用的治疗。

不同类别和示例：

（1）治疗师干预，如手术和血管成形术，其治疗成功率很大程度上取决于实施者的技能；

（2）参与性干预，如康复、物理疗法、行为疗法和涉及医患合作的心理疗法；

（3）器械，如超声治疗和矫形器。

三、研发过程

指导委员会负责本扩展版的研发。该扩展版依据公认的报告规范制定策略进行研发[8]。首先，通过文献综述的方式确定了评估非药物治疗的随机对照试验在报告结果时应考虑的特殊问题。随后，指导委员会确定了参加共识会的专家，共邀请37人，有30人参加了会议。30位与会者中包括14名方法学家、6名外科医生、5名医学期刊编辑、1名康复科医生、2名心理治疗师、1名教育者、1名植入器械专家。

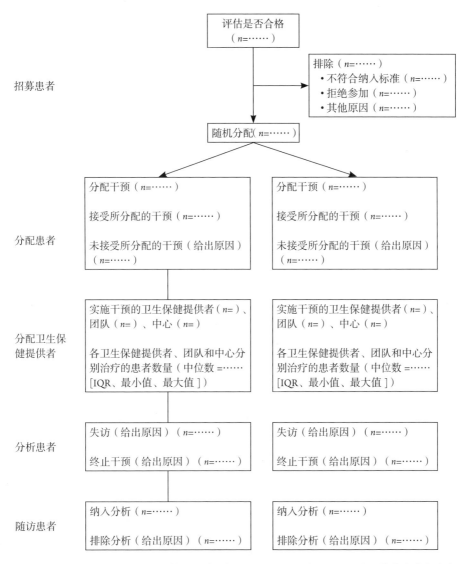

各干预组新增一个与卫生保健提供者有关的框图。对于整群随机对照试验，作者应参考该类试验的扩展版。IQR：四分位数间距。

图11-1　报告非药物治疗随机对照试验的修订版CONSORT流程图示例

　　会议开始之前，指导小组使用基于网络的界面对会议受邀者进行了调查，以确定需要讨论的具体问题。针对拟研发的扩展版，受邀者须就包含22个条目的CONSORT 2001版清单中哪些条目可能需要修改提出建议；同时就是否需要在CONSORT清单中增加以下条目对应答者进行了咨询。

（1）"方法"部分：

1）卫生保健提供者（外科医生、理疗师、心理医生等）被纳入试验的合格标准；

2）所在医疗中心实施该措施或类似措施的数量（用以代指经验）。

（2）"结果"部分：

1）各组中实施治疗的卫生保健提供者的数量；

2）各卫生保健提供者所治疗的受试者数量；

3）基线时受试者的治疗期望或偏好；

4）卫生保健提供者的基线数据；

5）卫生保健提供者对治疗过程的依从性。

在评估非药物治疗时，受邀专家还须确定他们认为重要的其他条目。

当超过三分之一的应答者认为某一条目需要修改或需添加另一条目时，该条目将在共识会议上做进一步讨论。

2006年2月，在法国巴黎举行了为期三天的共识会议。会议从几个特定主题的报告开始，讨论了与非药物治疗试验结果报告相关的特定方法学问题。

针对每条被提议需要修改或作为补充的CONSORT清单条目，参与者分别进行了介绍和讨论，讨论至少由一名指导小组的成员主持。随后，其余CONSORT清单条目也进行了讨论，以确定是否需要进行其他修改。

会议结束后，非药物治疗的CONSORT扩展版草案被发送至所有参会者。并创建了一个"处置文件"，用以收集每位应答者的评论和修改建议。对修改后的声明进行了修订，以确保其准确代表了会议期间所做的决定。修订后，指导小组批准了清单、流程图和基于会议产生的文稿。

四、扩展版与CONSORT清单的比较

经过共识，须针对CONSORT清单的11个条目的非药物治疗试验进行修改：有文题和摘要、受试者、干预措施、样本量、随机化、盲法、统计方法、受试者流程、基线数据，并在评估非药物治疗的背景下对解释和可推广性进行了修改和说明。此外，还增加了一条与干预措施的实施有关的条目。

本次修改聚焦于评估非药物治疗所涉及的特定问题。该声明要求作者对干预措施和对照措施提供清晰的描述，并对拟行干预措施的所有组成部分、针对患者就干预步骤做出的修改、干预措施的标准化方式，以及依从性的评估进行描述。结果部分添加了用于描述干预措施实际操作的新条目。事实上，由于非药物治疗干预措施的复杂性，计划书中预期和描述的干预措施与实际对患者实施的干预措施可能有所不同。

该扩展版还鼓励作者就研究中心、环境和卫生保健提供者的专业知识背景提供更多的细节。出版物须提及卫生保健提供者和中心的合格标准，以及实际参与的卫生保健提供者和中心的情况。最后，该声明指出需要将同一中心中，经由同一卫生保健提供者治疗的患者进行聚类。

流程图也进行了修改，添加了一个特定的框用来表示各组中实施干预的卫生保健提供者和中心的数量，以及各组中分别由各卫生保健提供者和中心治疗的患者数量。

对盲法相关条目还做了轻微的修改，修改中指出需要阐明所有卫生保健提供者的设盲状态：包括实施干预和实施共同干预的人员。更新的*CONSORT*2010版声明纳入了对盲法相关条目的讨论和提议的修改，并指出"如果相关，须描述干预措施的相似之处"。

五、如何有效使用本扩展版指南

作者应使用非药物治疗的*CONSORT*扩展版报告评估非药物治疗试验的结果，编辑和审稿人在评估此类稿件时也应使用该扩展版。我们鼓励读者使用本扩展版的解释和说明文件[6]。尽管针对非药物治疗的*CONSORT*声明扩展版并不是为了改善随机对照试验的计划和实施，但我们推荐在试验计划书的撰写和试验开展阶段阅读该声明。事实上，对研究进行充分的报告是以收集了相关数据为前提的。例如，该声明指出，作者应提供一份"干预措施不同组成部分的描述。若适用，应描述针对个别受试者而对干预步骤做出的修改"，这意味着作者在试验计划书中对干预措施进行了详细地描述。同样，该声明指出作者应报告"各组中实施干预措施的卫生保健提供者和中心的数量，以及各组中分别由各卫生保健提供者和中心治疗的患者数量"，这意味着研究者须对哪位卫生保健提供者治疗了哪位患者进行规范的登记。

六、扩展版指南有效性的证据

据我们所知，暂无专门评估该扩展版对非药物治疗报告质量影响的研究。

七、认可和依从

尚无专门评估对于非药物治疗*CONSORT*声明扩展版认可的相关研究；然而，该扩展版可在*CONSORT*网站（http://www.consort-statement.org/?%20=1190）上获取，*CONSORT*已获得国际医学期刊编辑委员会（http://www.icmje.org）的支持与认可。

八、注意事项和局限性

非药物治疗的CONSORT声明扩展版旨在提高非药物治疗随机试验报告的透明度。该扩展版意味着作者、编辑和审稿人认为：一份强调方法学并不完善的透明报告将比因缺乏透明度而掩盖可能不完善方法的研究更容易发表。另一个重要的问题是，该扩展版应与其他声明（如CONSORT 2010版声明），以及与设计（如整群随机对照试验、实效性试验等）和数据（如危害）相关的特定扩展版联合使用。然而，遵循多个声明可能会给作者带来困难[9]。

九、制定者的首推内容

试验组与对照组治疗的细节。

为使读者充分地将试验结果转化为临床实践，干预措施的描述应足够详细，以便于复制。我们推荐描述试验过程中使用标准化干预措施的所有步骤，并强调对患者实际实施的干预措施。

（一）受试者流程

该流程图对于读者评估内外部效度至关重要。部分研究表明，卫生保健提供者的专业知识和试验中心的规模对治疗成功率存在影响[10-12]。因此，建议的流程图已做出修改，包括各组中患者和中心的数量，以及各中心经由各卫生保健提供者治疗的患者数量。读者可基于此评估试验结果的适用性。

（二）盲法

盲法对于减少实施偏倚和测量偏倚至关重要[13]，但在非药物治疗的试验中难以实现和维持[3]。例如，为避免外科试验中的测量偏倚，须对患者、外科医生、麻醉师、手术团队、护士或实施共同干预措施的卫生保健提供者设盲。由于设盲通常是复杂的[14]，应清楚描述使用的方法并展开讨论。若盲法不可行，在讨论偏倚风险时应考虑主要结局指标的主观性。

十、未来计划

CONSORT声明已于2010年更新，而非药物治疗的扩展版于2008年发布。本文旨在依据CONSORT 2010版声明对该扩展版进行更新（表11-1）。

该扩展版主要的问题在于可能缺乏认可和依从。为改善该扩展版和其他扩展版的认可情况，我们计划开发一个基于网页的CONSORT工具，该工具可在

表11-1　报告评估非药物治疗随机试验结果的CONSORT声明扩展版[①]

条目	条目编号[②]	CONSORT 2010版清单条目	针对非药物治疗试验做出的扩展
标题和摘要	1a	标题能识别的是随机试验	在摘要中描述试验和对照组的治疗措施、卫生保健提供者、中心及盲法情况
	1b	结构式摘要：包含试验设计、方法、结果和结论。具体指导参见针对摘要的CONSORT扩展版	
引言			
背景和目的	2a	科学背景和原理解释	
	2b	具体目的或假设	
方法			
试验设计	3a	描述试验设计（如平行设计、析因设计），包括受试者分配入各组的比例	
	3b	试验开始后对方法所做的重要改变（如合格标准），并说明原因	
受试者	4a	受试者的合格标准	若适用，应说明中心和干预措施实施者的合格标准
	4b	资料收集的环境和地点	
干预措施	5	详细描述各组干预措施的细节以便复制，包括它们实际是如何及何时实施的	详细描述试验组和对照组治疗措施的细节
	5a		描述干预措施的不同组成部分。若适用，描述针对个别受试者对干预步骤做出的修改
	5b		干预措施标准化的细节
	5c		评估或提高卫生保健提供者对研究计划书依从性的细节
结局指标	6a	明确定义预先设定的主要结局和次要结局指标的测量方法，包括它们是何时及如何测量的	
	6b	试验开始后对结局指标做出的任何修改及原因	

续表11-1

条目	条目编号[②]	CONSORT 2010版清单条目	针对非药物治疗试验做出的扩展
样本量	7a	如何确定样本量	若适用，详述卫生保健提供者和中心是否和如何实现分组
	7b	若适用，解释任何期间分析和试验终止的原则	
随机化：序列产生	8a	产生随机分配序列的方法	若适用，描述如何将卫生保健提供者分配至各试验组
	8b	随机化的类型，包括任何限定的细节（如区组的划分及各区组的样本）	
分配隐藏机制	9	随机分配序列实施的机制（如按序编码的容器），描述干预措施分配前为隐藏序列所采取的任何步骤	
实施	10	谁产生随机分配序列，谁招募受试者，谁将受试者分配入组	
盲法	11a	如果实施了盲法，干预措施分配后对谁设盲（如受试者、卫生保健提供者、结局指标评估者），以及盲法是如何实施的	是否对实施共同干预措施的人员设盲
	11b	若相关，描述干预措施的相似之处	如果实施了盲法，说明设盲的方法及干预措施的相似之处
统计学方法	12a	比较组间主要结局和次要结局指标的统计学方法	若适用，详述卫生保健提供者或中心是否和如何实现分组
	12b	附加分析的方法，如亚组分析和校正分析	
结果			
受试者流程（强烈推荐使用流程图）	13a	各组中随机分配、接受所分配的治疗、纳入主要结局指标分析的受试者数量	各组中实施干预的卫生保健提供者或中心的数量，以及各卫生保健提供者或各中心治疗患者的数量
	13b	随机分组后，各组中脱落和被剔除的数量及原因	
干预措施的实施	新增条目		试验组和对照组治疗措施的实施细节
招募	14a	招募期和随访时间的长短，并说明具体日期	
	14b	试验为什么中断或停止	

续表11-1

条目	条目编号②	*CONSORT* 2010版清单条目	针对非药物治疗试验做出的扩展
基线数据	15	使用表格列出各组受试者基线时的人口统计学和临床特征	若适用，对各组中卫生保健提供者（病例数、资质和专业知识等）和中心（数目）进行描述
纳入分析的数量	16	各组纳入每次分析的受试者数量（即分母），以及是否按照最初的分组进行分析	
结局指标和估计值	17a	各组中主要结局和次要结局指标的结果、效应估计值及其精确性（如95%置信区间）	
	17b	对于二分类变量，推荐同时提供绝对效应值和相对效应值	
辅助分析	18	其他分析的结果，包括亚组分析和校正分析，并指出哪些是预先设定的，哪些是探索性的	
危害	19	各组出现的所有严重危害或非预期效应。具体指导参见针对危害的*CONSORT*扩展版	
讨论			
局限性	20	试验的局限性、解决潜在偏倚的来源、不精确，以及分析的多样性（若相关）	
可推广性	21	试验结果的可推广性（外部效度、适用性）	依据试验所涉及的干预措施、对照措施、患者、卫生保健提供者及中心描述试验结果的可推广性（外部效度）
解释	22	解释应与结果相一致，平衡利弊并考虑其他相关证据	此外，还需考虑对照组的选择、未实施盲法或部分设盲，以及各组卫生保健提供者或中心专业知识不均等的问题
其他信息			
注册	23	试验注册号和注册机构名称	
计划书	24	如果有的话，写明在哪里可以获取完整的试验方案	
资助	25	资助和其他支持（如提供药品）的来源，资助者所起的作用	

①我们强烈推荐将此声明与非药物治疗CONSORT解释和说明文件，以及CONSORT 2010版解释和说明文件一起阅读[15]。

②条目编号根据CONSORT 2010版声明进行了修改。

*CONSORT*网站上获得，并提供一个可链接至所有清单的个性化清单。例如，对于一项评估非药物治疗的实效性整群随机试验，*CONSORT* 2010版声明将与这3个相关的扩展版进行关联，从而为作者提供一个合并的清单。我们将在一项随机对照试验中评估该工具对*CONSORT*声明依从性的影响。

参考文献

[1] Hopewell S, Dutton S, Yu LM, et al. The quality of reports of randomised trials in 2000 and 2006: comparative study of articles indexed in PubMed[J]. BMJ, 2010, 340: c723.

[2] Boutron I, Tubach F, Giraudeau B, et al. Methodological differences in clinical trials evaluating nonpharmacological and pharmacological treatments of hip and knee osteoarthritis[J]. JAMA, 2003, 290(8): 1062-1070.

[3] Boutron I, Tubach F, Giraudeau B, et al. Blinding was judged more difficult to achieve and maintain in nonpharmacologic than pharmacologic trials[J]. Journal of Clinical Epidemiology, 2004, 57(6): 543-550.

[4] Jacquier I, Boutron I, Moher D, et al. The reporting of randomized clinical trials using a surgical intervention is in need of immediate improvement: a systematic review[J]. Annals of Surgery, 2006, 244(5): 677-683.

[5] Glasziou P, Meats E, Heneghan C, et al. What is missing from descriptions of treatment in trials and reviews?[J]. BMJ, 2008, 336(7659): 1472-1474.

[6] Boutron I, Moher D, Altman DG, et al. Extending the CONSORT statement to randomized trials of nonpharmacologic treatment: explanation and elaboration[J]. Annals of Internal Medicine, 2008, 148(4): 295-309.

[7] Boutron I, Moher D, Altman DG, et al. Methods and processes of the CONSORT Group: example of an extension for trials assessing nonpharmacologic treatments[J]. Annals of Internal Medicine, 2008, 148(4): W60-W66.

[8] Moher D, Schulz KF, Simera I, et al. Guidance for developers of health research reporting guidelines[J]. PLoS Medicine, 2010, 7(2): e1000217.

[9] Plint AC, Moher D, Morrison A, et al. Does the CONSORT checklist improve the quality of reports of randomised controlled trials? A systematic review[J]. Medical Journal of Australia, 2006, 185(5): 263-267.

[10] Halm EA, Lee C, Chassin MR. Is volume related to outcome in health care? A systematic review and methodologic critique of the literature[J]. Annals of Internal Medicine, 2002, 137(6): 511-520.

[11] Biau DJ, Halm JA, Ahmadieh H, et al. Provider and center effect in multicenter randomized controlled trials of surgical specialties: an analysis on patient-level data[J]. Annals of Surgery, 2008, 247(5): 892-898.

[12] Khuri SF, Daley J, Henderson W, et al. Relation of surgical volume to outcome in eight common operations: results from the VA National Surgical Quality Improvement Program[J]. Annals of Surgery, 1999, 230: 414-432.

[13] Juni P, Altman DG, Egger M. Systematic reviews in health care: assessing the quality of controlled clinical trials[J]. BMJ, 2011, 323(7303): 42-46.

[14] Boutron I, Guittet L, Estellat C, et al. Reporting methods of blinding in randomized trials assessing nonpharmacological treatments[J]. PLoS Medicine, 2007, 4(2): e61.

[15] Moher D, Hopewell S, Schulz KF, et al. CONSORT 2010 Explanation and Elaboration: updated guidelines for reporting parallel group randomised trials[J]. BMJ, 2010, 340: c869.

译者：刘凯雄，福建医科大学附属第一医院呼吸与危重症医学科

审校：刘辉，兰州大学公共卫生学院

　　　史乾灵，兰州大学第一临床医学院

第十二章　实效性随机对照试验的CONSORT 声明

Merrick Zwarenstein

Schulich School of Medicine and Dentistry, Western University, London, ON, Canada

时间线

报告指南倡议名称	注释	共识会举行日期	报告指南出版日期
卫生保健领域的实效性随机对照试验		2005年1月 2008年3月	2008年12月

一、卫生保健领域的实效性随机对照试验（*Practihc*）

　　针对卫生保健领域的实效性随机对照试验的CONSORT声明扩展版[1]旨在为报告干预性随机试验的作者提供指导，这些试验在真实世界的环境（即常规组织、配备资源和运行的卫生保健环境）下开展，且与改善健康状况、医疗流程或健康结局直接相关。实效性随机对照试验CONSORT声明（*Practihc*声明）为一份包含22个条目的清单，涵盖了一项完整随机试验的设计、方法、结果和讨论部分。它是对CONSORT 2001版声明的扩展[2]，有望为以下人群提供帮助，包括审查随机试验报告的同行评议人员和编辑，希望为决策者提供一份完整报告的作者，以及想要衡量在其他地区开展的随机试验与希望使用评估后干预措施的卫生保健环境相关性的读者。

二、历史与研发

非正式试验小组（*Practihc* 小组）于2005年和2008年分别举行了共识会议，探讨如何提高随机对照试验对医疗决策的指导作用。与会者包括临床医生、试验人员、研究委员、临床实践指南制定者和研究报告专家。

该项工作的起因之一是1969年两位法国统计学家发表的一篇题为《对治疗性试验的实用和解释性的态度》的论文[3]，其也作为关键文件发给了与会者。

本文首次解释了在理想化环境下与在模拟的真实世界医疗保健环境下所开展的随机试验之间的差异，并阐明了这两种方法对医疗保健决策试验结果有效性的影响。2005年会议之后，一份针对 *CONSORT* 2001版声明的扩展版清单草案被发送至一个写作小组，几次修订后该小组撰写了一份摘要文件的草案，并在2008年的会议上对草案进行了讨论和修改，后将其发送至 *CONSORT* 小组寻求反馈，进行修改，并于2008年12月提交出版实效性随机对照试验的 *CONSORT* 声明。

实效性随机对照试验的 *CONSORT* 声明就 *CONSORT* 2001版声明中的8个条目进行了扩展，以便更加全面地捕捉试验开展过程中的细节，这些细节可能影响研究结果是否适用于常规医疗环境。

三、何时使用本指南（涵盖哪些类型的研究）

Practihc 声明可用于报告常规医疗环境的健康和卫生保健干预措施（包括药物、设备、教育和组织干预）的随机对照试验。对于研究结果与常规临床保健或健康服务环境直接相关的随机对照试验尤为适用，并推荐立即使用。

四、先前版本

无。

五、当前版本

Practihc 声明包括对报告指南研发过程的简短说明、一份包含22个条目的清单和标准的 *CONSORT* 流程图。本声明对 *CONSORT* 2001版声明的8个条目进行了扩展。如下所述：双引号中为原始文本，后面是该条目的新增文本。

（一）条目2：引言、背景

"科学背景与原理阐述"。

Practihc 声明扩展版：描述干预措施拟解决的健康或健康服务问题，以及通常可能针对这一问题采取的其他干预措施。

（二）条目3：方法–受试者

"受试者的纳入标准及数据收集的环境和地点"。

*Practihc*声明扩展版：应明确制定纳入标准，以显示其纳入的典型受试者的界限；若适用，还应说明典型的干预措施实施者（如护士）、机构（如医院）、社区或所在地（如城镇）和医疗环境（如不同的卫生保健福利体系）。

（三）条目4：方法–干预措施

"精确描述各组干预措施的细节及其实际实施的方法和时机"。

*Practihc*声明扩展版：描述为实施干预措施而于常规环境中添加（或去除）的额外资源。说明是否尝试对干预措施进行标准化，或者是否允许受试者、实施者或研究地点在干预措施及其实施方面存在差异。对于对照措施，应描述与干预措施类似的细节。

（四）条目6：方法–结局指标

"明确定义主要结局和次要结局指标的测量方法。若适用，描述任何用于提高测量质量的方法（如多次观察、对评估人员进行培训）"。

*Practihc*声明扩展版：解释选择结局指标的原因和随访时间（若相关），这对试验结果的使用者十分重要。

（五）条目7：方法–样本量

"确定样本量的方法；必要时须说明任何期中分析和终止试验的原则"。

*Practihc*声明扩展版：若使用目标决策者认为重要的最小差异（最小重要差异）进行样本量的计算，则须报告该差异是从何处获得的。

（六）条目11：方法–盲法（遮蔽）

"是否对受试者、干预措施实施者和结局指标评估者分组设盲"。

*Practihc*声明拓展版：若未设盲或盲法不可行，须解释原因。

（七）条目13：结果–受试者流程

"各阶段的受试者流程（强烈推荐使用流程图）。应特别报告各组进行随机分配、接受预期治疗、完成研究方案及纳入主要结局指标分析的例数。描述偏离研究预定计划的部分及其原因"。

*Practihc*声明扩展版：应报告参加试验的受试者或单位的数量、符合纳入标准的数量及未参加试验的原因。

（八）条目21：可推广性（适用性，外部效度）

"试验结果的可推广性"。

*Practihc*声明扩展版：描述与试验结果有关的关键环境因素；讨论其他环境下在临床习惯、卫生服务组织、人员配备或资源方面与本试验可能存在的差异。

六、扩展和（或）实施

*Practihc*声明扩展版已发表于开源期刊。虽尚无解释和说明性文件，但已发表的*Practihc*声明扩展版包括了良好描述的例证，这些例证来源于已发表的随机试验，其中每一条都查询了额外的信息，并解释了寻找额外信息的理由。

暂未发表*Practihc*工作的扩展版。

七、相关举措

*Practihc*声明扩展版中描述的工作已扩展到随机试验的设计阶段。我们发布了一份指南，以帮助试验团队在试验设计阶段考虑其关键设计应处于的实用性和解释性范围[4]。其目的是帮助团队在设计中做出一致的且明确的选择，以便达到预期目的，即从确定一个生物学假设（解释性）延伸到协助在同一问题的两种干预措施之间作出项目决策（实用性）。

*Practihc*声明扩展版对随机试验的评审人员也有帮助，该类试验是为获取资助或进行方法学审查而提交的，可用于考虑试验设计是否符合设计者的既定意图。

*Practihc*小组成立最初是为了增加与决策者直接相关的随机试验的数量。考虑到这一点，*Practihc*小组开发了基于网络资源的试验方案工具，同时提供下载，并对非营利性使用者免费开放[5]。该资源包含一个大型实效性试验计划书数据库、描述实效性试验的文本、可用于设计此类试验的模板，以及一个可用于实效性试验设计教学的幻灯片库。该数据库中与实效性随机试验研究设计有关的资源和模板均可从网站（www.practihc.org）获取。一篇描述试验方案工具的论文已经发表。

八、如何有效使用本指南

（一）作者

*Practihc*声明扩展版的研发旨在为评估干预措施的作者提供帮助，他们希望自己发表的结果对所评估的干预措施在真实世界中的使用决策上产生影响。其目的是帮助研究者准确而透明地向决策者报告他们的设计选择。该扩展版应重

点帮助作者充分地报告与决策者最为相关的条目，而不遗漏任何细节。对于那些将结果用于决定是否实施、资助或调整试验中所评估的干预措施的人而言，这些细节可能十分重要。

（二）同行评议人员

*Practihc*声明扩展版旨在帮助同行评议者评估是否以决策者认为有用的方式报告经随机试验验证的重要的干预措施。

（三）编辑

编辑可通过多种方式使用该清单。通过要求作者在投稿过程中填写并提交一份完整的清单，编辑可借此评估作者所提供信息的详细程度，特别是决策者十分感兴趣的领域。在这些领域中，决策者将基于试验结果直接决定是否购买、实施或推荐经评估的干预措施。这将有助于编辑就与本文相关的社论进行约稿和编排，从而帮助读者判断试验结果的有效性及其与个人决策的相关性。

九、研发过程

在2005年1月和2008年3月，加拿大多伦多分别举行了为期两天的会议，探讨如何提高随机对照试验（尤其是实效性试验）对医疗决策的指导作用。参与者包括在临床保健、研究委托、医疗财务、临床实践指南制定、试验方法学和报告领域有经验的人员。分别有24人和42人参加了2005年和2008年的会议，包括CONSORT和*Practihc*小组的成员。2005年会议结束后，本扩展版清单的修订草案被发送至一个写作小组（包括受邀参加会议但未出席的人员）。几次修改后该小组撰写了一份摘要文件的草案，并在2008年的会议上对草案进行了讨论和修改，随后将其发送至CONSORT小组寻求反馈、进行修改并提交出版。

十、指南有效性的证据

我们暂未发现任何关于使用*Practihc*声明扩展版清单能否提高对试验报告质量的评估。一篇已发表文章显示，PRECIS工具有助于试验设计与预期目的保持一致。作为*Practihc*的同属工具，PRECIS工具通常用于随机试验的设计阶段[6]。

十一、认可和依从

迄今为止，*Practihc*声明尚未得到任何期刊的认可。

十二、注意事项和局限性（包括范围）

*Practihc*声明清单并非用于评估随机试验质量的工具，也不适用于构建质量分数。

研发*Practihc*声明是为了协助报告涉及广泛干预措施的试验，这些试验旨在评估可用于常规医疗环境的干预措施，而非在理想条件下验证干预措施的有效性。

当报告整群试验或与常规双臂平行试验不同的试验时，须对流程图进行调整。

十三、制定者的首推内容

（一）条目2：引言、背景

该条目*Practihc*声明扩展版具体内容见97页。

（1）描述干预措施拟解决的健康或健康服务问题。

解释：实效性试验报告的使用者寻求解决某一特定环境下的健康或健康服务问题。因此，应描述干预措施所针对的问题，使读者能够了解他们面临的问题是否与试验报告中描述的问题类似，从而清楚这项研究是否与他们相关。理想情况的报告应说明试验的实效性（及原因），并解释试验目的与旨在做出的决定及开展环境之间的关系。

（2）描述通常可能针对这一问题的其他干预措施。

解释：应在试验报告的背景部分提及正在进行研究的干预措施，以及相关环境下常见的替代方案。为使试验适用于其他环境，作者应解释使干预措施在自身及其他试验环境可行的关键特征（例如，试验药物可被广泛获取、通过训练有素的人员实施干预措施、可识别合格患者的电子数据库）。

（二）条目3：方法–受试者

该条目*Practihc*声明扩展版具体内容见98页。

解释：对于经过遴选，具有高度依从性、病情严重但并不顽固、且并发症少的患者，治疗效果可能更好。对于这些存在限制的试验，其报告的适用性也有限。过于严格的纳入标准与排除标准会降低结果的适用性，也有可能导致安全方面的担忧，因此应完整描述招募的方法。随着时间的推移，这种严格的限制不断降低，但仍然是一个问题。

在一些试验（如整群随机实效性试验）中，进行随机化和干预的单位可能是医疗从业者、社区或医疗机构（如诊所）。在这些试验中，志愿机构也许是非典型的经验丰富或资源充足的创新者。由于干预措施的可行性和成功可能取决于医疗保健系统和环境的属性，报告这些信息能够使读者基于自身环境评估试验结果的相关性和适用性（可能存在差异）。

（三）条目4：方法–干预措施

该条目*Practihc*声明扩展版具体内容见98页。

（1）描述为实施干预措施而于常规环境中添加（或去除）的额外资源。

解释：如果没有描述实施干预措施的额外资源，读者则无法判断干预措施在其自身环境中的可行性。若相关，作者应报告干预措施实施人员的详细信息（经验、培训等）及其频率和强度。如果正在评估的干预措施组成部分较多，应针对不同组成部分进行详细描述。

（2）说明是否尝试对干预措施进行标准化，或者是否允许受试者、实施者或研究地点在干预措施及其实施方面存在差异。

解释：在解释性试验中，干预措施是标准化的，因此，对于未强制施行标准化的常规医疗环境，可能不适用。而实效性试验是在典型的医疗环境中开展的，因此，由于偶然、从业者偏好或机构政策因素使得类似受试者之间的照护有所不同。对于实效性试验，应说明用于减少干预措施及实施过程中自然差异的方法。然而，如果减少医疗过程中的差异或改变实践模式本身是干预措施的主要目的，则应该在标题、摘要和引言中明确说明。

无论干预措施标准化的程度如何，实效性试验都应对其进行详细地描述，以便他人能够复制，或引用参考文献，或链接至该干预措施的详细说明。令人遗憾的是，试验报告中往往缺少这方面的信息。

（3）对于对照措施，应描述与干预措施类似的细节。

解释：在随机对照试验中，干预措施的效果始终与对照措施相关。为提高适用性和可行性，实效性试验经常将一项新的干预措施与常规护理进行对比。应对所选择的对照措施进行足够详细的描述，便于读者评估报告中增加的益处或危害是否有可能适用于自身的环境（此时常规护理可能效果更好或更差）。

十四、未来计划

我们计划使用针对*Practihc*的*CONSORT*扩展版作为标准，通过对随机试验进行系统综述，以明确影响临床决策的该类试验的比例，并评估其报告情况。这将为今后使用*Practihc*声明评估其对实效性试验报告质量的影响奠定基础。

参考文献

[1]　Zwarenstein M，Treweek S，Gagnier J，et al. Improving the reporting of pragmatic trials：an

extension of the CONSORT statement[J]. BMJ, 2008, 337: a2390.

[2] Moher D, Schulz KF, Altman D. The CONSORT statement: revised recommendations for improving the quality of reports of parallel-group randomized trials[J]. JAMA, 2001, 285(15): 1987-1991.

[3] Schwartz D, Lellouch J. Explanatory and pragmatic attitudes in therapeutical trials[J]. Journal of Chronic Diseases, 1967, 20(8): 637-648.

[4] Thorpe KE, Zwarenstein M, Oxman AD, et al. A pragmatic-explanatory continuum indicator summary (PRECIS): a tool to help trial designers[J]. Canadian Medical Association Journal, 2009, 180(10): E47-E57.

[5] Treweek S, McCormack K, Abalos E, et al. The Trial Protocol Tool: The PRACTIHC software tool that supported the writing of protocols for pragmatic randomized controlled trials[J]. Journal of Clinical Epidemiology, 2006, 59(11): 1127-1133.

[6] Riddle DL, Johnson RE, Jensen MP, et al. The Pragmatic-Explanatory Continuum Indicator Summary (PRECIS) instrument was useful for refining a randomized trial design: experiences from an investigative team[J]. Journal of Clinical Epidemiology, 2010, 63(11): 1271-1275.

译者：刘震杰，浙江大学医学院附属第二医院血管外科

审校：刘辉，兰州大学公共卫生学院

史乾灵，兰州大学第一临床医学院

第十三章　整群随机试验报告规范*CONSORT*

Diana R. Elbourne[1], Marion K. Campbell[2], Gilda Piaggio[3], Douglas G. Altman[4]

[1]London School of Hygiene and Tropical Medicine, London, UK
[2]Health Services Research Unit, University of Aberdeen, Aberdeen, UK
[3]Statistika Consultoria Ltd, São Paulo, Brazil
[4]Centre for Statistics in Medicine, University of Oxford, Oxford, UK

CONSORT规范发展时间表

指南名称	说明	共识会议日期	指南发表日期
将*CONSORT*声明扩展到整群随机试验	供讨论的论文	1998年英国牛津工作研讨会； 1999年英国谢菲尔德工作研讨会	2001[1]
*CONSORT*声明：整群随机试验扩展版	将2001年的*CONSORT*声明扩展到整群随机试验	2003年加拿大蒙特贝洛 2000—2004年多次会议定稿	2004[2]
CONSORT 2010声明：整群随机试验扩展版	修订2004年的论文形成*CONSORT* 2010声明：整群随机试验扩展版	2009—2012年多次会议定稿	2012[3]

一、指南名称

　　*CONSORT*是作者报告随机对照试验（randomized controlled trials，RCT）结果的指南。*CONSORT* 2010声明：整群随机试验扩展版[3]是*CONSORT* 2010声

明针对将干预措施随机分配到试验组（群）的研究的扩展版[4-5]。扩展版的目的是引出关于这类试验清晰完整的信息。*CONSORT* 2010声明：整群随机试验扩展版包含了条目的具体解释、*CONSORT* 2010声明清单25个条目中16个条目的补充或修正、*CONSORT* 摘要清单中8个条目的补充[6-7]，以及特别设计的流程图。

二、历史与发展

1999年，在修订最初 *CONSORT* 1996声明[8]的讨论中，研究人员一致认为应该侧重于最简单、最常见的试验设计（即个体随机平行对照试验）。该修订版于2001年发表[9]。2001年下半年，*CONSORT* 工作组考虑开发独立的规范将 *CONSORT* 声明扩展到其他研究设计领域。

与此同时，在英国先后举办了两场研讨会（1998年牛津大学；1999年谢菲尔德）讨论了整群随机对照试验。其中值得关注的是如何报告这类试验，为此2001年[1]*Statistics in Medicine* 特刊发表了一篇关于整群随机对照试验的论文供学者讨论。

2002年5月，在美国弗吉尼亚州的阿灵顿研讨会上这两种想法一拍即合，当时许多 *CONSORT* 工作组成员支持对 *CONSORT* 2001声明进行扩展，使之适用于一系列不同的研究设计（包括整群随机对照试验）。会议决定为不同的试验设计撰写单独的指导声明，整群随机对照试验扩展版则是其中的第一个。

2003年5月，加拿大蒙特贝罗的 *CONSORT* 会议展示了整群随机对照试验扩展版的征求意见稿。经过进一步讨论，该声明于2004年3月在 *BMJ* 上发表[2]。

随后 *CONSORT* 工作组计划在2010年发表修订后的随机平行对照试验的 *CONSORT* 声明[4-5]和摘要报告的推荐建议[6-7]，为此更新了2004年的扩展版。2009—2010年合著者在伦敦、牛津和阿伯丁举行了多次会议。最终更新的扩展版发表于2012年[3]。

三、何时使用本指南（涵盖了什么类型的研究）

CONSORT 声明整群随机试验扩展版可以用来指导整群随机试验的报告。这类试验的一个关键点是群组内与群组间的相似程度，通常用组内相关系数（intraclass correlation coefficient，ICC）来描述。整群随机对照试验的样本量要多于个体随机对照试验。其样本量的扩大程度取决于研究设计效应，即ICC和平均群组的大小。

整群随机试验不仅被用于评价医疗干预措施，也被用于其他领域，如教育、犯罪与司法，以及社会福利。

四、当前版本与过去版本

当前版本与最初的CONSORT声明整群随机试验扩展版在以下方面有所不同。

（1）CONSORT声明清单条目以及整群试验扩展版（表13-1和表13-2）。

（2）已更新最佳报告实践示例。

（3）包括自2004年以来发表的方法学发展摘要。

（4）提供整群随机对照试验的摘要报告规范清单。

（5）关于样本量的条目已经扩展到样本量不相等的情况。

（6）包括对整群随机对照试验的中期分析指南条目的讨论。

（7）为受试者生成随机分配序列的条目已被新条目取代，包括群组的招募、群组干预措施的分配、根据试验目的个体被纳入群组的方法、征求谁的同意，以及征求同意的时间（随机分组之前或之后）。

表13-1　2010年版CONSORT报告整群随机试验时应包含的信息清单

条目	条目编号	CONSORT声明清单	整群设计扩展版
标题和摘要	1a	从论文标题中能够判断研究是随机试验	可通过标题判断为整群随机试验
	1b	对试验设计、方法、结果和结论的结构化摘要（具体指导见本书第八章[6-7]）	详见表13-2
介绍：背景和目的	2a	详述科学背景和基本原理	使用整群设计的基本原理
	2b	具体的目的和假设	目的属于群组级别、单个受试者级别，还是两者都是
方法	3a	描述试验设计（如平行设计、析因设计），包括分配比率	群组的定义和设计特性如何应用于群组的说明
试验设计	3b	试验开始后对试验方法所做的重要调整并说明原因（如受试者的纳入标准）	
受试者	4a	受试者的纳入标准	群组的纳入标准
	4b	资料收集环境与地点	
干预措施	5	详细描述各组干预措施的细节以使他人能够重复，包括何时及如何实施的	干预针对群组水平、个体受试者水平，还是两者都有

续表13-1

条目	条目编号	CONSORT声明清单	整群设计扩展版
结局指标	6a	完整而确切地说明预先设定的主要和次要结局指标，包括它们何时及如何评价的	结局指标测量针对群组水平、个体受试者水平，还是两者都有
	6b	试验开始后对结局指标是否有更改并说明原因	
样本量	7a	确定样本量的方法	计算方法、群组数量（假设群组大小相等或不相等）、群组大小、组内相关系数（ICC或k）及其不确定性的指标
	7b	必要时，解释中期分析和试验中止原则	
随机序列的产生	8a	产生随机分配序列的方法	
	8b	随机化的类型；任何限制的细节（如区组和区组样本）	分层或匹配的详细信息（若适用）
分配隐藏机制	9	用于实施随机分配的机制（如按顺序编码的容器），描述干预措施分配前为隐藏序列所采取的任何步骤	说明分配基于群组而不是个体，以及分配隐藏（若适用）是在群组水平、单个受试者水平，还是两者都有
实施	10	谁产生随机分配序列，谁招募受试者，谁给受试者分配干预措施	用10a、10b、10c代替
	10a		谁产生了随机分配序列，谁招募群组，谁给受试者分配干预措施
	10b		为了试验的目的将个体受试者分组的机制（如完全枚举、随机抽样）
	10c		知情同意（群组代表，或单个受试者，或两者皆有），以及在随机分组之前或之后是否征求同意
盲法	11a	如果实施了盲法，干预措施分配后对谁设盲（如受试者、医务工作者、结局评估者），以及盲法是如何实施的	
	11b	如果相关，描述干预措施的相似之处	

续表13-1

条目	条目编号	CONSORT声明清单	整群设计扩展版
统计方法	12a	用于比较各组主要和次要结局指标的统计学方法	群组是如何被考虑在内的
	12b	附加分析的方法（如亚组分析和校正分析）	
结果			
受试者流程（强烈推荐使用流程图）	13a	随机分配到各组的受试者例数，接受已分配治疗的例数及纳入主要结局分析的例数	随机分配到各组的群组数，接受已分配治疗的群组数及纳入主要结局分析的群组数
	13b	随机分组后，说明各组失访和被排除的病例数及其原因	随机分组后，各组失访和被剔除的群组数及群组内受试者例数
招募受试者	14a	招募期和随访时间的长短，并说明具体日期	
	14b	试验中止或停止的原因	
基线资料	15	用一张表格列出每一组的基线数据，包括人口学资料和临床特征	个体和群组水平的基线特征
纳入分析的例数	16	各组纳入每一种分析的受试者数目（分母），及是否按最初的分组分析	每个分析中每组包含的群组数
结果和估计值	17a	各组每一项主要和次要结局指标的结果，效应估计值及其精确性（如95%置信区间）	个体或群组水平的结果，以及每个主要结局的组内相关系数（ICC或k）
	17b	对于二分类结局，建议同时提供绝对效应值和相对效应值	
辅助分析	18	其他分析的结果，包括亚组分析和校正分析，区分哪些是预先设定的分析，哪些是探索性分析	
不良反应	19	各组出现的所有严重危害或意外。具体的指导请查阅CONSORT中的伤害部分[10]（详见本书第十章）	
讨论			
局限性	20	试验的局限性，报告潜在偏倚和不精确的原因，以及如果相关的话，出现多种分析结果的原因	
可推广性	21	试验结果被推广的可能性（外部可靠性、适用性）	对群组和（或）个体的可推广性（如相关）
解释	22	与结果相对应的解释，权衡试验结果的利弊，并考虑其他相关证据	

续表13-1

条目	条目编号	CONSORT声明清单	整群设计扩展版
其他信息			
试验注册	23	临床试验注册号和注册机构名称	
试验方案	24	若适用，在哪里可以获取完整的试验计划书	
资助	25	资金和其他支持（如提供药品）的来源，以及支持者的作用	

表13-2　CONSORT对整群随机试验报告摘要的扩展

条目	标准检查表项目	整群设计扩展
题目	从论文标题中能够判断研究是随机试验	可通过标题判断为整群随机试验
试验设计	试验设计描述（如平行性、整群性、非劣效性）	
方法		
受试者	受试者的纳入标准和资料收集的设置	群组的纳入标准
干预	针对每组的干预措施	
目的	具体目的或假设	目的或假设属于群组水平，还是个体受试者水平，或两者皆有
结局指标	明确定义研究的主要结局指标	主要结局指标属于群组水平，还是个体受试者水平，或两者皆有
随机化	受试者是如何分配干预措施	群组如何分配干预措施
盲法	受试者、护理人员和结局评估者是否对分组不知情	
结果		
数量随机化	随机分配到每组的受试者数量	随机分配到每组的群组数量
招募	研究状态[①]	
数据分析	每组分析的受试者数量	每组分析的受试群组数量
结果	各组每一项主要结局和次要结局指标的结果，效应估计值及其精确性	适用于每个主要结局指标的群组水平或个体受试者水平的结果
不良反应	重大不良事件或副作用	
结论	对结果的一般解释	
研究注册	临床试验注册号和注册机构名称	
资助	资金来源	

[①]与会议摘要有关。

五、扩展和（或）实施

2004年CONSORT声明整群随机试验扩展版已翻译成西班牙语和中文[11-12]。

六、相关活动

在健康领域，CONSORT声明整群随机试验扩展版与非药物治疗CONSORT扩展版[13]和实用性试验CONSORT扩展版[14]之间存在一些重叠。我们不了解针对教育、犯罪和司法及社会福利领域的整群试验的报告指南。但是，这些问题与Cochrane协作网和Campbell协作方法有关。

七、如何有效使用本指南

本书第九章解释了如何最好地使用CONSORT主清单。在初稿提交过程中，编辑可以要求作者完成CONSORT声明整群随机试验扩展版清单，将其作为投稿过程的一部分，并要求作者引用已发表的CONSORT声明整群随机对照试验扩展版。编辑可以要求审稿人使用相同的清单来指导他们的评价。

尽管该声明集中于报告（主要做了什么、发现了什么、意义是什么），但开展整群试验的研究人员也可以在开始此类试验之前查阅CONSORT整群随机对照试验扩展版清单，以获得关于试验设计、实施和分析的一般信息。

虽然该声明不是构建质量分数的工具，但读者可能会发现它对指导已发表的报告进行批判性评价有帮助。

八、指南有效性的证据

自2004年CONSORT声明发表以来，有证据表明整群随机对照试验出版物的标题和摘要的报告质量有所改进[15]。最近使用CONSORT声明整群随机对照试验扩展版清单和（或）流程图对106篇发表于2004—2010年的儿童试验报告、300篇发表于2000—2008年的试验报告、15篇关于脑卒中患者的试验报告进行评价，结果发现整群试验报告质量有所提高，但是对50篇发表于2007—2010年的癌症试验的第4次评价显示质量下降[16-19]。

九、认可和遵循

在支持CONSORT声明的同时，期刊也间接支持了CONSORT扩展版。编辑应该意识到CONSORT声明整群随机试验扩展版清单中有一些专门针对这类试验的条目，并且在支持CONSORT声明的同时，他们也在支持使用这个扩展版指南。

本书第九章中建议：如果一个期刊支持或认可*CONSORT* 2010声明，则应在"作者须知"中引用*CONSORT* 2010声明的原始版本及其说明与详述文件或*CONSORT*网址。当作者访问*CONSORT*网站时，他们会找到*CONSORT*声明整群随机试验扩展版。我们建议开展整群随机对照试验的作者应遵循*CONSORT*声明的推荐意见报告他们的试验，并引用*CONSORT*声明整群随机试验扩展版。

十、注意事项和限制（包括范围）

见本书第九章。

十一、错误和误解

ICC非常小时，不需要对群组进行调整：这是不正确的！与个体随机设计相比，整群随机设计的相对效率（relative efficiency）取决于设计效应（design effect）。设计效应指ICC和平均群组大小的函数，即使ICC非常小，一个大的平均群组大小也可以使相对效率完全不同。

整群随机化设计总是需要复杂的分析方法：这是不正确的！如果推论是在群组水平，并且群组大小相似，那么使用群概况性指标进行群组水平的分析就足够了。使用两个样本*t*检验的简单分析（在两种干预措施的情况下）是可以接受的，也可以通过逆方差加权来提高功效（power）[20]。

配对设计总能提高功效：但并不总是这样！由于匹配取决于一对成员之间的关联性，因此效率确实有所提高。然而，这种效率的提高可能会因自由度的损失被抵消[21]。

该指南涵盖了非设计类整群研究：不正确！群组设计可以发生在许多类型的研究中，不一定是在整群随机试验，或是试验的情况下。在分析阶段，可将群组因素纳入模型中。然而，这种类型的群组设计超出了本指南的范围。

这个指南是关于聚类分析的：不正确！聚类分析（cluster analysis）是一种与整群随机试验无关的多变量技术。它是一种探索性的数据分析工具，旨在将不同的对象分组，即如果两个对象属于同一组，则它们之间的关联程度最大，反之则最小[22]。

十二、制定者的首推内容

试验目的：如果试验的目的是评价医院政策，而不关注特定受试者的结果，那么医院是推论和样本量估计的标准方法的自然单位，分析将适用于医院层面[20]。

分析：假设群体间没有差异，将个体随机试验的标准方法应用到整群随机试验的数据中，偏倚可能会使观察到的P变小，从而有可能出现假阳性结果[20]。

流程图：这一为整群随机对照实验制订的流程图备受赞赏（图13-1）。

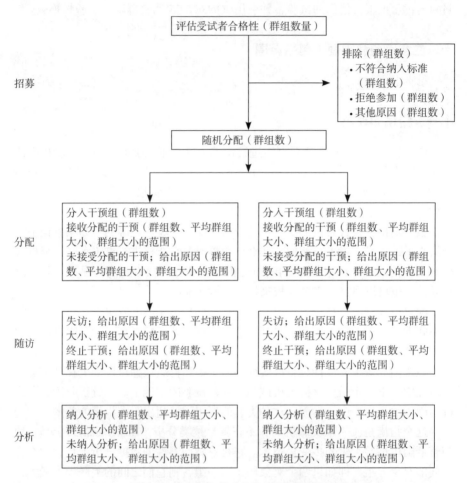

图13-1　群组和个体在随机试验各阶段进展流程图的推荐形式

十三、未来计划

如果有重要的研究发现，或因为个体随机平行试验的*CONSORT*声明进一步更新，我们将更新本指南。

参考文献

[1]　Elbourne DR, Campbell MK. Extending the CONSORT statement to cluster randomized trials: for discussion[J]. Statistics in Medicine, 2001, 20(3): 489-496.

[2]　Campbell MK, Elbourne DR, Altman DG. CONSORT statement: extension to cluster randomised trials[J]. BMJ, 2004, 328(7441): 702-708.

[3]　Campbell MK, Piaggio G, Elbourne DR, et al. CONSORT 2010 statement: extension to cluster randomised trials[J]. BMJ, 2012, 345: e5661.

[4]　Schulz KF, Altman DG, Moher D. CONSORT 2010 statement: updated guidelines for reporting parallel group randomised trials[J]. BMJ, 2010, 340: c332.

[5]　Moher D, Hopewell S, Schulz KF, et al. CONSORT 2010 Explanation and Elaboration: updated guidelines for reporting parallel group randomised trials[J]. Journal of Clinical Epidemiology, 2010, 63(8): e1-e37.

[6]　Hopewell S, Clarke M, Moher D, et al. CONSORT for reporting randomised trials in journal and conference abstracts[J]. Lancet, 2008, 371(9609): 281-283.

[7]　Hopewell S, Clarke M, Moher D, et al. CONSORT for reporting randomized controlled trials in journal and conference abstracts: explanation and elaboration[J]. PLoS Medicine, 2008, 5(1): e20.

[8]　Begg C, Cho M, Eastwood S, et al. Improving the quality of reporting of randomized controlled trials. The CONSORT statement[J]. JAMA, 1996, 276(8): 637-639.

[9]　Moher D, Schulz KF, Altman D. The CONSORT Statement: revised recommendations for improving the quality of reports of parallel-group randomized trials[J]. JAMA, 2001, 285(15): 1987-1991.

[10]　Ioannidis JP, Evans SJ, Gotzsche PC, et al. Better reporting of harms in randomized trials: an extension of the CONSORT statement[J]. Annals of Internal Medicine, 2004, 141(10): 781-788.

[11]　Campbell MK, Elbourne DR, Altman DG. The CONSORT statement for cluster randomised trials[J]. Medicina Clínica (Barcelona), 2005, 125(Suppl. 1): 28-31.

[12]　Campbell MJ, Elbourne D, Altman DG. CONSORT statement: extension to cluster randomized trials[J]. Chinese Journal of Evidence-Based Medicine, 2006, 6(6): 451-458.

[13]　Boutron I, Moher D, Altman DG, et al. Extending the CONSORT statement to randomized trials of nonpharmacologic treatment: explanation and elaboration[J]. Annals of Internal Medicine, 2008, 148(4): 295-309.

[14]　Zwarenstein M, Treweek S, Altman DG, et al. Improving the reporting of pragmatic trials: an extension of the CONSORT Statement[J]. BMJ, 2008, 337: a2390.

[15]　Taljaard M, McGowan J, Grimshaw JM, et al. Electronic search strategies to identify reports of cluster randomized trials in MEDLINE: low precision will improve with adherence to reporting standards[J]. BMC Medical Research Methodology, 2010, 10: 15.

[16]　Walleser S, Hill SR, Bero LA. Characteristics and quality of reporting of cluster randomized trials in children: reporting needs improvement[J]. Journal of Clinical Epidemiology, 2011, 64(12): 1331-1340.

[17]　Ivers NM, Taljaard M, Dixon S, et al. Impact of the CONSORT extension for cluster

randomised trials on quality of reporting and study methodology: review of a random sample of 300 trials from 2000 to 2008[J]. BMJ, 2011, 343: d5886.

[18] Sutton CJ, Watkins CL, Dey P. Illustrating problems faced by stroke researchers: a review of cluster-randomized controlled trials[J]. International Journal of Stroke, 2012, 8(7): 566-574.

[19] Crespi CM, Maxwell AE, Wu S. Cluster randomized trials of cancer screening interventions: are appropriate statistical methods being used?[J]. Contemporary Clinical Trials, 2011, 32(4): 477-484.

[20] Donner A, Klar N. Design and Analysis of Cluster Randomization Trials in Health Research[M]. Londres: Arnold Publishers, 2000.

[21] Hayes RJ, Moulton LH. Cluster Randomised Trials[M]. LOS Angeles: Chapman & Hall/CRC, 2008.

[22] StatSoft, Tulsa OK. Electronic Statistics Textbook[M/OL]. 2010, http://www.statsoft.com/textbook/.

译者：李晓青，上海交通大学医学院公共卫生学院
　　　刘世建，上海交通大学医学院附属上海儿童医学中心
审校：吴守媛，兰州大学公共卫生学院
　　　张娟娟，兰州大学公共卫生学院

相关阅读

扫码或通过下方链接观看本章作者
Diana R. Elbourne教授专访文章
http://www.thesuper.org/interviews/2

第十四章 非劣效性与等效性试验的 *CONSORT*声明

Gilda Piaggio[1], Diana Elbourne[2], Douglas G. Altman[3]

[1]Statistika Consultoria Ltd, São Paulo, Brazil
[2]London School of Hygiene and Tropical Medicine, London, UK
[3]Centre for Statistics in Medicine, University of Oxford, Wolfson College, Oxford, UK

时间表

报告指南名称	注释	共识会议日期	报告指南发表时间
非劣效性和等效性随机试验的报告：*CONSORT* 声明的扩展版		2003	2006[1]
非劣效性和等效性随机试验的报告：*CONSORT* 2010 声明的扩展版	修订 2006 年论文，将 *CONSORT* 2010 声明扩展到非劣效性和等效性试验	2010	2012[2]

一、报告指南的命名

  *CONSORT*声明是作者报告随机对照试验的报告指南。非劣效性与等效性试验的*CONSORT*声明[2]是*CONSORT*声明[3-4]的扩展和延伸。非劣效性试验旨在通过预先设定的临床可接受的差异，即非劣效性界值，表明新治疗并不比标准的主动对照治疗差。等效性试验的目的是证明一种新的治疗方法在一个预先设

定的临床可接受的差异（等效性界值）内和一种标准的主动对照治疗方法相当。新的治疗方法通常有一个或多个优点，如副作用少、给药更方便、成本更低、侵入性更小或在其他方面更方便。该扩展指南旨在探索关于这类试验清晰完整的信息[2]。该扩展版包括解释性文本、CONSORT 2010主清单25项中的12项，以及CONSORT摘要扩展版的5个条目[5-6]，适用于非劣效性和等效性试验[2]。

二、历史与研发

2001年发表的CONSORT原始声明的修订版主要着眼于最简单、最常见的试验设计（即单独随机平行试验）[7-8]。2002年5月，CONSORT小组的一些成员在美国弗吉尼亚州阿灵顿讨论了CONSORT声明（包括等效性和非劣性试验的报告）的扩展版。在此次会议上，决定为不同的试验设计编写单独的指导说明，等效性和非劣效性试验扩展版就是其中之一。2003年5月，在加拿大蒙特贝洛举行的CONSORT会议上继续进行讨论。部分作者随后在伦敦和日内瓦举行了若干次会议，并通过电子邮件通信。2004年10月，CONSORT小组向其成员发送了一份草稿征求意见。该文本于2006年3月在The Journal of the American Medical Association上发表[1]。

在2010年发布了修订后的CONSORT随机平行试验声明后，CONSORT小组开始更新2006年的扩展版，2010年在伦敦举行了多次会议，并在British Medical Journal上发表了一篇论文，将最新进展和改编的清单整合到了CONSORT 2010报告清单中[2]。

三、何时使用该报告指南（涵盖哪些类型的研究）

非劣效性与等效性试验的CONSORT声明可用于报告非劣效性和等效性随机试验（如前所述）。非劣效性试验旨在确定一种新的治疗方法是否在一个可接受的范围内不劣于主动对照的治疗方法。由于不可能证明两种方法完全相同，因此为主要患者结局的治疗效果定义了预先设定的非劣效性界限（Δ）（图14-1）。等效性试验与之非常相似，只是等效性定义为治疗效果介于$-\Delta$和$+\Delta$之间。图14-1中，$x=\Delta$处的虚线表示非劣效性界值；$x=\Delta$左侧的区域表示非劣效性区域。A：如果CI完全位于零的左侧，则新的治疗方法更优。B和C：如果CI位于Δ左侧且包含零，则新的治疗方法是非劣效的，但未显示出优效性。D：如果CI完全位于Δ的左侧，并且完全位于零的右侧，因此可以认为非劣效，但是和标准治疗相比，新治疗明显更差，这种令人费解的情况是罕见的，往往需要非常大的样本量。E和F：如果CI包括Δ和零，则差异不显著，但

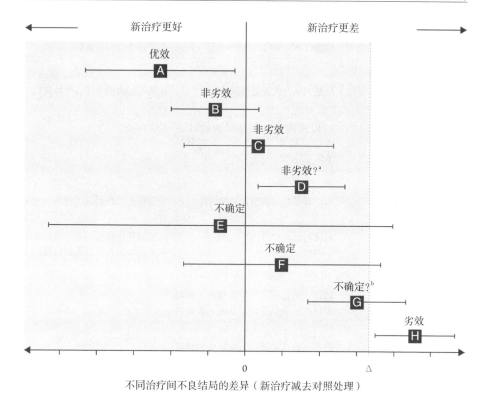

ᵃ该置信区间表示不包括Δ的非劣效性，但新的治疗明显比标准治疗差。这样的结果不太可能，因为它需要非常大的样本量。

ᵇ该置信区间是不确定的，因为真实的治疗差异小于Δ仍然是可信的，但是新的治疗明显比标准治疗差。

图14-1 误差线表示双侧95%置信区间（经*JAMA*许可复制）

关于非劣效性的结果不确定。G：如果CI包括Δ且完全在零的右侧，则差异在统计上是有意义的，但对于等值或更差的Δ的可能劣性，结果则不确定。H：如果CI完全高于Δ，则新的治疗方法较差。

四、当前/历史版本

当前版本与2006年原始*CONSORT*非劣效性和等效性试验的扩展版有以下不同。

（1）在单独的列中呈现*CONSORT*的标准清单条目和非劣效性试验的扩展版条目（表14-1和表14-2）。

表14-1　CONSORT 2010报告清单[①]及非劣效性或等效性试验的扩展信息[②]

条目	条目编号	标准CONSORT 2010清单条目	非劣效性试验扩展版
标题和摘要			
标题	1a	标题明确说明为随机试验	标题明确说明为非劣效性随机试验
摘要	1b	结构式摘要，包括试验设计、方法、结果、结论（详见本书第八章[5-6]）	见表14-2
引言			
背景和目的	2a	科学背景和对试验目的的解释	使用非劣效性研究设计的理论基础
	2b	具体目的或假设	非劣效性的假设，具体说明非劣效性界值及其选择的目的
方法			
试验设计	3a	描述试验设计（如平行设计、析因设计），包括受试者分配入各组的比例	
	3b	试验开始后对试验方法所做的重要改变（如入选标准），并说明原因	
受试者	4a	受试者的纳入标准	非劣效性试验的受试者是否与以前确立参照治疗有效性的试验的受试者相似
	4b	资料收集的场所和地点	
干预措施	5	详细描述各组干预措施的细节以使他人能够重复，包括它们实际上是在何时和如何实施的	非劣效试验中的参照治疗是否与以前确立有效性的试验中治疗相同（或非常相似）
结局指标	6a	完整地定义说明预先设定的主要结局和次要结局指标，包括测量的方法和时间	确定非劣效性结局，以及主要结局及次要结局是否为非劣效性或优效性假设。非劣效性试验的结局是否与以前确立有效性的试验的结局相同（或非常相似）
	6b	试验开始后对结局指标是否有任何更改，并说明原因	
样本量	7a	如何确定样本量	说明是否采用非劣设计的方法进行样本量估计，如果是，说明非劣效性界值
	7b	必要时，解释中期分析和试验终止的原则	说明样本量适用于哪个结局，是否与非劣效性假设相关

续表14-1

条目	条目编号	标准CONSORT 2010清单条目	非劣效性试验扩展版
随机化			
序列的产生	8a	产生随机分配序列的方法	
	8b	随机化的类型，任何限定的细节（如区组化和区组长度）	
分配隐蔽机制	9	用于实施随机分配序列的机制（如按序编码的封筒法），说明干预措施分配之前所采取的隐藏顺序的步骤	
实施	10	谁产生随机分配序列，谁招募受试者，谁给受试者分配干预措施	
盲法	11a	如果实施了盲法，分配干预措施之后对谁设盲（如受试者、医护提供者、结局评估者），以及盲法是如何实施的	
	11b	如有必要，描述干预措施的相似之处	
统计学方法	12a	用于比较各组主要结局和次要结局指标的统计学方法	说明采用的是单侧还是双侧的置信区间评估
	12b	附加分析的方法，随机分配到各组的受试者例数，接受已分配治疗的例数，以及纳入主要结局分析的例数，如亚组分析和校正分析	
结果			
受试者流程（强烈推荐用流程图）	13a	随机分配到各组的受试者例数，接受已分配治疗的例数，以及纳入主要结局分析的例数	
	13b	随机分组后，各组脱落和剔除的例数及理由	
招募	14a	招募期和随访时间的长短，并说明具体日期	
	14b	为什么试验中断或停止	
基线资料	15	用一张表格列出各组的基线人口学资料和临床特征	
分析的人数	16	各组纳入分析的受试者例数（分母），以及是否按最初的分组分析	

续表14-1

条目	条目编号	标准CONSORT 2010清单条目	非劣效性试验扩展版
结局和估计	17a	各组每一项主要结局和次要结局指标的结果，效应估计值及其精确性（如95%置信区间）	针对非劣效假设的结局，可以绘图显示置信区间和非劣效界值
	17b	对于二分类结局，建议同时提供相对效应值和绝对效应值	
辅助分析	18	报告所进行的其他分析的结果，包括亚组分析和校正分析，指出哪些是预先设定的，哪些是探索性的	
危害	19	各组出现的所有严重危害或意外效果（具体详见本书第十章[9]）	
讨论			
局限性	20	试验的局限性，报告潜在偏倚和不精确的原因，以及出现多种分析结果的原因（如果有这种情况的话）	
可推广性	21	试验结果被推广的可能性（外部可靠性、实用性）	
解释	22	与结果相对应的解释，权衡试验结果的利弊，并且考虑其他相关证据	解读有关非劣效性假设的结果，如果非劣效性假设的研究得出优效性结论，则须提出转为优效性结论的理由
其他信息			
注册	23	临床试验注册号和注册机构名称	
方案	24	如果有的话，在哪里可以获取完整的试验方案	
资助	25	资助和其他支持（如药品供应）的来源，提供资助者所起的作用	

①该清单涉及非劣效性试验，但也适用于等效性试验。
②CONSORT工作组强烈建议结合CONSORT 2010声明说明和阅读本清单[4]，以便对所有条目进行重要阐明。

（2）提供了非劣效性随机对照试验摘要的扩增条目。
（3）更新了报告良好的实例。
（4）更新关于非劣效性试验的常见程度和试验报告质量的内容。
（5）纳入了最近方法学发展的总结。

表14-2　*CONSORT*摘要扩展版在非劣效性试验中的报告

条目	标准 *CONSORT* 摘要条目[①]	非劣效性试验的扩展版
标题	标题明确说明为随机试验	标题明确说明为非劣效性试验
试验设计	描述试验设计（如平行、群组、非劣效）	
方法		
受试者	受试者的入选标准，数据收集的场所	
干预措施	各组的意向干预措施	
目的	具体的目的或假设	有关非劣效性的具体假设，包括非劣效性界值
结局	清晰地定义试验的主要结局	明确所有报告的结局是否为非劣效性或优效性
随机化	受试者如何分配到各干预组	
盲法	分组情况是否对受试者、护理人员及评估结局的人员设盲	
结果		
随机化患者数量	随机分配到各组的受试者数量	
招募	试验情况	
分析人数	各组接受分析的受试者数量	
结局	主要结局：各组结果和估算的效应大小及其准确性	主要非劣效性结局，结果及非劣效性界值
危害	重要不良事件	
结论	对结果的总体解读	根据非劣效性假设及优效性假设进行解读
试验注册	注册号及注册机构名称	
资助	资金来源	

[①]来源：参考文献[6]。

五、扩展和（或）实施

　　非劣效性与等效性试验的CONSORT声明本身就是经典CONSORT声明的扩展版。目前，没有其他非劣效性和等效性试验的报告指南。

六、相关动态

　　非劣效性试验激增，是因为人们希望引入比标准药物更具优势的新药，如不良反应少、成本更低、侵入性更小或更方便的药物。许多国家的监管机构正在制定非劣效性试验的指南，特别是美国食品和药品管理局发布了更新的指南[7]。

七、如何有效使用本指南

本书第九章解释如何最好地使用CONSORT主清单。在投稿过程中，编辑可以要求作者填写非劣效性与等效性试验的CONSORT声明清单，连同稿件一并提交，同时也可以参考已发表的非劣效性和等效性CONSORT声明文章。编辑可以要求同行评议者使用相同的清单来指导他们的同行评议过程。

开展非劣效性或等效性试验的研究人员，除了在报告前，还可以在非劣效性或等效性试验开始之前，参考非劣效性与等效性试验的CONSORT声明，了解此类试验的设计、实施和分析的一般问题。

读者可能会发现，该指南有助于指导他们对已发表的非劣效性和等效性试验报告进行批判性评价。

八、研发过程

见前文提到的历史与发展。

九、报告指南的有效性

目前，不知道使用CONSORT非劣效性和等效性扩展版清单和（或）流程图是否与非劣效性和等效性试验报告质量的提高有关。

十、认可和遵守

在支持CONSORT声明的同时，期刊也间接地认可了它的扩展版。编辑们应该意识到，非劣效性和等效性扩展版的清单中有针对非劣效性试验的附加条目。

本书第九章中建议：如果期刊支持或认可CONSORT 2010声明，则应在其"作者须知"中引用CONSORT 2010声明的原始版，CONSORT 2010声明的解释和阐述或CONSORT网站。当作者访问CONSORT网站时，他们会找到非劣性和等效性试验的扩展版。CONSORT小组建议开展非劣效性或等效性试验的作者应引用非劣效性和等效性的扩展版[2]。

十一、注意事项和局限性（包括范围）

一般CONSORT声明的所有注意事项和局限性均适用于本报告指南。与一般CONSORT声明一样，本报告指南要求报告的完整性、清晰性和透明度，这应反映实际的试验设计和实施。在非劣效性和等效性试验中，设计中的缺陷，如非劣效性或等效性的界值过大，可能导致使用稍差的治疗（"生物爬行现象"）。试验实施过程中的缺陷可能会使新治疗和标准治疗之间的差异在方向上产生偏差，从而导致采用劣效治疗或不采用非劣效治疗。

十二、错误和误解

非劣效性和等效性试验有许多共同点，但并不相同：非劣效性试验旨在证明一种新的治疗方法不会比标准治疗方法差一点（非劣效性界值）。大多数优效性试验之外的治疗性和预防性试验解决的是非劣效性问题，而不是等效性问题。双侧等效性试验的目的是证明两种治疗方法在特定范围内结果相似，它们在生物等效性评估中更为常见。

从优效性到非劣效的转换：优效性试验中不显著的结果并不意味着为非劣效或等效。一些优效性试验在未能显示出优效性结果的情况下，报告结果就像非劣效性试验或等效性试验一样[9-10]。

非劣效性或等效性界值（Δ）的选择：有时Δ太大，这增加了接受"受测试的非劣效性治疗的确是非劣效的"这一假说为真的可能性[11]，这对死亡率等主要结果来说是特别值得关注的。

检测灵敏度和恒定性假设：新疗法相对于标准疗法显示出非劣效性并不能保证新疗法有效。确保非劣效性试验检测敏感性的方法是在试验中同时加入安慰剂组和主动对照组（标准治疗）。若已知标准治疗有效，出于伦理学原因，这通常是不可能的。非劣效性试验假设主动对照组和安慰剂组之间的差异在目前是有效的。随着医疗实践的快速变化，情况可能并非如此[12-13]。

非劣效性假设不需要计算单侧置信区间：即使为了显示非劣效性（单侧等效），也建议使用具有适当预设显著性水平的双侧置信区间。如果观察到的效果与预期相反，也允许评估新治疗的优效性，但这不能用单侧置信区间来完成[1,7,12]。

十三、制定者的首推内容

该报告指南的优先关注点是与非劣效性和等效性试验结果的目的、分析和解释相关的问题，这些问题在文献中经常被不充分地报道。

目的：非劣效性试验旨在显示一种新疗法的疗效是否至少与标准疗法相

当，或比标准疗法差的量是否小于Δ。

分析：排除未接受指定治疗或不遵守方案的患者可能会使试验产生偏差。意向性治疗（intention-to-treat，ITT）（或治疗中）和按研究方案（per-protocol，PP）分析这两个术语经常被使用，但定义可能不充分[4]。在优效性试验中，潜在的非ITT偏倚分析不如ITT理想，但仍然可以提供一些有用的信息。在非劣效性和等效性试验中，非ITT分析是可取的，因为ITT增加了得出非劣效性结论的风险。

解释：除非与预先确定的非劣效性界值明确相关，否则在优效性试验事后声称非劣效性是不合适的。图14-1显示了非劣效性试验中观察到的不良结果的治疗差异的可能情况。

十四、未来规划

若有新的研究发现或随机平行对照试验的CONSORT声明有进一步更新，CONSORT小组将更新本报告指南。

参考文献

[1] Piaggio G, Elbourne DR, Altman DG, et al. Reporting of noninferiority and equivalence randomized trials: an extension of the CONSORT statement[J]. JAMA, 2006, 295(10): 1152-1160.

[2] Piaggio G, Elbourne DR, Pocock SJ, et al. Reporting of noninferiority and equivalence randomized trials: extension of the CONSORT 2010 statement[J]. JAMA, 2012, 308(24): 2594-2604.

[3] Schulz KF, Altman DG, Moher D. CONSORT 2010 statement: updated guidelines for reporting parallel group randomised trials[J]. BMJ, 2010, 340: c332.

[4] Moher D, Hopewell S, Schulz KF, et al. CONSORT 2010 Explanation and Elaboration: updated guidelines for reporting parallel group randomised trials[J]. BMJ, 2010, 340: c869.

[5] Hopewell S, Clarke M, Moher D, et al. CONSORT for reporting randomised trials in journal and conference abstracts[J]. Lancet, 2008, 371(9609): 281-283.

[6] Hopewell S, Clarke M, Moher D, et al. CONSORT for reporting randomized controlled trials in journal and conference abstracts: explanation and elaboration[J]. PLoS Medicine, 2008, 5(1): e20.

[7] Moher D, Schulz KF, Altman D. The CONSORT Statement: revised recommendations for improving the quality of reports of parallel-group randomized trials[J]. JAMA, 2001, 285(15): 1987-1991.

[8] Begg C, Cho M, Eastwood S, et al. Improving the quality of reporting of randomized controlled trials. The CONSORT statement[J]. JAMA, 1996, 276(8): 637-639.

[9] Boutron I, Dutton S, Ravaud P, et al. Reporting and interpretation of randomized controlled trials with statistically nonsignificant results for primary outcomes[J]. JAMA, 2010, 303(20):

2058-2064.

[10] Le Henanff A, Giraudeau B, Baron G, et al. Quality of reporting of noninferiority and equivalence randomized trials[J]. JAMA, 2006, 295(10): 1147-1151.

[11] Gøtzsche PC. Lessons from and cautions about noninferiority and equivalence randomized trials[J]. JAMA, 2006, 295(10): 1172-1174.

[12] D'Agostino RB Sr, Massaro JM, Sullivan LM. Non-inferiority trials: design concepts and issues-the encounters of academic consultants in statistics[J]. Statistics in Medicine, 2003, 22(2): 169-186.

[13] Kaul S, Diamond GA. Good enough: a primer on the analysis and interpretation of noninferiority trials[J]. Annals of Internal Medicine, 2006, 145(1): 62-69.

译者：孙艳武，福建医科大学附属协和医院结直肠外科
审校：罗旭飞，兰州大学基础医学院循证医学中心
　　　张先卓，兰州大学第一临床医学院/兰州大学基础医学院循证医学中心

相关阅读

扫码或通过下方链接观看本章作者
Diana R. Elbourne教授专访文章
http://www.thesuper.org/interviews/2

第十五章　针刺临床试验干预措施报告规范

Hugh MacPherson

Department of Health Studies, University of York, York, UK

一、指南名称

《针刺临床试验干预措施报告规范》（*Standards for Reporting Interventions in Clinical Trials of Acupuncture*，STRICTA）通过6个条目的清单，为针刺临床试验报告的作者提供指导。

二、何时使用STRICTA？

STRICTA最初的对象是试验报告作者，但也可供同行评议专家和系统评价作者在评价试验设计和报告时使用，以便基于充分信息对试验所用针刺方案的质量和类型作出判断。

尽管第一版STRICTA仅适用于针刺对照试验，但是修订版的适用范围扩展至所有类型的针刺临床试验，即无论是否采用对照设计均适用。因此，本指南广泛适用于不同设计类型的针刺临床试验的报告，包括非对照结局指标的研究和病例报告。

三、制定过程

2001年，在英国埃克塞特大学（Exeter University）会面的一群针刺研究者推动了STRICTA报告规范的制定。我们当时关注的是临床试验中针刺干预细节报告不完整的问题。这一问题不仅妨碍了我们对针刺质量的信任，而且可能影响对试验结果的解释和评价。STRICTA初稿在埃克塞特起草，而后由工作小组修改，该小组成员包括随后发表STRICTA的5本期刊的编辑。最终版STRICTA

清单包括6个主要条目，6个主要条目细分成20个子条目，并对每个条目进行了解释。6个主要条目分别是针刺理论依据、针刺措施的细节、治疗方案、辅助干预措施、针刺师的资历、对照干预措施。相关资源可在STRICTA网站获取（www.stricta.info）。2001—2002年，5本期刊相继出版了第一版STRICTA[1-5]，并在"作者须知"中要求针刺试验的报告必须遵循STRICTA指南，接着STRICTA被翻译成中文、韩文和日文[6-9]。

　　STRICTA出版6年后，我们决定评价STRICTA的使用情况。STRICTA对报告质量是否有影响？试验的作者使用STRICTA的体验是什么？STRICTA是否需要进行改进？对改进指南本身的内容有哪些建议？为此，我们开展了两项研究。在第一项研究中，我们随机选择并调查了38名针刺临床试验作者和14名Cochrane针刺系统评价或计划书的作者，以确定STRICTA条目对他们有多大用处[10]。与此同时，为了确定STRICTA是否会随着时间的推移对针刺试验的报告产生影响，我们进行了一项系统评价对比分析STRICTA发表前后的90项针刺试验报告[11]。在后文"指南有效性的证据"部分总结了这两项研究的结果。从这两项研究得出结论：STRICTA受到高度重视，而且非常有必要对其进行修订。具体而言，我们发现大多数STRICTA条目被认为是必要且易于使用的，尽管部分条目被认为报告不佳、模棱两可或可能是冗余信息，并就增加的条目提出了一些建议。我们通过上述研究获得了有助于指导修订过程的相关数据。

　　为了修订STRICTA，我们希望广泛吸纳研究领域、针灸从业者和出版界人士的参与。我们还明确与CONSORT的密切合作对双方都是有益的。因此，我们决定与CONSORT工作组、Cochrane中国中心、中国循证医学中心合作，共同修订STRICTA作为CONSORT的正式扩展版。在2008年的初步咨询过程中，我们对来自原STRICTA工作组、CONSORT工作组、世界针灸学会联合会、针刺研究者协作组织[12]、针刺研究学会[13]以及临床试验作者中的47名专家进行了调查。这些专家来自15个国家，大多数有学术职务（n=41），包括针刺师（n=31）、参与期刊研究工作者（n=18）、医生（n=15），以及曾参与制定报告指南者（n=11）。将调查结果整理后，于2008年10月在德国弗莱堡（Freiburg）举行的研讨会上发送给参会者。此次研讨会的与会专家共21人，各自不同的背景，包括流行病学家、临床试验方法学家、统计学家和医学杂志编辑，超过一半的与会者是不同背景的针刺师（包括医生和非医生）。在这次研讨会上，对接近终稿的STRICTA修订稿达成了共识，并对STRICTA将被采纳为CONSORT家族的官方扩展版这一事宜充分理解。随后，由一个写作小组完成了该指南的终稿，即现已发表的版本[14-15]。新版本不仅包括一份修订后的清单（表15-1），而且包括全部更新的条目解释，并从文献中摘取了报告良好的示例。此外，STRICTA修订版现发表的文章中已插入到两组平行试验的CONSORT清单[16]和非药物疗法试验扩展版清单[17]。

表15-1 *STRICTA* 2010针刺临床试验报告干预措施时应包含的信息清单

条目及编号	描述
1.针刺治疗的合理性	（a）针刺治疗的类型（如中医针刺、日本汉方医学针刺、韩国韩医针刺、西医针刺、五行针刺、耳针等）
	（b）提供针刺治疗的理由、依据的历史背景、文献来源、共识，均需有适当的参考文献
	（c）治疗方法的变化程度
2.针刺细节	（a）每个受试对象每个治疗疗程用针的数目（需要时用均数和范围表示）
	（b）使用的穴位名称（单侧/双侧）（如无标准名称则说明位置）
	（c）进针的深度，采用指定的计量单位或特定的组织层面
	（d）引发的机体反应（如得气或肌肉抽搐反应）
	（e）针刺刺激方式（如手工行针刺激或电针刺激）
	（f）留针时间
	（g）针具类型（直径、长度、生产厂家、材质）
3.治疗方案	（a）治疗疗程数
	（b）治疗疗程的频数和持续时间
4.辅助干预措施	（a）对针刺组施加的其他附加干预的细节（如灸法、拔罐、中药、锻炼、生活方式建议）
	（b）治疗场所和相关信息，包括对针刺师的操作指南，以及给患者的信息和解释
5.治疗师的背景	对参与研究的针刺师的描述（资质或从业部门、从事针刺实践的时间、其他相关经历）
6.对照或对照干预	（a）引用资料证明研究相关信息中选择对照或对照干预措施的合理性
	（b）精确地描述对照或对照措施。如果采用假针刺或其他任何一种类似针刺对照，则按照上述条目1~3详细描述

注：此清单旨在报告针刺试验时取代*CONSORT* 2010的条目5，应与本文所提供的*STRICTA*条目的解释结合起来阅读。

在弗莱堡的会议上，与会者一致认为*STRICTA*应当继续作为报告针刺研究的独立指南，并一致同意对其名称稍作改动，如前所述，*STRICTA*中的"controlled（对照）"一词改为"clinical（临床）"。工作组同意报告的基本原理应当为研究的重复性、减少歧义以及提高透明度提供必要信息。工作组认识到针刺试验不可避免地存在个体化治疗，并认为本报告指南应当考虑这一点并且适用于各种类型的试验设计。

四、当前版本

现行版本的*STRICTA*清单包括6个条目、17个子条目。每一个条目和子条目都对高质量报告必要性进行了解释，还有从已发表文献中摘取的高质量报告示例。

第一个条目是报告临床试验中针刺治疗的合理性，包括针刺的种类、提供针刺治疗的理由，以及治疗方法的变化程度。最后一点对针刺临床试验非常重要，因为传统的针刺疗法会为每位患者制订个体化的治疗方案，通常情况下，同一患者在不同疗程中的治疗方案也是有变化的。

第二个条目是对针刺细节的报告，包括用针数目、穴位名称、进针深度、针刺反应、针刺刺激方式、留针时间和针具类型。

第三个条目关注治疗方案的报告，包括提供的治疗疗程数、针刺治疗疗程的频率和持续时间。

第四个条目是对针刺组患者施加的辅助干预措施的报告。在中医临床实践中，针刺通常与艾灸、拔罐、中药和推荐的生活方式联合使用。针对具体研究问题，可能将这些附加的干预措施作为研究干预措施的特定部分。是否将这些干预措施设定为研究干预措施的一部分是由针刺理论决定的，而这一决定会对结果产生影响。

第五个条目建议报告针刺师的背景，如资质和从业部门、从业年限和其他相关经历。

最后一个条目关注对照或者对照干预措施的报告。应解释对照措施的合理性，并精确描述对照或对照干预措施。在将假针刺作为对照的情况下，假针刺的针刺细节和治疗方案也应按照前面讨论的第二和第三个条目中所述的细节进行报告。

五、指南有效性的证据

为探讨*STRICTA*的有效性问题，进行了两项研究。

在第一项研究中，我们询问了针刺领域临床试验和系统评价的作者，关于他们使用*STRICTA*指南的经验和对其效用的看法。我们从2004—2005年发表的临床试验报告中随机选择了38名报告针刺临床试验的作者，并增加了14名Cochrane针刺系统评价或计划书的作者。我们向这52名受试者发送了一份问卷，要求他们对*STRICTA*条目的效用进行排序，并针对*STRICTA*的使用经验进行了定性回复。其中回复者占54%（28/52），利用*STRICTA*指导写作的占57%（11/19）。然而，超过50%回复者反馈在编辑过程中删除了一些或所有的*STRICTA*条目。总体而言，受访者对*STRICTA*效用的评价较高。有5个子条目并未得到高度重视，其中3个是与针刺师的背景细节有关的条目。总体而言，我们发现受访者认为STRICTA框架对改善针刺干预的报告有益处。接受调查的作者们还强调了在报告实用性临床试验方面存在困难，这一类型的试验设计允许针刺师遵循常规临床实践。一些作者发现，未采纳STRICTA指南的期刊要求他们进行的编辑修改（通常是缩短篇幅）会导致无法报告所有STRICTA条目。受访者还反馈了不清楚或需要澄清的条目。我们还注意到，在采纳STRICTA的5本期刊上发表的针刺研究很少。

在第二项研究中，我们的目的是评价自STRICTA和CONSORT声明发表以来，针刺随机对照试验的报告质量是否有改善[11]。为此，我们随机选取了90篇报告针刺试验结果的同行评议期刊文章。文章选自3个不同的时间段：1994—1995年（原版CONSORT发表之前[18]）、1999—2000年（在CONSORT修订版[19]和原版STRICTA发表之前）和2004—2005年（两份报告规范发表时间足够长之后）。我们使用CONSORT和STRICTA清单评价了不同时期发表的论文，发现随着时间的推移，这些针刺试验在CONSORT条目报告率的提升有统计学意义。但STRICTA发表后3~4年与发表前相比，期刊文章中所报告的STRICTA条目数量并没有差异。因此，我们得出结论：自1996年CONSORT声明发表以来，针刺试验的一般报告质量已显著提高，但我们发现在第一版STRICTA发表后，针刺干预具体细节的报告质量没有改变。这两项研究为重新修订STRICTA奠定了基础。

六、认可

STRICTA首次出版时得到了5本期刊的认可：*Acupuncture in Medicine*、*Complementary Therapies in Medicine*、*Journal of Alternative and Complementary Medicine*、*Medical Acupuncture*、*Clinical Acupuncture and Oriental Medicine*（现已停止出版）。STRICTA修订版目前由6本期刊共同发表：*Acupuncture in Medicine*[14]、*Australian Journal of Acupuncture and Chinese Medicine*、*Journal of Alternative and Complementary Medicine*、*Journal of Evidence-Based Medicine*、*Medical Acupuncture*、*PLoS Medicine*[15]。希望所有这些期刊都将继续或开始支持STRICTA，并在其"作者须知"中加入遵循STRICTA条目报告的要求。

七、误区

STRICTA指南的目的并不是改善针刺临床试验的设计或质量，而是关注针刺试验干预措施的报告。

八、制定者的首推内容

为解读一项针刺试验应首先设置的STRICTA条目是针刺治疗的合理性。针刺有2000多年的悠久历史，在这段时期内许多国家都有针刺实践，针刺在东亚和西方国家中都有丰富的类型和方法[20]。因此，针刺试验的作者在针刺方案的选择上应该有明确的理由，并提供充分的背景信息，以便这些试验报告的读者能够理解试验中应用的针刺治疗方案。

针刺治疗的次数可能是STRICTA指南中最重要的条目。这一条目建议明确记录针刺治疗的次数和频率。如果只报告一个条目，那么应该是这一条。有证据表明，对于针刺应用最广泛的慢性病，六次或以上的针刺治疗与疗效的提高有关[21]。

另外非常有价值的条目是针刺组辅助干预措施。附加干预措施是指医生提供的辅助治疗、医生规定的自我治疗方法和推荐的生活方式。这一条目包括干预措施施行的场所和相关信息，其中可能涵盖对治疗者的指导，以及向患者提供的信息和解释。了解治疗的场所和相关信息可以提供额外的治疗获益[22]。而相关信息可能包括指导治疗者修改他们的常规做法，例如，规定或禁止对患者的诊断解释。对于患者而言，相关信息包括他们已知晓的试验信息，对这些信息的知晓度可能会影响结果。

九、未来计划

修订版STRICTA声明已发表（2010年年中）。短期内的重点：第一步是完成修订后的STRICTA指南的出版计划；第二步是确保在中国、日本和韩国进行准确的翻译并出版；第三，鼓励已出版STRICTA的期刊认可STRICTA，并在"作者须知"中增加遵循指南的要求。我们至少五年内不会更新STRICTA。然而，在STRICTA出版后的更长时间内，更新STRICTA对研究报告的影响将非常有益。

参考文献

[1] MacPherson H, White A, Cummings M, et al. Standards for reporting interventions in controlled trials of acupuncture: the STRICTA recommendations[J]. Complementary Therapies in Medicine, 2001, 9(4): 246-249.

[2] MacPherson H, White A, Cummings M, et al. Standards for reporting interventions in controlled trials of acupuncture: the STRICTA statement[J]. Acupuncture in Medicine, 2002, 20(1): 22-25.

[3] MacPherson H, White A, Cumming M, et al. Standards for reporting interventions in

controlled trials of acupuncture: the STRICTA statement[J]. Clinical Acupuncture & Oriental Medicine, 2002, 3(1): 6-9.

[4] MacPherson H, White A, Cumming M, et al. Standards for reporting interventions in controlled trials of acupuncture: the STRICTA statement[J]. Medical Acupuncture, 2002, 13(3): 9-11.

[5] MacPherson H, White A, Cummings M, et al. Standards for reporting interventions in controlled trials of acupuncture: the STRICTA recommendations[J]. Journal of Alternative and Complementary Medicine, 2002, 8(1): 85-89.

[6] Xuemei L, Mingming Z, Huilin L. Improving the quality of reports in controlled trials of acupuncture by using CONSORT and STRICTA[J]. Zhongguo Zhen Jiu, 2003, 23(12): 4-6.

[7] Jianping L. Standards for reporting interventions in controlled trials of acupuncture: the STRICTA recommendations[J]. Chinese Journal of Integrated Traditional and Western Medicine, 2005, 25(6): 556-558.

[8] Lee H, Park J, Seo J, et al. Standards for reporting interventions in controlled trials of acupuncture: the STRICTA Recommendations[J]. Journal of Korean Society for Acupuncture & Moxibustion, 2002, 19(6): 134-154.

[9] Yamashita H. Japanese translation of the revised STRICTA[Z/OL]. [2014-02-16]. http://www.stricta.info/uploads/1/7/1/5/17150358/revised_stricta2010_japanese_version_in_jjsam_2013.pdf.

[10] Prady SL, MacPherson H. Assessing the utility of the standards for reporting trials of acupuncture (STRICTA): a survey of authors[J]. Journal of Alternative and Complementary Medicine, 2007, 13(9): 939-943.

[11] Prady SL, Richmond SJ, Morton VM, et al. A systematic evaluation of the impact of STRICTA and CONSORT recommendations on quality of reporting for acupuncture trials[J]. PLoS ONE, 2008, 3(2): e1577.

[12] Acupuncture Trialists Collaboration[Z/OL]. [2014-02-16]. http://www.mskcc.org/cancer-care/integrativemedicine/acupuncture-trialists-collaboration.

[13] Society for Acupuncture Research[Z/OL]. [2014-02-16]. http://www.acupunctureresearch.org/.

[14] MacPherson H, Altman DG, Hammerschlag R, et al. Revised STandards for Reporting Interventions in Clinical Trials of Acupuncture (STRICTA): extending the CONSORT statement[J]. Acupuncture in Medicine, 2010, 28(2): 83-93.

[15] MacPherson H, Altman DG, Hammerschlag R, et al. Revised STandards for Reporting Interventions in Clinical Trials of Acupuncture (STRICTA): extending the CONSORT statement[J]. PLoS Medicine, 2010, 7(6): e1000261.

[16] Schulz KF, Altman DG, Moher D. CONSORT 2010 Statement: updated guidelines for reporting parallel group randomised trials[J]. BMJ, 2010, 340: c332.

[17] Boutron I, Moher D, Altman DG, et al. Extending the CONSORT statement to randomized trials of nonpharmacologic treatment: explanation and elaboration[J]. Annals of Internal Medicine, 2008, 148(4): 295-309.

[18] Begg C, Cho M, Eastwood S, et al. Improving the quality of reporting of randomized controlled trials. The CONSORT statement[J]. JAMA, 1996, 276(8): 637-639.

[19] Moher D, Schulz KF, Altman D. The CONSORT statement: revised recommendations for

improving the quality of reports of parallel-group randomized trials[J]. JAMA, 2001, 285(15):
1987-1991.

[20]　Birch S, Felt R. Understanding Acupuncture[M]. Edinburgh: Churchill Livingstone, 1999.

[21]　Ezzo J, Berman B, Hadhazy VA, et al. Is acupuncture effective for the treatment of chronic
pain? A systematic review[J]. Pain, 2000, 86(3): 217-225.

[22]　Di Blasi Z, Harkness E, Ernst E, et al. Influence of context effects on health outcomes: a
systematic review[J]. Lancet, 2001, 357(9258): 757-762.

译者：李礼，国家中医针灸临床医学研究中心，天津中医药大学第一附属
　　　医院，北京大学前沿交叉学科研究院
审校：吴守媛，兰州大学公共卫生学院
　　　张娟娟，兰州大学公共卫生学院

第十六章　非随机试验报告规范

Don C. Des Jarlais

Baron Edmond de Rothschild Chemical Dependency Institute, Beth Israel Medical Center, New York, NY, USA

时间表

报告规范的名称	共识会议时间	报告规范发布时间
《非随机试验报告规范》（*TREND*）	2003年3月	2004年4月

一、报告规范名称

《非随机试验报告规范》（*Transparent Reporting of Evaluations with Nonrandomized Designs*，*TREND*）。

二、历史/发展

*TREND*声明源于20世纪90年代末至21世纪初，由美国疾病控制与预防中心的预防研究综合（Prevention Research Synthesis，PRS）项目所开展的HIV预防干预的Meta分析工作[1]。一些促进*TREND*声明发表的初始问题仍然值得回顾，因为其中的许多问题至今依然存在重要意义，实际上其中的许多问题变得越来越重要。

人类免疫缺陷病毒（human immunodeficiency virus，HIV）研究中的伦理问题：在几乎所有早期的HIV预防研究中，向对照组提供服务都必须考虑伦理问题。鉴于获得性免疫缺陷综合征（acquired immunodeficiency syndrome，AIDS，简称艾滋病）是一种致命性疾病，并且人们对HIV及其传播方式存在极大的误解，因此，向对照组的受试者提供有关HIV和AIDS的准确信息常常被视为是一种最基本的服务。此外，通常还会向对照组提供HIV的相关咨询和检测。一方面是因为这些服务对于受试者具有价值；另一方面，也因为确定目标人群中HIV的血清阳性率同样也是该研究的重要组成部分。

这些早期研究的数据通常很难解读。大多数研究将受试者随机分配进入试验组和对照组，两组间的结果通常没有差异，但试验组和对照组在干预前后的结果则存在显著差异（HIV风险行为减少）。当这些研究作为随机对照试验（randomized clinical trials，RCTs）进行分析时，大多显示干预措施并没有效果。但作为非RCTs进行分析时，干预措施（针对试验组和对照组）则效果明显。然而，研究的报告通常很少提供关于对照组的详细信息。

概念问题：缺乏详细信息的第二个方面，是普遍无法利用确定的理论框架来实施试验性干预措施。在严格的RCT设计中，通常可以在对机制不了解的情况下确定干预是否"有效"。但是，在非RCT设计中，建立用于解释评估数据的理论框架则至关重要。因为基于理论框架，可以评估观察到的结果是干预措施还是其他因素造成的。

缺少为对照组提供服务的具体内容和理论基础，这两点结合在一起，通常意味着无法对明确显示出积极效果的研究中的"有效成分"作初步推断。

研究综合与Meta分析：到20世纪90年代后期，定量研究综合和Meta分析已成为评估干预措施有效性的标准方法。各个领域的大量干预性研究的产生使定性综合研究的局限性更加明显，而计算机文献数据库和新的统计技术的诸多发展则大大提高了进行定量系统评价和Meta分析的能力[2]。

PRS项目在20世纪后期面临的情况是，在结构化评估研究中及研究外，HIV变化/风险行为减少了，许多相关数据被收集和报告，但是报告并不完整，以致于无法对数据进行综合。这促使PRS团队组织了2003年的期刊编辑会议，最终形成了TREND声明，该声明于2004年在American Journal of Public Health杂志上发表。CDC在发布这一声明时创建了TREND网站。

三、什么时候使用TREND（涵盖的研究类型）

TREND声明旨在提高非随机试验报告的完整性。它被认为与CONSORT声明有相似之处。因此，TREND声明适用于CONSORT声明评估研究的同类型报告，除了研究设计没有进行随机化。其更好的完整性和透明性预计可以将更多（因实际情况或伦理原因）难以进行随机分组的试验纳入Meta分析中。

TREND声明强调报告干预措施的理论基础。对干预措施基础理论的清晰陈述，以及对干预过程的衡量，可以在没有真正随机试验的情况下，为干预"导致"结果的可能性评估提供概念基础。

四、当前版本

到目前为止，该声明和清单不需要更新（表16-1）。

表16-1　TREND声明清单

条目	条目编号	描述
标题和摘要	1	a. 研究单位如何分配到不同干预措施组
		b. 结构化摘要
		c. 目标人群或抽样的相关信息
介绍		
背景	2	a. 科学背景和基本原理解释
		b. 干预中设计的行为使用的理论
方法		
受试者	3	a. 受试者的纳入标准，包括不同招募/抽样水平标准（如城市、诊所、受试者）
		b. 招募的方法（如推荐、自主选择），包括系统抽样实施的抽样方法
		c. 招募场所
		d. 收集数据的环境和地点
干预	4	干预措施的详细信息以及实际使用的方式和时间，具体包括以下方面。
		内容：干预措施是什么？
		实施方式：干预措施是如何实施的？
		实施单位：实施过程中受试者如何分组？
		实施人：谁实施了干预？
		环境：在哪里进行干预？
		暴露量和持续时间：打算进行多少次会议、事例或事件？持续多久？
		时间跨度：每个单位需要多长时间进行干预？
		为提高依从性或完成率而采取的措施（如激励措施）
目标	5	具体目标和假设

续表16-1

条目	条目编号	描述
产出层面	6	a.明确定义的主要结局指标和次要结局指标
		b.用于收集数据的方法以及用于提高测量质量的任何方法
		c.关于验证测量工具有效性的信息，如心理特征和生物学特征的测量
样本量	7	如何确定样本量，适用时，解释中期分析和终止试验的条件
分配方法	8	a.分配单位（分配给不同研究条件的单位，如个人、团体、社区）
		b.分配方法（把单位分配给研究条件的方法，包括限制条件的细节，如区组、分层、最小化）
		c.最大程度地减少非随机化（如匹配）引起的潜在偏倚所采取的措施
盲法（隐藏）	9	分组情况是否对受试者、干预实施人员以及结局评估人员施盲。如果是，请说明盲法是如何实现的，以及如何进行评估的
分析单位	10	a.描述用于评价干预效果的最小单位（如个人、团体或社区）
		b.如果分析单位与分配单位不同，则需要使用分析方法进行换算（如通过设计效果或使用多水平分析来调整标准误估算值）
统计方法	11	a.比较各组主要结局指标的统计方法，包括复杂的相关数据方法
		b.用于其他分析的统计方法，如亚组分析和调整后的分析
		c.估算缺失数据的方法（如果使用了缺失数据）
		d.使用的统计软件或程序
结果		
受试者的流动	12	a.受试者在研究的每个阶段的流程：登记、分配和实施干预、随访、分析（强烈建议使用图表）
		登记：经过筛选纳入的受试者的数量，以及合格或不合格、参加和拒绝参加的人数。
		分配：分配到某一研究条件下的受试者人数。
		分配和干预措施：分配给每种研究条件的受试者人数和接受每种干预的受试者人数。
		随访：根据研究条件完成随访或未完成随访（即无法随访）的参与者人数
		分析：根据研究条件，纳入或排除在主要分析中的受试者人数
		b.描述与原定计划书不符的部分和原因
招募	13	确定招募和随访的时间范围

续表16-1

条目	条目编号	描述
基线数据	14	a. 每种研究条件下，受试者的基线人口学特征和临床特征
		b. 与特定疾病预防研究相关的每种研究条件下的基线特征
		c. 根据研究条件，从整体上对失访者和在访者进行基线比较
		d. 基线研究人群与关注的目标人群的比较
基线一致性	15	研究组基线一致性数据，以及用于控制基线差异的统计方法
分析数据	16	a. 每种研究条件下每个分析中包括的受试者数量（分母），尤其是当分母因不同的结果而变化时。在可行的情况下，用绝对数表示结果
		b. 是否进行"意向分析"，如果不是，应说明在分析中如何处理不依从者的研究数据
结局与估计	17	a. 对于每个主要和次要结局指标，总结每个估计研究条件下的结果，以及估计的效应值，用置信区间表示精确度
		b. 包含无效结果和阴性结果
		c. 包括通过测试提前指定的因果路径获得的结果，通过该路径实施干预（如有）
辅助分析	18	总结其他分析结果，包括亚组分析或调整分析，以表明哪些是预先指定的或探索性的
不良事件	19	每个研究条件下的所有严重不良事件或非预期效应（包括总结性措施、效应量估计和置信区间）
讨论		
解释	20	a. 在解释结果时，应考虑研究假设、潜在偏倚的来源、测量的不精确性、累积分析和研究的其他局限性或缺点
		b. 在讨论结果时，应考虑干预措施的工作机制（因果路径）或其他机制及解释
		c. 讨论影响干预措施实施的正反面因素、实施的合理性
		d. 讨论研究、计划或决策含义
可推广性	21	试验结果的可推广性（外部有效性），要考虑研究人群、干预措施的特征、随访时间、激励措施、依从率、研究中涉及的特定场所/环境，以及其他背景问题
总体证据	22	结合当前证据和当前理论，对结果进行全面解释

源自http://www.cdc.gov/trendstatement/[1]

五、之前的版本

无。

六、扩展版

*TREND*清单没有扩展版。

七、相关举措

参与*TREND*声明制定工作的PRS小组和期刊编辑不是唯一对过度依赖RCT来证明各种公共卫生干预措施的有效性不满意的人。Victora等在*American Journal of Public Health*发表*TREND*声明的同一期杂志上发表了一篇极具影响力的、关于使用非随机性研究设计的重要性的文章。Victora等指出，许多公共卫生干预措施在初始干预和预期结果之间具有相对较长且复杂的因果路径[2]。他们列举了一个关于儿童营养的例子。在这个例子里，为目标人群配备了大量的公共卫生工作者，这些工作者在接受了营养咨询方面的培训后，为很多母亲提供相关咨询服务，接受咨询服务后，母亲们的喂养行为得以改善，儿童饮食摄入量继而提升，其营养状况最终得以改善。虽然，这一干预过程失败的机会很多，但产生超出预期的收益的机会也很多。例如，接受过咨询服务的母亲可以为公共卫生工作者未接触到的其他母亲提供咨询，甚至可能会逐步形成新的社会规范，来支持改善之后的喂养行为。RCT中，仅代表试验组与对照组受试者营养状况差异的*P*，无法为评估具有较长且复杂（并可能形成分支扩展）的因果路径的干预措施提供很多有用的信息。

Victora等主张同时使用"合理性"和"充分性"设计来补充和（或）替换RCT设计。"合理性"设计包括将试验条件与其他条件进行比较（尽管这可能只是关于试验前后的简单比较），以及测量和评估因果路径中的变量。"充分性"设计的重点是关于效应量是否达到流行病学水平，以及效应量的改进方式。

Victora等呼吁使用随机试验以外的其他研究设计时，需要完全符合*TREND*声明的基本原理。如果要使用随机试验设计以外的其他方法，那么使用*TREND*声明就变得越来越重要，这样就可以将各个非随机试验纳入系统评价[2]。

Glasgow等开发了RE-AIM框架，以促进试验行为干预措施转化为公共卫生实践[3]。根据RE-AIM的以下组成部分，对行为干预措施进行评估：覆盖面（干预措施目标人群的规模）、有效性（干预措施产生预期效果的程度）、采用率（干预措施使用程度）、实施率（干预措施使用的质量和保真度）及维持度（干预措施的持续程度）。在确定行为干预措施被成功利用及研究传播和实施过程中所面临的障碍方面，RE-AIM框架非常有用。

*TREND*声明专注于改进非随机干预性研究的报告，而RE-AIM则专注于该领域干预措施的执行。但是，*TREND*和RE-AIM之间存在多个重叠的区域。两者均用于评估干预措施的有效性，并且都在RCT这种高度控制的环境以外的条件下进行评估。

Cochrane协作组（http://www.cochrane.org）和Campbell协作组（https://www.campbellcollaboration.org）也正在解决在系统评价中纳入非随机试验这一问题。Cochrane非随机研究方法小组（布里斯托大学的Reeves B.）和Cochrane偏倚风险小组（渥太华大学的Mayhew A.）主要负责这些研究。

八、如何有效使用*TREND*

当使用"标准"RCT以外的研究设计时，应在干预性研究的报告中使用*TREND*声明。尤其是，*TREND*声明应有助于报告可能被认为具有严格方法学要求的设计。例如，中断时间序列研究、前后对照研究和使用统计技术（如倾向匹配）进行的研究。开发*TREND*声明是为了将更多的非RCT试验纳入系统评价，因此使用*TREND*声明可以增加将特定的非RCT试验纳入系统评价和Meta分析的可能性。

我们希望作者、审稿人和编辑牢记，如果研究报告不透明，则可能会损失很多价值（透明报告则可将其纳入系统评价/Meta分析中）。

九、开发过程

CDC的PRS项目于2003年召开了两天的期刊编辑会议。会议制定了如何报告采用非随机设计的干预性研究的推荐条目清单。在这次会议之后，*TREND*声明文件的三位主要作者（Des Jarlais DC，Lyles C和Crepaz N）起草了条目清单和包含*TREND*声明的论文。随后，论文草案被分发给参加会议的其他编辑，以征询他们的意见并进行修改。这些编辑被作为2004年最终发表的论文的合著者（*TREND*小组的成员）。

十、*TREND*的有效性证据

目前尚无针对*TREND*声明的有效性的正式评估。但是，据我们所知，与之前相比，更多的非随机试验被纳入公共卫生干预措施的Meta分析中，这表明

*TREND*声明对此类研究的报告产生了影响。但是，对如何评估非随机试验这一问题的持续关注[4]表明，如何最优地开展非随机试验，以及如何选择最优的报告方式，这一系列相关问题尚未得到满意解决。

十一、认可和遵循

*TREND*声明发表时，杂志中伴随发表了几篇社论文章，其中包括编辑的认同声明，且该声明也被纳入了期刊的"作者须知"中。网站上列出了采用*TREND*声明的期刊（请参阅http://www.cdc.gov/trendstatement/supporters.html）。

十二、注意和局限性（包括范围）、错误和（或）误解

*TREND*声明不应被视为对非RCT研究的"质量"评价。非RCT研究的报告可能是透明的（遵循*TREND*清单），但该研究可能仍然包含对理论概念的不当使用、偏倚/错误数据、对数据的错误解析等。但是，如果非RCT研究的报告确实使用了*TREND*声明，则该报告的读者通常更容易对研究质量进行评价。

十三、制定者的首推内容

很多情况下，评估干预措施的有效性非常重要，但实际情况和（或）伦理方面的考虑阻碍了随机对照设计的使用。目前已开发的多种统计技术，如倾向评分等，可用以弥补真正随机性的缺乏，产生关于干预措施有效性的数据。

随机试验的实施困难尤其常见于以社区为分析单位的公共卫生/人群水平的干预措施评估。通过带来健康和改变疾病发生的环境，这种结构性干预措施可能会比专注于个人干预措施更具优势，因此适合进行随机试验。

另一方面，非随机试验的价值可能会因其缺乏透明的报告而受到严重损害。透明度的缺乏可能导致无法提取定量研究综合方法需要的信息，以至于无法对此类评估进行比较，也无法对非随机试验与随机试验进行比较。

最后，随机性评估的主要优势在于分离单个自变量，然后研究该自变量与特定结局变量之间的关系，即使不了解因果路径，也可以相对确定地得出自变量的变化是导致结局发生变化的"原因"这一结论。从非随机试验中得出因果推论则通常困难得多。通过要求研究人员确定将自变量（通过调节变量和中介变量）与结局变量联系起来的理论/因果路径，*TREND*声明直接面对了这个问题。开发有效干预措施的进程不仅取决于大量经验数据的积累，还依赖于对干预措施如何发挥作用、对谁发挥作用，以及在何种条件下发挥作用这些复杂理

论的深入理解。通过明确要求对具有非随机设计的干预研究中所使用的理论进行规范，TREND声明具有促进不同类型的基础干预的理论发展的潜力。

十四、未来计划

首次发布TREND声明时，预计该声明将不断发展。遗憾的是，资源的缺乏和竞争优先权使其进一步发展受到了限制。为了支持TREND，相当数量的期刊要求作者在提交非随机性试验报告的论文时使用TREND声明（请参阅http://www.cdc.gov/trendstatement/supporters.html）。但是，在这里阐明TREND声明在当前和未来应当如何应用，是适当且可行的。

首先，现在使用TREND的理由与该声明首次发布时一样，甚至更加有力。与以往相比，使用非随机试验至少同样重要；将来自此类研究的数据纳入系统评价和Meta分析的需求也同样重要。

其次，TREND清单虽然有些长，但相对简单易懂，在使用清单方面应该不会有太大困难。

如上所述，如West等的论文[4]，在开展及分类非随机试验方面还做了清单要求之外的其他具体工作，因此TREND清单在以上两个方面可能需要详细阐述。将要求之外的其他具体工作纳入清单无疑会有所裨益。

利用已确定的理论设计和报告评估的需求变得越来越重要。TREND声明的一个重要方面是拥有一个条目列表，用于明确干预中的基础理论。在大多数公共卫生领域，评估研究的数量持续增长，并且这些理论对于根据概念组织研究比较有用。通过要求作者明确干预措施中的理论概念并说明这些概念的操作方式，可使清单变得更加有力。特别是，它将有助于明确中介变量的操作方式，并确定是否需要采用统计方法以测试中介变量的作用。

最后，还可以通过要求对主要和次要结局指标进行更完整的报告来加强TREND声明的效能。在许多评估研究中，如何选择主要和次要结局指标并不明确，这可能使人产生作者会根据最终的统计学显著性进行选择的疑虑。对于理论和实践而言，还有一个重要的问题，即不同的潜在结局指标如何相互关联或不关联。TREND声明的主要目标之一是加深对干预中基础理论的理解，且不同结局指标之间的关系可以为完善理论提供重要见解。

参考文献

[1] Des Jarlais DC, Lyles C, Crepaz N, et al. Improving the reporting quality of nonrandomized evaluations of behavioral and public health interventions: the TREND Statement[J]. American Journal of Public Health, 2004, 94(3): 361-366.

[2] Victora CG, Habicht JP, Bryce J. Evidence-based public health: moving beyond randomized trials[J]. American Journal of Public Health, 2004, 94(3): 400-405.

[3]　Glasgow RE, Askew S, Percell P, et al. Use of RE-AIM to address health inequities: application in a low-income community health center based weight loss and hypertension self-management program[J]. Translation Behavioral Medicine, 2013, 3(2): 200-210.

[4]　West SG, Duan N, Pequegnat W, et al. Alternatives to the randomized controlled trial[J]. American Journal of Public Health, 2008, 98(8): 1359-1366.

译者：杨月，北京大学人民医院

审校：刘萧，兰州大学公共卫生学院

　　　任梦娟，兰州大学公共卫生学院

第十七章 加强流行病学中观察性研究报告质量

Myriam Cevallos[1], Matthias Egger[2]

[1]CTU Bern and Institute of Social and Preventative Medicine, University of Bern, Bern, Switzerland
[2]Institute of Social and Preventive Medicine (ISPM), University of Bern, Bern, Switzerland

时间表

会议/活动时间	目的
2001年3月	首次讨论想法
2001年11月	在英国布里斯托大学召开小型探索性会议
2003年4月	在英国布里斯托大学召开计划会议
2003年8月	在加拿大蒙特利尔举行世界流行病学会议，讨论制定报告指南的必要性
2004年9月	布里斯托大学举行大型研讨会（由欧洲科学基金会资助）
2005年5月	STROBE网站发布第一份草案清单
2007年10月	在多个期刊中发表清单、解释和说明文件
2010年8月	在瑞士伯尔尼大学召开修订会议

一、STROBE声明

《加强流行病学中观察性研究报告质量》（*Strengthening the Reporting of Observational studies in Epidemiology*，*STROBE*）声明是一组提高观察性研究报告质量的指南。*STROBE*涉及3种主要类型的观察性研究：队列研究、病例-对照研究和横断面研究。该报告清单包含22个条目，包括文章题目、摘要、引言、方法、结果和讨论部分。同时该报告指南也纳入了研究各阶段（从纳入标准的评估到纳入分析）参与人数的流程图。

STROBE清单、随附的全面解释和说明（E&E）文件，以及STROBE网站，指导作者如何准备观察性研究的报告，如何提升报告的完整性和透明度，同时更方便地帮助审稿人、期刊编辑和读者对研究提出批判性评价和解释。

二、历史/研发

STROBE声明是流行病学家、方法学家、统计学家和期刊编辑国际合作的杰作。2001年，在英国工作的一部分流行病学家首先讨论，并提出了制定观察性研究报告指南的想法，并在其后的多次会议上得到进一步完善。STROBE倡议于2004年在英国布里斯托召开两天的研讨会上（由欧洲科学基金会资助）正式确定。同年，STROBE网站（www.strobe-statement.org）正式上线。在召开研讨会之前，该小组对教材、书目数据库和之前的报告指南等进行了广泛的文献检索，以收集所有与观察性研究相关的资料。该小组很早就决定将STROBE声明的范围限制为3种研究设计。

来自欧洲和北美的23位流行病学家、方法学家、统计学家、期刊编辑和从业者参加了此次研讨会，主要目的是撰写STROBE清单的初稿。随后在协调小组的几次会议上和更大范围群体的电子邮件讨论中对草案进行了修订。后来在网站上共发布了3个修订版本，编制两份有修改意见的摘要，并将所有修改记录进行存档。在此期间，协调小组召开八次线下会议和举行数次电话会议以修订清单，并撰写报告STROBE声明和E&E文件的论文。最终，STROBE声明和E&E文件通过开放获取方式同时在多个期刊上发表。

三、何时使用本指南（涵盖的研究类型）

STROBE建议旨在为观察性流行病学研究报告提供参考。STROBE涵盖了如探讨疾病患病率或发病率的描述性研究，以及调查暴露与健康结局关系的分析性研究。STROBE仅限于3种主要的观察性研究设计：队列研究，病例-对照研究和横断面研究。

队列研究是指研究者在一段时间内对研究对象进行随访的研究。他们在基线时获得研究对象及其暴露的信息，通过一段时间的随访，评估其研究结局的发生情况。研究者经常将暴露于某种感兴趣因素（如空气中的颗粒物）的人群与未暴露或暴露程度低的人群进行比较，并在随访过程中的多个时间点评估暴露和结局变量，然后计算其发病率、率比和相对危险度。

在病例–对照研究中，研究者将具有特定疾病结局的人群（病例）与没有该疾病的人群（对照）之间的暴露情况进行比较。在某段时间内诊断出的所有病例或大部分病例通常都被纳入研究中。依据病例和对照的抽样策略，以及研究人群的特征，病例–对照研究中获得的比值比被解释为风险比、率比或患病率比值比[1]。

在横断面研究中，研究人员在同一时间评估样本中的所有个体，通常是为了评估暴露、危险因素或疾病的患病率。

其他研究设计，如遗传关联性研究、传染病模型研究，或病例报告和病例系列报道，均未涵盖在STROBE中。然而，由于STROBE中的许多关键要素也同样适用于这些研究设计，因此这些建议可能对报告此类研究的作者仍然有帮助。此外，STROBE声明并非旨在评估流行病学研究的方法学质量，因此不适用于此目的。

四、当前版本

STROBE声明包括22个与文章题目、摘要、引言、方法、结果和讨论相关的条目（表17-1），有18个共同条目与队列研究、病例–对照研究和横断面研究均相关，3种研究设计各有4个特定条目。对于这些特定条目，病例–对照研究应提供病例和对照信息、队列研究和横断面研究应分别提供暴露和未暴露人群的信息。STROBE网站上提供了3种研究设计的单独清单。

表17-1 STROBE声明——观察性研究报告中应当纳入的条目清单

条目	条目编号	推荐
题目和摘要	1	a.在题目或摘要中使用常用术语表明研究采用的设计 b.在摘要中对所做工作和获得的结果做一个简明的总结
引言		
背景/原理	2	解释研究的科学背景和原理
目的	3	阐明具体研究目的，包括任何预先设定的假设
方法		
研究设计	4	尽早陈述研究设计的关键内容
研究设置	5	描述研究机构、研究地点及相关资料，包括招募的时间范围、暴露、随访和数据收集等

续表17-1

条目	条目编号	推荐
参与者	6	a. 队列研究——描述纳入标准，参与者的来源和选择方法，随访方法； 病例–对照研究——描述纳入标准，病例和对照的来源，确定病例和选择对照的方法，病例和对照选择的原理； 横断面研究——描述纳入标准以及参与者的来源和选择方法； b. 队列研究——对于配对设计，应说明配对标准及暴露与未暴露的人数； 病例–对照研究——对于配对设计，应说明配对标准和每个病例配对的对照数
变量	7	明确定义结局、暴露、预测因子、可能的混杂因素及效应修饰因素，如果相关，给出诊断标准
数据来源/测量	8*	对每个有意义的变量，给出数据来源和详细的测量方法。如果有一个以上的组，请描述各组之间测量方法的可比性
偏倚	9	描述解决潜在偏倚的方法
样本量大小	10	描述样本量的确定方法
定量变量	11	解释定量变量是如何分析的。如果相关，描述分组的方法和原因
统计方法	12	a. 描述所有统计方法，包括用于控制混杂因素的方法； b. 描述所有亚组分析和交互作用的方法； c. 解释如何处理缺失数据； d. 队列研究——描述处理失访问题的方法（如果相关）； 病例–对照研究——描述如何对病例与对照进行配对（如果相关）； 横断面研究——描述考虑到抽样策略的分析方法（如果相关）； e. 描述所用的敏感性分析方法
结果		
参与者	13*	a. 报告研究各阶段参与者的人数，如可能合格的人数、参与合格性检查的人数、确认合格的人数、纳入研究的人数、完成随访人数和完成分析的人数； b. 解释在各阶段参与者退出研究的原因； c. 考虑使用流程图
描述性数据	14*	a. 描述参与者的特征（如人口统计学、临床和社会特征），以及暴露因素和潜在混杂因素的相关信息； b. 描述就每一个待测变量而言缺失数据的参与者人数； c. 队列研究——总结随访时间（如平均随访时间和总随访时间）
结局数据	15*	队列研究——报告随时间变化的结局事件数或综合指标； 病例–对照研究——报告各种暴露人数或暴露综合指标； 横断面研究——报告结局事件数或综合指标

续表17-1

条目	条目编号	推荐
主要结果	16	a. 给出未校正的估计值，如果相关，给出混杂因素校正后的估计值及其精确度（如95%置信区间），阐明校正了哪些混杂因素及选择这些因素进行校正的原因； b. 对连续变量进行分组，要报告每组观察值的范围； c. 如果相关，对有意义的危险因素，最好把相对危险度转化为针对有意义的时间范围的绝对危险度
其他分析	17	报告完成的其他分析，如亚组分析、交互作用分析及敏感性分析
讨论		
关键结果	18	根据研究目标概括主要结果
局限性	19	讨论研究的局限性，包括潜在偏倚或不准确的来源。讨论任何潜在偏倚的方向和大小
解释	20	结合研究目标、研究局限性、多重分析、相似研究的结果和其他相关证据，对结果进行全面谨慎的解释
可推广性	21	讨论研究结果的可推广性（外推有效性）
其他信息		
资金来源	22	提供研究资金来源和资助机构在研究中的作用，如果相关，提供资助机构在本文原始研究中的作用

*在病例–对照研究中分别提供病例和对照的信息，如果相关，在队列研究和横断面研究中分别提供暴露和未暴露人群的信息。

说明：E&E文件讨论了清单的各个条目，并提供了方法学背景和公开报告的范例。最好将STROBE清单与该文结合使用，可在以下网站上免费获得：*PLoS Medicine*杂志官网（http://www.plosmedicine.org/）、*Annals of Internal Medicine*杂志官网（http://www.annals.org/）、*Epidemiology*杂志官网（http://www.epidem.com/）。

E&E文件提供了每个清单条目的详细说明、方法学背景及STROBE工作组认为报告透明的公开案例。

迄今为止，STROBE声明已在8本期刊上发表，包括*BMJ*、*Annals of Internal Medicine*、*PLoS Medicine*和*Lancet*[2-9]等。E&E文件发表在*PLoS Medicine*、*Annals of Internal Medicine*和*Epidemiology*上[10-12]。

五、历史版本

对已发表的原始版本没有重大改动。

六、需要关注的扩展版

《加强遗传关联性研究报告质量》（*Strengthening the Reporting of Genetic Association*，*STREGA*）的推荐于2009年发布，是*STROBE*的第一个扩展版[13]。*STREGA*为*STROBE*清单22个原始条目中的12个条目提供了补充，以方便报告遗传关联性研究。分子流行病学领域的扩展版已经发表[14]，而神经流行病学领域的扩展版正在准备中。

七、翻译版

*STROBE*声明已被翻译成汉语、西班牙语、德语、意大利语、日语、葡萄牙语、希腊语和波斯语。目前正在进行法语、韩语和印度尼西亚语的翻译。E&E文件目前提供了西班牙语和日语版本，韩语版本也将很快推出。

八、相关动态

2010年研讨会上讨论的一个想法是将*STROBE*和*PRISMA*合并在一起，并将用于临床试验的系统评价和Meta分析的*PRISMA*报告指南扩展到观察性研究中[15]。在第一阶段，确定了观察性研究特有的概念性问题，并对需要改变的*PRISMA*条目和可能需要增加的新条目形成了初步印象。

九、如何有效使用报告指南

*STROBE*工作组强烈建议作者在撰写观察性研究时，同时使用E&E文件和*STROBE*清单，以确保作者了解给定条目的含义。许多作者也会发现提供的良好报告示例非常有用。*STROBE*网站也可能有助于识别其他信息和背景。*STROBE*清单还可以为期刊编辑和审稿者提供支持，来评估提交文章的重要方法的报告完整性。

该报告指南仅仅是指导如何以规范完整的方式报告观察性研究，它们不是设计和实施研究的方案，也不是评估已发表文章质量的工具。

十、研发过程

*STROBE*声明和其他报告指南应被视为不断更新的文件，需要根据经验和新证据进行定期更新[16]。实际上，有两位杰出的评论家也认为*STROBE*应该有"截止日期"，并提议在2010年进行更新[17]。这就是2010年8月在瑞士伯尔尼举行研讨会的目的。

在这次研讨会上，专家小组讨论了*STROBE*的影响、其被期刊认可的程度，以及*STROBE*的使用（和误用）情况。该小组根据研究方法的最新研究进展和队列研究、病例–对照及横断面研究报告的新经验性证据重新审查了清单，以确定需要修订的条目及增加的新条目。该小组仅确定了较小的修订和增补，并认为尚不需要发布新版本。会议期间提出的修订清单草案和修改建议将作为下次会议进一步讨论的基础。

十一、报告指南的有效性证据

*STROBE*声明在提高观察性研究报告质量方面的可能贡献已经在30多篇评论和社论中得到反馈[18]。*STROBE*网站每月收到约3 000次点击，这进一步说明了其影响。

最近的几项文献研究已经使用*STROBE*声明来评估特定医学领域中观察性研究的报告质量[19-25]。但是我们尚没有发现有任何系统性研究来比较*STROBE*声明发布前后的报告质量。

十二、认可与遵守

*STROBE*声明已被引用600多次，并得到100多种期刊和国际医学期刊编辑委员会（ICMJE）的认可（有关认可期刊的完整列表，请参见网站）[18]。但是，各期刊之间对作者使用*STROBE*的认可和说明文字差异很大。

十三、注意事项和局限性（包括范围）

*STROBE*开发人员强调该声明是关于研究报告的，不应被视为设计或实施研究的指导方案。此外，清单不应用作评估观察性研究质量的工具。在近期发表的研究中[26]，我们随机挑选了100篇文章作为样本，检查了*STROBE*被引用的时间、地点和原因。我们发现在大多数观察性研究报告中，*STROBE*被用作报告指南，但也有一半的系统评价误将*STROBE*作为评估研究方法学质量的工具。这些作者有时使用该指南可能是因为目前缺乏可靠的工具来评估观察性研究的质量[27]。

*STROBE*报告指南仅限于3种常见的观察性研究设计，但并未涵盖流行病学研究中存在的其他研究设计。该专家小组欢迎将清单扩展到其他研究设计。

十四、制定者的首推内容

*STROBE*的开发者并没有自己优先关注的条目，但他们通常认为，在特定

的观察性研究中，与降低偏倚密切相关的条目是那些对规范完整的报告最有可能发挥作用的条目，这些条目在不同的研究设计中会有所不同。

十五、未来规划

STROBE工作组将在未来一到两年时间再次开会审查是否需要修改声明。该工作组正在根据STROBE声明为观察性研究的期刊和会议摘要制定一份简要清单。同样重要的是，基于我们在2010年第一次修订会议的结果，我们计划探索PRISMA指南的扩展版，来应用于纳入观察性研究的系统评价和Meta分析。

参考文献

[1]　Knol MJ，Vandenbroucke JP，Scott P，et al. What do case-control studies estimate? Survey of methods and assumptions in published case-control research[J]. Am J Epidemiol，2008，168(9)：1073-1081.

[2]　von Elm E，Altman DG，Egger M，et al. The Strengthening the Reporting of Observational Studies in Epidemiology (STROBE) statement：guidelines for reporting observational studies[J]. Lancet，2007，370(9596)：1453-1457.

[3]　von Elm E，Altman DG，Egger M，et al. The Strengthening the Reporting of Observational Studies in Epidemiology (STROBE) statement：guidelines for reporting observational studies[J]. Epidemiology，2007，18(6)：800-804.

[4]　von Elm E，Altman DG，Egger M，et al. The Strengthening the Reporting of Observational Studies in Epidemiology (STROBE) statement：guidelines for reporting observational studies[J]. Bulletin of the World Health Organization，2007，85(11)：867-872.

[5]　von Elm E，Altman DG，Egger M，et al. The Strengthening the Reporting of Observational Studies in Epidemiology (STROBE) statement：guidelines for reporting observational studies[J]. Preventive Medicine，2007，45(4)：247-251.

[6]　von Elm E，Altman DG，Egger M，et al. Strengthening the Reporting of Observational Studies in Epidemiology (STROBE) statement：guidelines for reporting observational studies[J]. BMJ，2007，335(7624)：806-808.

[7]　von Elm E，Altman DG，Egger M，et al. The Strengthening the Reporting of Observational Studies in Epidemiology (STROBE) statement：guidelines for reporting observational studies[J]. PLoS Medicine，2007，4(10)：e296.

[8]　von Elm E，Altman DG，Egger M，et al. The Strengthening the Reporting of Observational Studies in Epidemiology (STROBE) statement：guidelines for reporting observational studies[J]. Annals of Internal Medicine，2007，147(8)：573-577.

[9]　von Elm E，Altman DG，Egger M，et al. The Strengthening the Reporting of Observational Studies in Epidemiology (STROBE) statement：guidelines for reporting observational studies[J]. Journal of Clinical Epidemiology，2008，61(4)：344-349.

[10] Vandenbroucke JP, von Elm E, Altman DG, et al. Strengthening the Reporting of Observational Studies in Epidemiology (STROBE): explanation and elaboration[J]. Epidemiology, 2007, 18(6): 805-835.

[11] Vandenbroucke JP, von Elm E, Altman DG, et al. Strengthening the Reporting of Observational Studies in Epidemiology (STROBE): explanation and elaboration[J]. PLoS Medicine, 2007, 4(10): e297.

[12] Vandenbroucke JP, von Elm E, Altman DG, et al. Strengthening the Reporting of Observational Studies in Epidemiology (STROBE): explanation and elaboration[J]. Annals of Internal Medicine, 2007, 147(8): W163-W194.

[13] Little J, Moher D, Gagnon F, et al. STrengthening the REporting of Genetic Association Studies (STREGA): an extension of the STROBE statement[J]. PLoS Medicine, 2009, 6(2): e22.

[14] Gallo V, Egger M, McCormack V, et al. STrengthening the Reporting of OBservational studies in Epidemiology-Molecular Epidemiology (STROBE-ME): an extension of the STROBE Statement[J]. PLoS Med, 2011, 8(10): e1001117.

[15] Liberati A, Altman DG, Moher D, et al. The PRISMA statement for reporting systematic reviews and meta-analyses of studies that evaluate health care interventions: explanation and elaboration[J]. PLoS Medicine, 2009, 6(7): e1000100.

[16] Moher D, Schulz KF, Simera I, et al. Guidance for developers of health research reporting guidelines[J]. PLoS Medicine, 2010, 7(2): e1000217.

[17] Rothman KJ, Poole C. Some guidelines on guidelines: they should come with expiration dates[J]. Epidemiology, 2007, 18(6): 794-796.

[18] STROBE statement. Strengthening the reporting of observational studies in epidemiology [Z/OL]. http://www.strobe-statement.org/.

[19] Langan S, Schmitt J, Svensson A, et al. The reporting of observational research studies in dermatology journals: a literature-based study[J]. Archives of Dermatology, 2010, 146(5): 534-541.

[20] Brand RA. Standards of reporting: the CONSORT, QUORUM, and STROBE guidelines[J]. Clinical Orthopaedics and Related Research, 2009, 467(6): 1393-1394.

[21] Fung AE, Palanki R, Bakri SJ, et al. Applying the CONSORT and STROBE statements to evaluate the reporting quality of neovascular age-related macular degeneration studies[J]. Ophthalmology, 2009, 116(2): 286-296.

[22] Lystad RP, Pollard H, Graham PL. Epidemiology of injuries in competition taekwondo: a meta-analysis of observational studies[J]. Journal of Science and Medicine in Sport, 2009, 12(6): 614-621.

[23] Papathanasiou AA, Zintzaras E. Assessing the quality of reporting of observational studies in cancer[J]. Annals of Epidemiology, 2010, 20(1): 67-73.

[24] Theobald K, Capan M, Herbold M, et al. Quality assurance in non-interventional studies[J]. German Medical Science, 2009, 7: Doc29.

[25] Yoon U, Knobloch K. Quality of reporting in sports injury prevention abstracts according to the CONSORT and STROBE criteria: an analysis of the World Congress of Sports Injury Prevention in 2005 and 2008[J]. British Journal of Sports Medicine, 2012, 46(3): 202-206.

[26] Da Costa B, Cevallos M, Altman DG, et al. Uses and misuses of the STROBE statement:

bibliographic study[J]. BMJ Open, 2011, 1(1): e000048.

[27] Sanderson S, Tatt ID, Higgins JP. Tools for assessing quality and susceptibility to bias in observational studies in epidemiology: a systematic review and annotated bibliography[J]. International Journal of Epidemiology, 2007, 36(3): 666-676.

译者：陈波，湖北文理学院附属医院襄阳市中心医院循证医学中心
审校：徐少勇，湖北文理学院临床医学院院长助理兼附属医院（襄阳市中
心医院）内分泌科副主任
罗旭飞，兰州大学基础医学院循证医学中心
张先卓，兰州大学第一临床医学院/兰州大学基础医学院循证医学
中心

第十八章 加强遗传关联研究报告

Julian Little

Department of Epidemiology and Community Medicine, Canada Research Chair in Human Genome Epidemiology, University of Ottawa, Ottawa, ON, Canada

*STREGA*时间表

报告规范	说明	会议时间	出版时间
《加强遗传关联健康研究报告》（*STREGA*）	适用于遗传相关的病例对照、横断面和队列研究。由流行病学家、遗传学家、统计学家、期刊编辑和研究生们共同贡献	2006年6月	2009年

一、加强遗传关联研究报告

　　《加强遗传关联健康研究报告》（*Strengthening the Reporting of Genetic Association Health Studies*，*STREGA*）声明是作者报告遗传关联研究的指南。关于遗传与疾病之间关系的相关报道增长显著，到目前为止已经发表了50 000余篇文章，2001—2009年，每年发表的文章数量与前一年相比均呈3倍增加[1-2]。然而，很多遗传相关疾病研究的证据存在诸多方法学问题[3-5]。即使其研究过程做到严格实施，但结果报告的不充分仍会影响对研究优缺点的评价，并妨碍对证据的整合[6]。一些研究已经注意到了遗传关联研究报告不充分的现象[7-8]。而且，在制定这个规范时，我们还注意到，某些相关研究很少报告其方法学特征。

　　*STREGA*声明即是为了解决上述问题而制定。该指南并未指出或规定遗传

关联研究应如何设计，但其目的在于提高研究报告的透明度（无论相关研究采用了何种设计、实施或分析过程）。*STREGA*是在《加强流行病学中观察性研究报告质量》（*STROBE*）声明的基础上制定的，对*STROBE*清单原有的22项条目中的12项进行了扩展。扩展内容涉及人群分层、基因分型错误、单体型变异模型、哈迪−温伯格平衡（Hardy-Weinberg equilibrium，HWE）、复制、研究对象选择、基因和序列变异选择的基本原理、定量研究中的治疗效果、统计方法、相关性、描述性结果和结局的报告，以及数据容量等在遗传关联研究中需要考虑的问题。

二、什么情况下使用*STREGA*

*STREGA*是*STROBE*声明的扩展版，*STREGA*声明可用于报告遗传关联的病例对照研究、横断面研究和队列研究。

病例对照研究，是遗传关联研究中最常用的设计。在病例对照研究中，研究者需要比较有特定疾病结果的人（病例组）和无特定疾病结果的人（对照组）之间的暴露情况或基因表型[9]。通过病例组和对照组所收集的数据，以明确某一组是否代表了某个潜在的人群的横断面或队列。病例组样本可能是所有或大部分的可用病例，而对照组样本通常只是队列中的小部分人群或没有研究价值的人群。因此，对照组代表病例产生的队列或人群。这种研究设计已被应用于调查某些候选基因，也就是说，先验假设认为某些基因变异是影响研究结果的重要因素[10-11]。另一方面，这种研究设计已被应用于全基因组相关研究，以评估有研究价值的结果和成千上万的基因变异之间可能存在的关系[12-14]。

在横断面研究中，须于同一时间点对样本中的所有个体进行评估，通常涉及暴露的患病率、风险因素或疾病情况[9]。遗传相关的横断面研究的例子，有美国国家健康和营养考察调查中对编码载脂蛋白E的基因变异体和慢性肾病关系的调查[15]，以及候选基因变异和心脏病关系的定量研究[16-17]。

在队列研究中，需随着时间的推移对人群进行追踪[9]。获取人群及其暴露的基线信息，经过一段时间的观察随访，再评价疾病发生情况或某种结局。队列研究中的分组之间可以相互比较，整个队列亦可以与外部其他队列进行比较。遗传相关的队列研究，可针对具有某一个（或多个）感兴趣的基因变体的若干个体和具有某一个（或多个）普通基因变体的若干个体进行比较。研究者可以在一个队列研究中评价若干不同的结局，并且可以在随访中的多个时间点评价暴露和结局变量。遗传相关队列研究的例子，有*APOE*基因和迟发性痴呆关系的研究[18-20]，脂肪因子抵抗素基因和弗明翰后代队列中糖尿病相关特征关系的研究等[21]。

在一份报告中呈现和综合几项研究数据的文章已越发常见。特别是，许多全基因组相关分析包括若干不同的研究群体，有时还具有不同的研究设计和基因分型平台，并处于开发和复制的不同阶段[12-14]。STREGA声明建议，在一份报告中提供多项研究的数据时，应充分描述每个研究的具体内容和其综合结果。

三、STREGA当前版本

STREGA声明于2009年发表在8种期刊[22]和一本书中[23]。它包括解释和说明文件、一个由22项条目组成的推荐意见（明确指出了根据STROBE清单所增添的内容，并为此提供了补充信息表格，以阐明STREGA推荐意见中增补部分的适用领域和缘由）（表18-1）。

表18-1　STREGA报告规范（基于STROBE声明的扩展）

条目	条目编号	STROBE指南	遗传关联研究扩展版（STREGA）
标题和摘要	1	a. 在标题或摘要中，利用常用术语说明该研究的设计类型	
		b. 在摘要中，对实施的工作和发现的成果，提供信息丰富且客观公正的总结	
介绍			
研究背景和理论基础	2	解释所报告研究的科学背景和基本原理	
目的	3	说明具体目标，包括任何预先设定的假设	说明这项研究是否是一个遗传关联研究的首次报告，或是重复性工作，或是两者兼有之
方法			
研究设计	4	在论文的前面部分提出研究设计的关键要素	
研究现场	5	描述环境、地点和相关日期，包括招募、暴露、随访和数据收集的时间段	

续表18-1

条目	条目编号	STROBE指南	遗传关联研究扩展版（STREGA）
研究对象	6	a.队列研究：给出纳入标准、研究对象来源和选择方法，描述随访方法。病例-对照研究：给出纳入标准、确定病例和选择对照的来源和方法，给出选择病例和对照的理由。 横断面研究：给出纳入标准、研究对象的来源和选择方法	在相关的情况下，提供从大型研究中选择参与者亚群的标准和方法
		b.队列研究：对于配对研究，给出配对标准，以及暴露和未暴露的数量。病例-对照研究：对于配对研究，给出配对标准和每个病例的对照数	
变量	7	明确定义所有结局、暴露、预测因素、潜在混杂因素和影响因素，如果适用的话，给出诊断标准	使用广泛采用的命名系统来明确定义基因暴露（基因变异体）。确定可能与群体分层相关的变量（种族来源的混杂因素）
数据源测量	8*	对于每个感兴趣的变量，给出数据来源和评估（测量）方法的细节。如果有多个组，说明评估方法的可比性	描述实验室方法，包括DNA来源和储存，基因分型方法和平台（包括使用的等位基因判定算法及其版本），错误率和检出率；说明进行基因分型的实验室/中心；如果是多中心实验室，描述不同实验室方法的可比性；指出是否同时使用研究中的所有数据或仅应用一小批次数据来分配基因型
偏倚	9	描述为解决偏倚的潜在来源所做的任何努力	对于定量结局变量，请说明是否对药物治疗产生的潜在偏倚进行了调查。如果有关，请描述潜在偏倚的性质和大小，并解释使用了什么方法来处理此问题
样本量	10	解释样本量的确定方法	
定量变量	11	解释在分析中如何处理定量变量，如果适用，请描述分组方法及理由	如果适用，描述如何处理治疗效果
统计方法	12	a.描述所有统计方法，包括用于控制混杂的方法	说明使用的软件版本和选项（或设置）
		b.描述用于亚组分析和交互作用的方法	
		c.解释缺失值是如何处理的	

续表18-1

条目	条目编号	STROBE指南	遗传关联研究扩展版（STREGA）
		d. 队列研究：如果适用，解释如何解决失访。病例–对照研究：如果适用，解释病例和对照的匹配是如何解决的。横断面研究：如果适用，描述考虑抽样策略的分析方法	
		e. 描述敏感性分析	
			f. 说明是否考虑了Hardy–Weinberg均衡，如果是，是如何考虑的
			g. 描述用于推断基因型或单倍型的方法
			h. 描述用于评估或处理群体分层的方法
			i. 描述用于处理多重比较或控制假阳性结果风险的方法
			j. 描述用于解决和调整受试者之间关系的任何方法
结果			
研究对象	13*	a. 报告研究的每个阶段个体的数量，如初筛合格、经检查后合格、确认合格、纳入研究、完成随访和分析的数量	报告尝试进行基因分型的个体数量和成功进行基因分型的个体数量
		b. 指出每个阶段无应答者的原因	
		c. 考虑使用流程图	
描述性数据	14*	a. 给出研究对象的特征（如人口统计学、临床及社会学特征），以及关于暴露和潜在混杂因素的信息	考虑按基因型提供信息
		b. 说明对每个感兴趣的变量存在缺失值的研究对象的数量	
		c. 队列研究：总结随访时间，如平均值和总数	
结局数据	15*	队列研究：报告发生结局事件的数量或按时间总结发生结局事件的数量	按基因型分类报告发生结局变量（表型）随时间的变化
		病例对照研究：报告每个暴露类别的数量，或暴露的总体参数	按基因型分类报告数量
		横断面研究：报告结局事件或总体参数的数量	按基因型分类报告结局变量（表型）

续表18-1

条目	条目编号	STROBE指南	遗传关联研究扩展版（STREGA）
主要结果	16	a. 给出校正的和校正混杂因子的估计值及其精确度（如95%置信区间）。阐明哪些混杂因子被调整了和它们被纳入的依据	
		b. 当对连续变量分类时报告分类界值	
		c. 如果相关，考虑将一段有意义时期的相对风险的估计值转化为绝对风险	
			d. 报告多重比较调整后的结果
其他分析	17	a. 报告所做的其他分析，如亚组分析和交互作用分析，以及敏感性分析	
			b. 如果检测了大量的基因暴露（基因变异），总结所有分析的结果
			c. 如果详细结果可以在其他地方获取，应说明该如何获取
讨论			
关键结果	18	根据研究目的总结关键结果	
局限性	19	讨论研究的局限性，并考虑潜在偏倚或不精确性的来源，讨论任何潜在偏倚的方向和大小	
解释	20	结合研究目的、局限性、多重比较分析、类似研究的结果和其他相关证据，对结果进行谨慎的整体性解释	
可推广性	21	讨论研究结果的可推广性（外推有效性）	
其他信息			
资助	22	说明本研究的资金来源和资助者的角色。如果有条件的话，说明本文所依据的原始研究的资金来源和资助者的角色	

*在病例对照研究中分别提供病例和对照组的信息，如果适用，在队列研究和横断面研究中分别提供暴露组和未暴露组的信息。

四、STREGA扩展版

《加强遗传风险预测研究报告》（Genetic RIsk Prediction Studies，GRIPS）声明于2011年发表在10种期刊上[24]，并在4篇文章中进一步探讨[25]。遗传风险预测研究通常关注预测特定健康结局的模型开发和（或）评估。这些研究的设计、实施和分析均存在很大差异，许多出版物并没有提供足够的细节，以对其方法论或分析部分加以判断。随着已发现的、可用于遗传风险预测研究的遗传标记的数量不断增加，提高这些研究的报告质量至关重要。由于报告中缺乏关键信息，可能会影响解释的有效性。

GRIPS声明解决了这一需求。它由一个包括25名风险预测研究人员、流行病学专家、遗传学专家、方法学专家、统计学专家和期刊编辑组成的多学科小组开发，其中有7人也参与了STREGA的开发。这个小组参加了一个为期两天的会议，他们讨论了根据STREGA制订的清单草案（它聚焦于观察性研究的设计和遗传因素），也讨论了备注部分[26]（它聚焦于预测模型），还讨论了标准部分[27-28]（它侧重于测试评价），通过在会议和会后大量的电子信函交流，针对最初的建议进行了若干修订。

制定GRIPS指南时遵循的原则与研讨会后发布的关于如何制定健康研究报告指南的建议是相一致的[29]。在编制GRIPS声明时，关于遗传风险预测模型设计和评价的方法学仍在发展中。因此，与STREGA类似，GRIPS声明聚焦于一份研究如何去报告，而非如何去设计、实施或分析。

五、相关举措

改善遗传关联研究的报告将有助于证据的汇总综合。遗传关联研究的系统评价和Meta分析的指导规范已经以手册和评论的形式发表[30-31]。系统评价和Meta分析通常涉及一个或多个基因的一个或多个变体。汇集相关基因变异对疾病（或其他结局）总体影响的证据，以及研究基因变异，对若干疾病结局的影响，具有相当大的价值。为了满足这一需要，已经制定了关于评价遗传关联累积证据的临时指南[32-33]。例如，在阿尔茨海默病和结直肠癌领域已有了相关纲要[34-35]。此外，还举办了一次研讨会，以制定评估基因—环境相互作用累积证据的指南，该指南已发表[36]。

六、如何有效使用STREGA

（一）作者

STREGA声明旨在最大限度地提高报告（即如何实施一项特定研究和发现了什么）的透明度、质量和完整性。这些建议并不支持或反对选择某种特定的研究设计或方法。当作者使用STREGA时，我们建议文章的格式应符合期刊的风格和编辑方向，亦应在可能的情况下符合作者的偏好。有建议认为，如果作者在撰写初稿时遵循指南条目的一般内容，然后在修订过程中参考STREGA指南的具体条目，那么最能发挥报告指南的帮助作用[37]。遵循这些建议可能会增加稿件的篇幅，当期刊版面有限时，这可能成为一个缺点。然而，如能通过网站发布相关信息，则可减轻这种担忧。补充信息的发布位置可由各期刊的作者和编辑决定。此外，补充信息的可及性带来了一些值得担忧的问题，包括在审稿过程中是否能严谨性地评价补充材料，对补充信息能否可持续性地利用等。一些期刊已经开始着手解决这些问题[38-39]。

（二）审稿人和编辑

STREGA报告指南不应用于评价已提交的稿件，以确定所报告研究的质量或有效性，但是，作为评审过程可参考的备忘录，该清单可为审稿人和编辑提供相应指导，有助于对稿件作出决定。如果编辑在指导审稿人时需要用到STREGA清单，则应鼓励在评审过程中全程使用它。鉴于基因相关、基因—环境和基因—基因相互作用的研究往往涉及多个学科，故对审稿人的指导甚为重要。此外，如果作者、审稿人和编辑使用相同的清单，则有助于就遗传关联研究报告的透明度进行交流。特别是，透明地报告研究设计和方法，有助于理解特定方法学对所观察到的相关性及相关程度的影响。

七、开发过程

一个多学科小组通过文献回顾、研讨会陈述讨论，以及研讨会后的多次电子信函交流，制定了STREGA声明。74名受邀者中有33人参加了2006年6月在加拿大安大略省渥太华举行的STREGA研讨会。参与者包括流行病学家、遗传学家、统计学家、期刊编辑和研究生。

在研讨会前，进行了一次电子检索，以确定是否存在遗传关联研究的报告指南。与会者同样确定了现有的所有指南。他们作了简短的报告，报告中提及了现有的报告指南、遗传关联研究报告的经验性证据、STROBE声明的发展和若干经研讨会前磋商的决定以供讨论的关键领域。这些领域包括研究对象的选择和参与、选择研究基因和变体的理由、基因分型错误、单倍型推断方法、人群分层、HWE评估、多重比较、定量（连续）结果的报告、选择性报告研究结果、联合效应，以及单个研究中的因果关联推断。向研讨会与会者提供的其他资源，包括HuGENet手册[30-31]，从系统评价或Meta分析的表格中进行数据提取的示例，关于指南制定的文章[40-41]，以及STROBE编制时所需的清单。为了让遗传关联研究的建议与观察性流行病学研究的建议相协调，在制定过程中，我们与STROBE小组进行了沟通，以征求他们对STREGA文件草案的意见。此外，就正在拟订的STROBE声明及其相关的解释和说明文件[9]，我们也提出了一些意见。

八、STREGA的有效性证据

目前尚未有使用STREGA建议是否能提高遗传关联研究报告质量的评价。我们审查了2007年发表的一份遗传关联研究的随机样本报告[8]，可以作为正在完成的此类评价的一部分。该报告是继2001—2003年发表的一份早期研究评估报告之后的报告[7]。

九、认可和遵循

已有15种期刊明确支持STREGA，它们或发表声明，或发表评论，或在作者须知中提及这一点。此外，EQUATOR、CONSORT和美国国家医学图书馆网站也收录了这一声明。至于期刊是如何遵循STREGA的，目前尚无这方面的数据。

十、注意事项和局限性

STREGA清单并不适用于评价遗传关联研究的质量，也不适用于构建质量评分。

上述已经提及，通过单篇出版物展现并整合多项研究数据的文章越来越多。在这种情况下，在网上公布附加的研究信息是一种常见的做法。STREGA建议：应足够详细地描述研究的方法和结果，以便评价其所提供证据的优缺点。然而，具体执行情况是参差不齐的，我们计划将来继续解决这个问题。

因为STREGA声明是基于STROBE构建的，所以涉及的研究设计仅包括横断面研究、队列研究和病例–对照研究。STREGA声明并非要具体指导遗传流行病学研究的特定设计，如单纯的病例研究或病例—父母—三人研究（尽管后者可被视为一种特殊类型的病例对照研究）。对于基因—环境和基因—基因联合效应的研究报告，STREGA声明也未提供明确的指导。由于基因与环境的联合效应，为追求足够的统计学效能[42]，促进数据整合工作的开展，包括促进了对各项研究暴露因素评价的调整[43-44]。至关重要的是，报告必须具有充分的透明性，不仅要说明调整了哪些变量和措施，还要说明通过哪些过程来收集这些变量和措施[45]。此外，由于分析基因—基因和基因—环境联合效应的新方法的进展[46-47]，在STROBE和STREGA中，我们将强调关于亚组和联合效应报告分析透明度的建议。

十一、制定者的首推内容

第一，在全基因组相关分析的时代，说明某项遗传关联研究是否首次报道，或仅是重复性工作，或是两者兼而有之，已变得尤为重要。而且，随着新的基因分型技术（如拷贝数变异和全基因组测序的判定[48-49]）的不断发展，这一点可能会保持其重要性。第二，群体分层可能带来一定影响，但解决这种影响的方法却一直存在争议[22,50-52]。当一个群体中，如其亚群同时存在等位基因（或基因型，或单倍型）频率和疾病风险的差异，就会发生群体分层。当被比较的群体在亚群的比例上有差异时，基因型与所研究疾病之间的关联可能会反映用于识别亚群的指示基因的基因型，而非与疾病相关的致病性变异体。在这种情况下，人群亚群会成为一个混杂因素，因为它与基因型频率和疾病风险都相关。第三，在STREGA研讨会上，人们对测试HWE偏离是否是检测数据集错误或特殊性的有效方法，以及测试方法，均存在不同的观点[22,53]。透明的报告是否进行了这种检测（如果进行了检测的话，用的是什么方法），对于经验性证据的积累很重要。

十二、未来计划

我们计划进一步传播STREGA指南，并评价传播活动是否与遗传关联研究报告的改进有关。作为评价的一部分，我们已分析了2002—2003年和2007年的报告[7-8]。此外，我们还完成了一份对全基因组关联研究报告的评估[54]。

参考文献

[1] Lin BK, Clyne M, Walsh M, et al. Tracking the epidemiology of human genes in the literature: the HuGE Published Literature Database[J]. American Journal of Epidemiology, 2006, 164(1): 1-4.

[2] Yu Y, Yesupriya A, Clyne M, et al. HuGE Literature Finder. HuGE Navigator[Z/OL]. [2010-10-26]. http://www.hugenavigator.net/HuGENavigator/startPagePubLit.do.

[3] Little J, Khoury MJ, Bradley L, et al. The human genome project is complete. How do we develop a handle for the pump?[J]. American Journal of Epidemiology, 2003, 157(8): 667-673.

[4] Ioannidis JP, Bernstein J, Boffetta P, et al. A network of investigator networks in human genome epidemiology[J]. American Journal of Epidemiology, 2005, 162(4): 302-304.

[5] Ioannidis JP, Gwinn M, Little J, et al. A road map for efficient and reliable human genome epidemiology[J]. Nature Genetics, 2006, 38(1): 3-5.

[6] von Elm E, Egger M. The scandal of poor epidemiological research[J]. BMJ, 2004, 329(7471): 868-869.

[7] Yesupriya A, Evangelou E, Kavvoura FK, et al. Reporting of human genome epidemiology

(HuGE) association studies: an empirical assessment[J]. BMC Medical Research Methodology, 2008, 8: 31.

[8] Aljasir B, Ioannidis JP, Yurkiewich A, et al. Assessment of systematic effects of methodological characteristics on candidate genetic associations[J]. Human Genetics, 2013, 132(2): 167-178.

[9] Vandenbroucke JP, von Elm E, Altman DG, et al. Strengthening the Reporting of Observational Studies in Epidemiology (STROBE): explanation and elaboration[J]. Annals of Internal Medicine, 2007, 147(8): W163-W194.

[10] Daly AK. Candidate gene case-control studies[J]. Pharmacogenomics, 2003, 4(2): 127-139.

[11] Siontis KC, Patsopoulos NA, Ioannidis JP. Replication of past candidate loci for common diseases and phenotypes in 100 genome-wide association studies[J]. European Journal of Human Genetics, 2010, 18(7): 832-837.

[12] McCarthy MI, Abecasis GR, Cardon LR, et al. Genome-wide association studies for complex traits: consensus, uncertainty and challenges[J]. Nature Reviews Genetics, 2008, 9(5): 356-369.

[13] Pearson TA, Manolio TA. How to interpret a genome-wide association study[J]. JAMA, 2008, 299(11): 1335-1344.

[14] Hindorff LA, Junkins HA, Hall PN, et al. A catalog of published genome-wide association studies[Z/OL]. [2010-10-20]. www.genome.gov/gwastudies.

[15] Chu AY, Parekh RS, Astor BC, et al. Association of APOE polymorphism with chronic kidney disease in a nationally representative sample: a Third National Health and Nutrition Examination Survey (NHANES III) Genetic Study[J]. BMC Medical Genetics, 2009, 10: 108.

[16] Crawford DC, Sanders CL, Qin X, et al. Genetic variation is associated with C-reactive protein levels in the Third National Health and Nutrition Examination Survey[J]. Circulation, 2006, 114(23): 2458-2465.

[17] Keebler ME, Sanders CL, Surti A, et al. Association of blood lipids with common DNA sequence variants at 19 genetic loci in the multiethnic United States National Health and Nutrition Examination Survey III[J]. Circulation Cardiovascular Genetics, 2009, 2(3): 238-243.

[18] Myers RH, Schaefer EJ, Wilson PW, et al. Apolipoprotein E epsilon4 association with dementia in a population-based study: The Framingham study[J]. Neurology, 1996, 46(3): 673-677.

[19] Slooter AJ, Cruts M, Kalmijn S, et al. Risk estimates of dementia by apolipoprotein E genotypes from a population-based incidence study: the Rotterdam Study[J]. Archives of Neurology, 1998, 55(7): 964-968.

[20] Tang MX, Stern Y, Marder K, et al. The APOE-epsilon4 allele and the risk of Alzheimer disease among African Americans, whites, and Hispanics[J]. JAMA, 1998, 279(10): 751-755.

[21] Hivert MF, Manning AK, McAteer JB, et al. Association of variants in RETN with plasma resistin levels and diabetes-related traits in the Framingham Offspring Study[J]. Diabetes, 2009, 58(3): 750-756.

[22] Little J, Higgins JP, Ioannidis JP, et al. STrengthening the REporting of Genetic Association Studies (STREGA): an extension of the STROBE statement[J]. PLoS Medicine, 2009, 6(2): e22.

[23] Little J, Higgins JP, Ioannidis JP, et al. STrengthening the REporting of Genetic Association studies (STREGA)-an extension of the STROBE statement[M]. //Khoury MJ, Bedrosian SR, Gwinn M, et al. Human Genome Epidemiology. Building the Evidence for Using Genetic Information to Improve Health and Prevent Disease, 2nd. edn. New York: Oxford University Press, 2010: 188-214.

[24] Janssens AC, Ioannidis JP, van Duijn CM, et al. Strengthening the reporting of genetic risk prediction studies: the GRIPS statement[J]. BMJ, 2011, 342: d631.

[25] Janssens AC, Ioannidis JP, Bedrosian S, et al. Strengthening the reporting of Genetic RIsk Prediction Studies (GRIPS): explanation and elaboration[J]. Journal of Clinical Epidemiology, 2011, 64(8): e1-e22.

[26] McShane LM, Altman DG, Sauerbrei W, et al. Reporting recommendations for tumor marker prognostic studies (REMARK)[J]. Journal of the National Cancer Institute, 2005, 97(16): 1180-1184.

[27] Bossuyt PM, Reitsma JB, Bruns DE, et al. Towards complete and accurate reporting of studies of diagnostic accuracy: the STARD Initiative[J]. Annals of Internal Medicine, 2003, 138(1): 40-44.

[28] Bossuyt PM, Reitsma JB, Bruns DE, et al. The STARD statement for reporting studies of diagnostic accuracy: explanation and elaboration[J]. Annals of Internal Medicine, 2003, 138(1): W1-W12.

[29] Moher D, Schulz KF, Simera I, et al. Guidance for developers of health research reporting guidelines[J]. PLoS Medicine, 2010, 7(2): e1000217.

[30] Little J, Higgins JPT. The HuGENet™ HuGE Review Handbook, version 1. 0[Z/OL]. [2011-07-20] http://www.med.uottawa.ca/public-health-genomics/web/assets/documents/HuGE_Review_Handbook_V1_0.pdf.

[31] Higgins JP, Little J, Ioannidis JP, et al. Turning the pump handle: evolving methods for integrating the evidence on gene-disease association[J]. American Journal of Epidemiology, 2007, 166(8): 863-866.

[32] Ioannidis JP, Boffetta P, Little J, et al. Assessment of cumulative evidence on genetic associations: interim guidelines[J]. International Journal of Epidemiology, 2008, 37(1): 120-132.

[33] Khoury MJ, Bertram L, Boffetta P, et al. Genome-wide association studies, field synopses, and the development of the knowledge base on genetic variation and human diseases[J]. American Journal of Epidemiology, 2009, 170(3): 269-279.

[34] Bertram L, McQueen MB, Mullin K, et al. Systematic meta-analyses of Alzheimer disease genetic association studies: the AlzGene database[J]. Nature Genetics, 2007, 39(1): 17-23.

[35] Theodoratou E, Montazeri Z, Hawken S, et al. Systematic meta-analyses and field synopsis of genetic association studies in colorectal cancer[J]. Journal of the National Cancer Institute, 2012, 104(19): 1433-1457.

[36] Boffetta P, Winn DM, Ioannidis JP, et al. Recommendations and proposed guidelines for assessing the cumulative evidence on joint effects of genes and environments on cancer occurrence in humans[J]. International Journal of Epidemiology, 2012, 41(3): 686-704.

[37] Davidoff F, Batalden P, Stevens D, et al. Publication guidelines for improvement studies in health care: evolution of the SQUIRE Project[J]. Annals of Internal Medicine, 2008, 149(9): 670-676.

[38] Marcus E. Taming supplemental material[J]. Cell, 2009, 139(1): 11.

[39] Marcus E. 2010: a Publishing Odyssey[J]. Cell, 2010, 140(1): 9.

[40] Altman DG, Schulz KF, Moher D, et al. The revised CONSORT statement for reporting randomized trials: explanation and elaboration[J]. Annals of Internal Medicine, 2001, 134(8): 663-694.

[41] Moher D, Schultz KF, Altman D. The CONSORT statement: revised recommendations for improving the quality of reports of parallel-group randomized trials[J]. JAMA, 2001, 285(15): 1987-1991.

[42] Burton PR, Hansell AL, Fortier I, et al. Size matters: just how big is BIG?: Quantifying realistic sample size requirements for human genome epidemiology[J]. International Journal of Epidemiology, 2009, 38(1): 263-273.

[43] Knoppers BM, Fortier I, Legault D, et al. The Public Population Project in Genomics (P3G): a proof of concept?[J]. European Journal of Human Genetics, 2008, 16(6): 664-665.

[44] Stover PJ, Harlan WR, Hammond JA, et al. PhenX: a toolkit for interdisciplinary genetics research[J]. Current Opinion in Lipidology, 2010, 21(2): 136-140.

[45] Fortier I, Burton PR, Robson PJ, et al. Quality, quantity and harmony: the DataSHaPER approach to integrating data across bioclinical studies[J]. International Journal of Epidemiology, 2010, 39(5): 1383-1393.

[46] Cordell HJ. Detecting gene-gene interactions that underlie human diseases[J]. Nature Reviews Genetics, 2009, 10(6): 392-404.

[47] Thomas D. Methods for investigating gene-environment interactions in candidate pathway and genome-wide association studies[J]. Annual Review of Public Health, 2010, 31: 21-36.

[48] Wain LV, Armour JA, Tobin MD. Genomic copy number variation, human health, and disease[J]. Lancet, 2009, 374(9686): 340-350.

[49] Tucker T, Marra M, Friedman JM. Massively parallel sequencing: the next big thing in genetic medicine[J]. American Journal of Human Genetics, 2009, 85(2): 142-154.

[50] Astle W, Balding DJ. Population structure and cryptic relatedness in genetic association studies[J]. Statistical Science, 2009, 24(4): 451-471.

[51] Dadd T, Weale ME, Lewis CM. A critical evaluation of genomic control methods for genetic association studies[J]. Genetic Epidemiology, 2009, 33(4): 290-298.

[52] Price AL, Zaitlen NA, Reich D, et al. New approaches to population stratification in genome-wide association studies[J]. Nature Reviews Genetics, 2010, 11(7): 459-463.

[53] Minelli C, Thompson JR, Abrams KR, et al. How should we use information about HWE in

the meta-analyses of genetic association studies?[J]. International Journal of Epidemiology, 2008, 37(1): 136-146.

[54] Yurkiewich AJ. An analysis of genome-wide association studies to produce evidence useful in guiding their reporting and synthesis[M]. Ottawa: University of Ottawa, 2012: 1-181.

译者：卓文磊，陆军军医大学第二附属医院肿瘤科
审校：任梦娟，兰州大学公共卫生学院
　　　刘萧，兰州大学公共卫生学院

第十九章 诊断准确性研究报告规范

Patrick M.M. Bossuyt

Department of Clinical Epidemiology & Biostatistics, Academic Medical Center, University of Amsterdam, Amsterdam, the Netherlands

时间表

报告指南名称	共识会议日期	报告指南发表时间
《诊断准确性研究报告规范》（*STARD*）	2000年9月16~17日	2003年1月

一、历史与研发

　　医学检查与医疗保健中的其他所有干预措施一样，在引入实践之前，以及对其价值心存疑虑时，都应该进行细致的评估。总体上，医学领域中检查评估的方法不如药物或其他形式治疗的评估方法发达[1-2]。评估诊断性检查的关键步骤之一是评估其准确性，即该检测鉴别有病和无病个体的能力，或者更宽泛地来说，区分有无目标状况的能力[3]。长期以来，人们认为检查的灵敏度和特异度是稳定的诊断性能指标。近年来，越来越多的证据表明，诊断灵敏度和特异度与患者病史、性别、已有的检查结果有关，其结果在各个亚组中不相同[4-5]。另外，在过去的几十年里，我们对检查准确性试验中偏倚的来源也逐渐有了深入的了解[6-8]。

　　由于检查准确性可能因人而异，因此阅读诊断准确性试验论文的读者必须能够明白研究的纳入标准和排除标准，并清楚合格患者的入选过程。因为诊断准确性试验的设计和实施过程中的缺陷会引入偏倚，所以读者应该被充分告知研究的设计和实施方案。

　　1999年，在罗马召开的Cochrane学术研讨会上，Cochrane诊断和筛查方法工作组讨论了方法学质量低及报告不规范的诊断准确性研究。CONSORT声明的启动无疑成功地改进了随机对照试验的报告质量，受此启发，该小组开始为诊断准确性研究开发类似的声明：STARD。

　　STARD指导委员会提出了这一倡议，并开始广泛检索文献。他们从文献中提取了75条可能会被列入最终清单的建议。随后，STARD指导委员会于2000年9月在阿姆斯特丹召开了一次共识会议，邀请的参会人员包括研究人员、编辑、方法学家和专业组织。在本次会议中，与会者对条目进行了删减和合并，形成了最终的25项清单（表19-1）。此外，STARD小组还投入大量的精力，开发出了诊断准确性研究的流程图雏形（图19-1）。该流程图提供了受试者招募方法、执行检查的顺序、接受待评价检查和金标准的人数、诊断结果为阳性和阴性的人数，以及无法确定诊断结果的人数等信息。该流程图直截了当地展示了研究设计和参与者招募流程这两个重要信息。

表19-1　诊断准确性研究的STARD报告清单

条目	条目编号	描述
标题/摘要/关键词	1	标明这篇文章是诊断准确性研究（推荐MeSH词：灵敏度和特异度）
引言	2	陈述研究问题或研究目标，如评估诊断准确性，或者比较不同检查之间或不同受试者之间的准确性
方法		
受试者	3	研究人群：纳入标准和排除标准，收集数据的场所和地点
	4	受试者招募：招募是基于呈现的症状，先前的检查结果？还是基于受试者接受了待评价检查或参考标准的事实？
	5	受试者招募：研究人群是基于第3项和第4项中的选择标准连续招募到的吗？如果不是，请进一步说明如何选择受试者
	6	数据收集：数据收集是在待评价检查和参考标准执行之前（前瞻性研究）还是之后（回顾性研究）进行的？
检查方法	7	参考标准及其原理
	8	所涉及的材料和方法的技术规范，包括如何进行测量，以参考文献说明检查和参考标准
	9	待评价检查和参考标准的单位、截断值和（或）分类的定义和原理
	10	待评价检查和参考标准的执行者或数据读取人员数量、培训和专业特长

条目	条目编号	描述
	11	其他检查的结果是否对待评价检查和参考标准的执行者设盲，描述执行者可获得的任何其他临床信息
统计方法	12	计算或比较诊断准确性的方法，以及用来量化不确定性的统计方法（如95%置信区间）
	13	如果有的话，请描述计算试验重复性的方法
结果		
受试者	14	研究何时开展，包括招募开始和截止的日期
	15	研究人群的临床和人口学特征（至少包括年龄、性别、症状表现）
	16	在符合纳入标准的受试者中，接受和（或）接受待评价检测和（或）参考标准的人数；描述受试者未接受这两项检测的原因（强烈推荐使用流程图）
检测结果	17	待评价检查和参考标准的时间间隔，以及期间进行的任何治疗
	18	疾病组患者中目标疾病严重程度的分布（定义标准）；对照组患者中的诊断状况
	19	根据参考标准结果，制定出待评价检查结果的交叉表（包括不确定和缺失结果）；结果为连续变量的待评价检查，根据参考标准分别展示其分布状况
	20	进行待评价检查和参考标准诊断时所产生的任何不良事件
评价	21	诊断准确性的估计值和统计不确定性的测量（如95%置信区间）
	22	如何处理待评价检查中的不确定结果、缺失数据和离群值
	23	如果完成，报告不同受试者、判读者和中心之间的诊断准确性的变异
	24	如果完成，评估检查的可重复性
结果	25	讨论研究结果的临床适用性

　　许多潜在的用户实地测试了清单和流程图的最初版本。清单被放在CONSORT网站上并征集意见。STARD指导委员会还通过电子邮件将清单和流程图发送不同的学术组织。STARD指导委员会制定了最终版的、仅有一页的清单，于2003年1月公之于众。STARD声明还附有一份单独的解释和说明文件，解释了每个条目的含义和原理，并简要总结了已有的证据[9,10]。

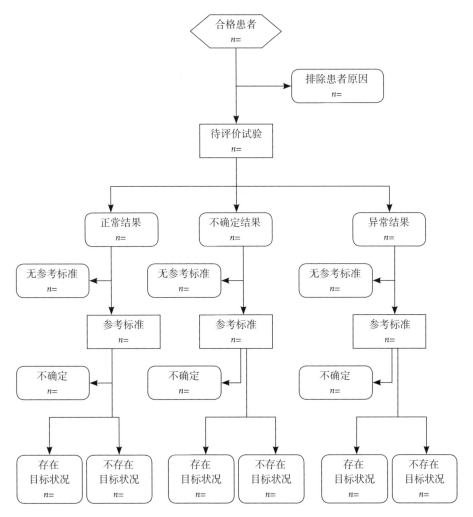

图19-1 诊断准确性研究的模板流程图

二、何时使用该报告指南（涵盖哪些类型的研究）

*STARD*声明的目的是提高诊断准确性研究报告的准确性和完整性，让读者能够评估研究中可能存在的偏倚，并评估其可推广性。

诊断准确性通常以该检查的灵敏度和特异度来衡量，即该检查在患病人群中正确诊断的比例，以及从无病人群中正确排除的比例。诊断准确性也有其他的性能指标，如阳性预测值和阴性预测值、似然比、诊断优势比等。或者当存在多个诊断界点时，使用受试者工作特征曲线下面积来反映检查的诊断准确性[3]。

在典型的诊断准确性研究中，应首先定义一群特征明确的研究对象，并采用招募的方式募集患者，然后让这些受试者接受目标检查（也就是待评价检查）和临床参考标准（也就是目前认为最佳的可以确定患者是否有目标状况的方法）。如临床参考标准无误，则通常可以被视为金标准。

三、当前版本

STARD报告规范于2003年发表在7种主要的综合性和专业学术顶级期刊中。这些杂志包括*Annals of Internal Medicine*、*Radiology*、*BMJ*和*Clinical Chemistry*等。随后，也在其他多种期刊上进行了发表[11-24]。这些文件也可以在多个网站上找到，包括*Clinical Chemistry*、*CONSORT*网站及*STARD*网站（见www.stard-statement.org）。

到目前为止，清单还不需要更新。

译者注：STARD清单在2015年进行了更新，新版的STARD增加了一些条目，详见EQUATOR协作网（https://www.equator-network.org/reporting-guidelines/stard/）。相关论文及释义文件已经在*Clinical Chemistry*、*BMJ*等杂志上刊登。由于本书是在2015年前出版的，所以此处标注为尚未更新。

四、历史版本

无。

五、需要关注的扩展版

STARD清单没有扩展版。

STARD小组认为，诊断准确性研究的报告清单最好制定成通用的，而不是每个领域都制定不同的清单，这样更容易被作者、审稿人和期刊编辑所接受。

一些论文也在讨论将STARD报告规范应用于特定类型的诊断试验，如病史和体格检查[25]。

六、相关活动

医学检查和生物标志物的用途有很多，不仅仅限于诊断。一旦我们对治疗观察指标、病情监测指标、筛查试验和其他类型试验的偏倚和变异来源有了更深入的了解，将会有更多的清单被开发出来。目前，一份关于肿瘤标志物预后研究的清单已经被开发出来了[26]。

七、如何有效使用报告指南

作者可以使用清单来评估诊断准确性研究报告的完整性和透明性。编辑也可以使用该清单来达到同样的目的。一些期刊,如*Clinical Chemistry*,在处理新投稿件之前要求作者提交该清单。审稿人也会使用清单、解释和说明文件来判断稿件中不完整或不清楚的部分,并建议提高论文透明度。清单还可用于评估诊断准确性研究的基金申请标书和研究计划书的完整性。

八、指南的有效性

一项早期的研究对2000年(*STARD*发表之前)和2004年(*STARD*发表之后)发表在高影响力期刊上的265项诊断准确性研究进行了评估,发现在*STARD*声明发表后,诊断准确性研究论文的报告质量有了一定的提高。2004年发表的论文平均报道了25个*STARD*条目中的14个[27]。

其他对*STARD*的调查也表明该声明还有很大的改进空间。Fontela等研究了2004—2006年发表的90项评估商业化试剂盒诊断结核病、疟疾和人类免疫缺陷病毒的诊断准确性试验[28],发现这些研究报告质量欠佳,普遍为中等或较低,无人提及*STARD*。Wilczynski从*STARD*声明抽取了一些条目评价了2001—2005年发表的240项诊断准确性研究,发现这些条目的报告率并无明显的变化[29]。Coppus等分析了生殖医学领域1999年发表的24篇,以及2004年发表的27篇诊断准确性论文[30]。报道了50%以上的*STARD*条目的研究不到一半。*STARD*不受重视的原因之一可能是稿件处理过程中运用该声明的方式。Smidt等选取了经常发表诊断准确性研究的前50本顶级期刊,并分析了每本期刊官网上的稿约,提取了所有涉及*STARD*或其他关于诊断准确性研究报告的文本,发现采用*STARD*声明的期刊对该声明的描述有较大差别,大多数采用*STARD*的期刊都提到了*STARD*声明,但没有描述它们对准确使用*STARD*声明的期望标准[31]。

九、认可与遵守

*STARD*文件出版的同时还附带发表了几篇评论性文章,并附有编辑及编委会的支持声明[32-38]。到目前为止,已有20多种期刊刊发了这一声明,约120种期刊官方支持*STARD*报告指南,并鼓励作者和审稿人使用这些报告指南(在*STARD*网站上可以找到支持期刊的完整名单http://www.stard-statement.org/)。

十、注意事项和局限性(包括范围)、错误和(或)误解

*STARD*声明的初衷是为诊断试验开发的。诊断是医学检查最显而易见的目

的，即通常所谓的"诊断学"。但检查还有许多其他目的，如治疗方案的选择和监测。STARD中的许多原则，以及清单中的大部分条目，可能同样适用于其他形式的检查，但是STARD没有涵盖这些其他目的。针对其他形式的检查的评估，应考虑加入偏倚的特定来源，以及其他类型的研究设计。

十一、制定者首推的内容

与已经写入教科书的检查不同，一项用于诊断的医学检查的准确性并不是一成不变的，它只是描述了该检查在特定场景下的性能。因此，一个很重要的问题就是，当我们对一项检查的灵敏度、特异度或其他诊断准确性指标进行评估时，就必须清晰地描述如何招募研究对象、在何处招募，以及这些研究对象此前接受了何种检查。

诊断准确性研究中最重要的偏倚来源是受试者所经历的诊断流程，即所有纳入的受试者是否都接受了临床参考标准？是否只使用了同一个参考标准？使用流程图告知读者，受试者经历的诊断流程是非常重要的。

对检查准确性的评估不仅因患者群体和场景而异，也因偏倚风险而异，同时还受随机误差的影响。大多数关于检查准确性的研究样本量很少，并且提供了匹配的估计值、灵敏度和特异度、阳性预测值和阴性预测值、阳性似然比和阴性似然比等。这些估计值应附带统计不确定性的指标，如置信区间。

十二、未来计划

STARD小组计划开发一个更为全面的网站，以展示开发STARD声明的初衷和理念。该网站将有简短的教程、讲座和其他教学材料，可以用来向不同领域的学生和专业人士传授检查准确性方面的知识。

新网站还将为审稿人和编辑提供工具，如期刊稿约中的样板文本和模板，以指出作者报告不完整的地方，并提供提高稿件透明度和完整性的方法。

参考文献

[1] Straus SE. Bridging the gaps in evidence based diagnosis[J]. BMJ, 2006, 333(7565): 405-406.

[2] Knottnerus JA, van WC, Muris JW. Evaluation of diagnostic procedures[J]. BMJ, 2002, 324(7335): 477-480.

[3] Bossuyt PM. Interpreting diagnostic test accuracy studies[J]. Seminars in Hematology, 2008, 45(3): 189-195.

[4] Moons KG, Deckers JW, Habbema JD, et al. Limitations of sensitivity, specificity, likelihood ratio, and Bayes' theorem in assessing diagnostic probabilities: a clinical example[J]. Epidemiology, 1997, 8(1): 12-17.

[5] Hlatky MA, Pryor DB, Harrell FE Jr, et al. Factors affecting sensitivity and specificity of exercise electrocardiography. Multivariable analysis[J]. Am J Med, 1984, 77(1): 64-71.

[6] Whiting P, Rutjes AW, Reitsma JB, et al. Sources of variation and bias in studies of diagnostic accuracy: a systematic review[J]. Ann Intern Med, 2004, 140(3): 189-202.

[7] Lijmer JG, Mol BW, Bonsel GJ, et al. Empirical evidence of design-related bias in studies of diagnostic tests[J]. JAMA, 1999, 282(11): 1061-1066.

[8] Rutjes AW, Reitsma JB, Di Nisio M, et al. Evidence of bias and variation in diagnostic accuracy studies[J]. CMAJ, 2006, 174(4): 469-476.

[9] Bossuyt PM, Reitsma JB, Bruns DE, et al. The STARD statement for reporting studies of diagnostic accuracy: explanation and elaboration[J]. Ann Intern Med, 2003, 138(1): W1-W12.

[10] Bossuyt PM, Bruns DE, Reitsma JB, et al. The STARD statement for reporting studies of diagnostic accuracy: explanation and elaboration[J]. Clinical Chemistry, 2003, 49(1): 7-18.

[11] Bossuyt PM, Reitsma JB. The STARD initiative[J]. Lancet, 2003, 361(9351): 71.

[12] Bossuyt PM, Reitsma JB, Bruns DE, et al. Towards complete and accurate reporting of studies of diagnostic accuracy: the STARD initiative. The Standards for Reporting of Diagnostic Accuracy Group[J]. Croat Med J, 2003, 44(5): 635-638.

[13] Bossuyt PM, Reitsma JB, Bruns DE, et al. Towards complete and accurate reporting of studies of diagnostic accuracy: the STARD initiative[J]. Clin Radiol, 2003, 58(8): 575-580.

[14] Bossuyt PM, Bruns DE, Reitsma JB, et al. Towards complete and accurate reporting of studies of diagnostic accuracy: the STARD initiative[J]. Annals of Clinical Biochemistry, 2003, 40(Pt 4): 357-363.

[15] Bossuyt PM, Bruns DE, Reitsma JB, et al. Towards complete and accurate reporting of studies of diagnostic accuracy: the STARD initiative[J]. American Journal of Roentgenology, 2003, 181(1): 51-55.

[16] Bossuyt PM, Bruns DE, Reitsma JB, et al. Toward complete and accurate reporting of studies of diagnostic accuracy: the STARD initiative[J]. Academic Radiology, 2003, 10(6): 664-669.

[17] Bossuyt PM, Bruns DE, Reitsma JB, et al. Reporting studies of diagnostic accuracy according to a standard method: the Standards for Reporting of Diagnostic Accuracy (STARD)[J]. Nederlands tijdschrift voor geneeskunde, 2003, 147(8): 336-340.

[18] Bossuyt PM, Bruns DE, Reitsma JB, et al. Towards complete and accurate reporting of studies of diagnostic accuracy: the STARD initiative[J]. Clinical Chemistry and Laboratory Medicine, 2003, 41(1): 68-73.

[19] Bossuyt PM, Bruns DE, Reitsma JB, et al. Towards complete and accurate reporting of studies of diagnostic accuracy: the STARD initiative[J]. Clinical Biochemistry, 2003, 36(1): 2-7.

[20] Bossuyt PM, Bruns DE, Reitsma JB, et al. Toward complete and accurate reporting of studies of diagnostic accuracy. The STARD initiative[J]. American Journal of Clinical Pathology, 2003, 119(1): 18-22.

[21] Bossuyt PM, Bruns DE, Reitsma JB, et al. Towards complete and accurate reporting of studies of diagnostic accuracy: the STARD Initiative[J]. Annals of Internal Medicine, 2003, 138(1): 40-44.

[22] Bossuyt PM, Bruns DE, Reitsma JB, et al. Towards complete and accurate reporting of

studies of diagnostic accuracy: the STARD Initiative[J]. Radiology, 2003, 226(1): 24-28.

[23] Bossuyt PM, Bruns DE, Reitsma JB, et al. Towards complete and accurate reporting of studies of diagnostic accuracy: the STARD initiative[J]. BMJ, 2003, 326(7379): 41-44.

[24] Bossuyt PM, Bruns DE, Reitsma JB, et al. Towards complete and accurate reporting of studies of diagnostic accuracy: the STARD initiative. Standards for Reporting of Diagnostic Accuracy[J]. Clinical Chemistry, 2003, 49(1): 1-6.

[25] Simel DL, Rennie D, Bossuyt PM. The STARD statement for reporting diagnostic accuracy studies: application to the history and physical examination[J]. Journal of General Internal Medicine, 2008, 23(6): 768-774.

[26] McShane LM, Altman DG, Sauerbrei W, et al. Reporting recommendations for tumor marker prognostic studies (REMARK)[J]. Journal of the National Cancer Institute, 2005, 97(16): 1180-1184.

[27] Smidt N, Rutjes AWS, Bouter LM, et al. The quality of diagnostic accuracy studies since the STARD statement: has it improved?[J]. Neurology, 2006, 67(5): 792-797.

[28] Fontela PS, Pai NP, Schiller L, et al. Quality and reporting of diagnostic accuracy studies in TB, HIV and malaria: evaluation using QUADAS and STARD standards[J]. PLoS ONE, 2009, 4(11): e7753.

[29] Wilczynski NL. Quality of reporting of diagnostic accuracy studies: no change since STARD statement publication-before-and-after study[J]. Radiology, 2008, 248(3): 817-823.

[30] Coppus SF, Veen FV, Bossuyt PM, et al. Quality of reporting of test accuracy studies in reproductive medicine: impact of the Standards for Reporting of Diagnostic Accuracy (STARD) initiative[J]. Fertility and Sterility, 2006, 86(5): 1321-1329.

[31] Smidt N, Overbeke J, Bossuyt P, et al. Endorsement of the STARD Statement by biomedical journals: survey of instructions for authors[J]. Clinical Chemistry, 2007, 53(11): 1983-1985.

[32] Gatsonis C. Do we need a checklist for reporting the results of diagnostic test evaluations? The STARD proposal[J]. Academic Radiology, 2003, 10(6): 599-600.

[33] Hansell DM, Wells AU. Towards complete and accurate reporting of studies of diagnostic accuracy: the STARD initiative[J]. Clinical Radiology, 2003, 58(8): 573-574.

[34] McQueen M. Evidence-based laboratory medicine: addressing bias, generalisability and applicability in studies on diagnostic accuracy. The STARD initiative[J]. Clinical Chemistry and Laboratory Medicine, 2003, 41(1): 1.

[35] McQueen MJ. The STARD initiative: a possible link to diagnostic accuracy and reduction in medical error[J]. Annals of Clinical Biochemistry, 2003, 40(Pt 4): 307-308.

[36] Meyer GJ. Guidelines for reporting information in studies of diagnostic test accuracy: the STARD initiative[J]. Journal of Personality Assessment, 2003, 81(3): 191-193.

[37] Price CP. Improving the quality of peer reviewed literature on diagnostic tests: the STARD initiative[J]. Clinica Chimica Acta, 2003, 334(1-2): 1-3.

[38] Rennie D. Improving reports of studies of diagnostic tests: the STARD initiative[J]. JAMA, 2003, 289(1): 89-90.

译者：闫志，内蒙古医科大学
　　　郑文琪，内蒙古医科大学附属医院检验科
　　　胡志德，内蒙古医科大学附属医院检验科
审校：张先卓，兰州大学第一临床医学院/兰州大学基础医学院循证医学
　　　中心
　　　罗旭飞，兰州大学基础医学院循证医学中心

相关阅读

扫码或通过下方链接观看本章作者
Patrick M.M. Bossuyt教授专访文章
http://www.thesuper.org/interviews/3

第二十章　调查报告指南

Jeremy Grimshaw

Ottawa Hospital Research Institute and University of Ottawa, Ottawa, ON, Canada

时间表

报告指南拟议名称	注释	共识会议日期	报告指南发表时间
调查报告指南（*SURGE*）	制订中	待确定	指南制定的背景论文已发表[22]

一、正在制订的指南名称

《调查报告指南》（*The Survey Reporting Guideline*，*SURGE*）主要可为使用自填式的邮寄调查法收集信息的研究人员提供指导。

二、发展历程/概述

健康和卫生服务研究经常使用调查的方式从特定的群体中收集定量和定性信息。现有的许多文献表明，调查研究使用的方法可明显影响调查结果的有效性、可靠性和普遍性[1-2]。

对于调查研究而言，虽然目前已有许多工作流程和管理规范（其中最出名的为Dillman的Tailored Design Method）[3]，但是仍缺乏有效的调查研究的报告标准[4-5]。如果报告方式和（或）报告内容缺乏一致性，则很难或无法判断调查质量的好坏。

为此，指南制定小组（以下简称小组）开展了这项调查研究报告指南制定的必要的基础工作，此处将描述该项工作的3个阶段。首先，为了搜集现有的与调查研究报告有关的指南或质量标准，以及评估调查研究质量的研究，小组对文献进行了系统评价。结果表明，虽然一些标准为调查研究报告提供了指导，但是目前仍缺乏经过验证的指南。其次，在系统评价的基础上，小组制定了一个包含33个条目的评估工具，并对其进行初步的检验，从而筛选出调查报告规范中最重要的条目。最后，小组把此工具应用于健康和卫生服务领域里一些已经发表且有代表性的论文中验证。

三、何时使用该指南（包括哪些类型的研究）

这份正在制订中的SURGE文件旨在报告健康和卫生服务领域的调查研究结果时使用。SURGE对许多群体均有帮助。比如需要审查调查研究相关稿件的作者、同行评议专家和编辑，以及需要评估调查报告有效性的读者。此外，该指南也适用于其他领域的调查研究，如心理学和社会学等常采用调查法。

四、制定流程

渥太华医院研究所的研究人员提议制订SURGE。随后组建了SURGE研究执行小组，并举行了一系列的会议。

现有指南建议，制定报告指南前应进行一系列的准备活动，包括确定制定小组的成员、查阅现有的全部指南、通过系统评价对相关领域的报告指南质量予以评价，以及产生一份初步考虑的条目清单[6]。根据这些建议，小组采用了一个三阶段的方法。

（1）根据如下方式检索文献，检索范围包括现有的指南、标准和（或）对调查报告进行分析的实证性研究：①系统检索已发表的且经过同行评议的文献；②查找期刊的作者须知。

（2）制定和试行一套调查研究报告的质量评估标准。

（3）将质量评估标准应用于具有代表性的调查研究论文中。

小组把工作内容限定在健康科学领域文献的自填式的邮寄调查法，并定义调查为"针对某一特定主题，通过询问研究对象，采用标准化和定义明确的数据收集方式收集信息的一种研究方法"。一般在感兴趣的样本人群里收集信息，并通过分析这些信息，进一步推广到更大的总体人群里[7-8]。尽管此种调查方式不包括面对面、电话、网络等其他调查方法，小组仍希望该指南可以成为制定其他类型调查指南的基础。

（一）检索文献

1. 调查报告指南和评估调查报告质量的实证性研究的系统评价

　　小组进行了一项系统评价来确定以下两个方面的内容：①现有的且经过验证的调查研究报告指南和（或）与调查研究报告有关的重要指标；②评估调查研究报告质量的实证性研究。

　　下表描述了首次检索的结果，该结果提供了4份独立但未被验证的检查清单，包括38个不同报告条目（表20-1）[9-12]。小组把这些条目划分为8大主题：背景、方法、样本选择、研究工具、结果、应答率、解释和讨论，以及伦理和披露声明。

表20-1　为调查研究报告提供指导的4份检查清单包含的条目

条目	包含此条目的清单数量
背景	
研究方法的论证	3
背景文献综述	2
明确的研究问题	3
明确的研究目的	3
方法	
数据分析的方法说明	3
问卷管理的方法	3
数据收集的地点	3
数据收集的日期	1
联系的次数和方式	3
可重复且详尽的方法学描述	2
可靠性证据	1
有效性证据	1
核实数据输入的方法	1
编码本的使用	2
样本选择	
样本量的计算	3
代表性	4
样本选择的方法	3
总体和样本的描述	1

续表20-1

条目	包含此条目的清单数量
研究工具	
研究工具的描述	4
研究工具的开发说明	2
工具的预测	2
工具的有效性和可靠性	3
评分方法	2
结果	
研究结果的呈现	2
结果和目标的对应	2
清晰地描述结果所采用的样本	2
普遍性	2
应答率	
应答率的说明	4
如何计算应答率	2
讨论无应答偏差	1
对所有调查对象进行解释说明	2
解释和讨论	
解释和讨论结果	3
结论和建议	2
局限性	2
伦理和披露说明	
内容	2
赞助者	2
伦理批准	1
伦理审查证据	1

小组检索到了8篇评估调查研究报告质量的实证研究，其中5篇探讨了应答率的相关报告[13-17]，3篇评估了调查研究中的无应答分析的相关报告[14-18]，2篇评估了其研究工具的适用程度[19-20]。总之，8篇论文都表明，这些领域的报告质量均不理想。

2. 检索期刊的作者须知

为了确定是否有期刊对开展调查研究的作者提供指导，小组检索了一些高影响因子医学期刊的官网。采用Altman的抽样方法[21]，小组从33个医学专业性期刊中选择了5个顶级期刊，从165个全科医学和内科学期刊中选择了15个顶级期刊。小组发现大多数的期刊（90%）没有提及调查研究报告或没有给调查研究报告提供指导意见[在137个实际刊登过调查研究论文的期刊中，这个比例（88%）基本没有变化]。

只有17/165（10%）的期刊包含如下的一个或多个关键词"调查""问卷""应答率""无应答者"。其中，6个期刊在作者须知里包含"调查"，但是没有给调查研究报告提供指导（该关键词用于说明调查是否为期刊接收的研究设计类型）。8个仅提供了对调查研究的一个简短的段落或说明，他们认为：调查论文应该报告应答率（$n=6$）、提供调查研究方法的参考文献（$n=1$），或者应该包括作者"考虑"应答率和无应答偏倚的说明（$n=1$）。剩下的3个作者须知里提供了多项指导说明（其中的两项包含了同样的文本），然而提供的指导有限（仅包含110~130个单词），均未涉及小组的文献检索范围以外的条目。

（二）制定和检验一套调查研究报告的质量评估标准

由于没有找到经过验证的调查研究指南，小组制定了一套调查研究报告的质量评估指南，并将其应用于有代表性的调查研究报告中。

在首个阶段确定的38个条目中，考虑到出现在文献中的频率和执行小组的共识，小组选择了32个条目作为调查研究报告最关键的指标。32个条目被编制和归类为一个评估工具草案，由执行小组对其进行反复的评价和修改。再由两名研究人员基于方便抽样的原则选择一些调查研究论文，将该工具草案在这些论文里进行检验。经过小组讨论达成共识后，对条目进行增加、修改或删除。最后修订为具有33个条目的最终版草案，由执行小组批准（表20-2）。

表20-2 数据提取和质量控制

条目	描述
题目和摘要	是否在题目和（或）摘要中体现了研究的设计？
前言	是否介绍了相关领域之前的研究，并解释这项研究的必要性？
	是否介绍了研究的目的或目标？
方法	
研究工具	是否描述了调查问卷？
	使用现有的测量工具时，是否介绍了其心理测量特性？
	使用现有的测量工具时，是否引用了原始工作的参考文献？
	如果使用新的测量工具，是否介绍了该工具开发和预试的过程？
	如果使用新的测量工具，是否报告了该工具的有效性和可靠性？
	是否对评分过程进行了描述？
样本选择	是否描述了调查人群？
	作者是否提供了样本量？
	是否提供了计算样本量的基本原理/理由？
调查管理	管理模式是什么？
	作者是否说明了联系研究对象的方式，以及尝试联系的次数（比如，通过信件或电话预通知、明信片提醒、使用带有提醒信息的重复问卷）？
	是否提供了激励措施？（金钱或其他）
	是否描述了谁联系的潜在参与者（比如，是谁签署了调查说明或附言）？
分析	是否描述了数据分析的方法？
	是否提供了分析无应答偏倚的方法？
	是否提供了计算应答率的方法？
	是否提供了完成和部分完成的定义？
	是否提供了缺失值的处理方法？
结果	是否报告了应答率？
	是否对所有的调查对象进行了解释说明？
	是否描述了应答者和无应答者之间的差异？
	是否清晰地展示了结果？
	结果是否满足了研究目标？

续表20-2

条目	描述
讨论	是否针对研究目的总结研究结果？
	是否说明了研究的优点？
	是否说明研究的局限性（考虑误差或不准确的潜在原因）？
	是否详细地描述了普遍性（外部有效性）？
伦理质量指标	是否报告了研究经费？
	是否报告了伦理委员会的审查报告？
	是否报告了受试者知情同意的过程？

（三）将质量评估标准应用于具有代表性的调查研究论文中

从4个健康研究领域（健康科学、公共卫生、全科/内科医学和医学信息学）里，选择排名前15的顶级期刊（根据影响因子）。小组的主要目标是检索2008年1月—2009年2月在以上期刊发表的至少100份调查报告。

共有117篇论文符合入选标准，小组发现这些报告的指标存在很大的差异。值得注意的是，34%的研究缺乏对调查工具的描述，75%没有在文章或可访问的文件中提供调查问题，75%没有报告调查工具的有效性或可靠性，以及54%没有说明研究使用的调查工具的评分方法，89%没有提供样本对于总体的代表性描述，35%没有说明联系研究对象的方式或者尝试联系的次数；20%没有明确地说明调查管理的模式（可根据论文里对其他方法的描述确定管理模式）。11%报告了缺失数据的处理方法，25%提供了应答率的定义。

五、未来的计划

小组发现目前缺乏经过验证的调查研究报告指南，并且已经发表的自填式的调查研究报告质量并不理想。并且，在调查研究论文中，关键的方法论细节往往没有得到报告，或者没有得到足够详细的报告。针对调查研究的报告指南可能有助于提高健康和卫生服务这一重要领域研究的报告质量。因此，小组打算在研究结果的基础上，进一步推进SURGE的制订。小组计划组织相关人员，召开一次共识会议，并遵循共识进一步迭代制定、验证、发表和评估指南及其影响。

六、有效性指南的证据

长远来看，小组计划探讨*SURGE*的使用与调查研究报告质量提高的关联性。

参考文献

[1] McColl E，Jacoby A，Thomas L，et al. Design and use of questionnaires：a review of best practice applicable to surveys of health service staff and patients[J]. Health Technology Assessment，2001，5(31)：1-256.

[2] Edwards P. Questionnaires in clinical trials：guidelines for optimal design and administration[J]. Trials，2010，11：2.

[3] Dillman DA. Mail and Internet Surveys：The Tailored Design Method[M]. Hoboken：John Wiley & Sons，Inc，2007.

[4] EQUATOR Network Website[Z/OL]. [2009-10] http://www.equator-network.org.

[5] Bennett C，Khangura S，Brehaut J，et al. Reporting Guidelines for Surveys：Limited Guidance and Little Adherence[R]. Sixth International Congress on Peer Review and Biomedical Publication，2009.

[6] Moher D，Schulz K，Simera I，et al. Guidance for Developers of Health Research Reporting Guidelines[J]. PLos Medicine，2010，7(2)：e1000217.

[7] Groves RM，Fowler FJ，Couper MP，et al. An Introduction to Survey Methodology[M]. Hoboken：John Wiley & Sons，Inc，2004.

[8] Aday LA，Cornelius LJ. Designing and Conducting Health Surveys：A Comprehensive Guide[M]. San Francisco：Jossey-Bass，2006.

[9] Kelley K，Clark B，Brown V，et al. Good practice in the conduct and reporting of survey research[J]. International Journal for Quality in Health Care，2003，15(3)：261-266.

[10] Draugalis JR，Coons SJ，Plaza CM. Best Practices for survey research reports：a synopsis for authors and reviewers[J]. American Journal of Pharmaceutical Education，2008，72(1)：11.

[11] Huston P. Reporting on surveys：information for authors and peer reviewers[J]. Canadian Medical Association Journal，1996，154(11)：1695-1704.

[12] AAPOR. American Association of Public Opinion Research (AAPOR)[Z/OL]. www.aapor.org.

[13] Badger F，Werrett J. Room for improvement? Reporting response rates and recruitment in nursing research in the past decade[J]. Journal of Advanced Nursing，2005，51(5)：502-510.

[14] Asch DA，Jedrziewski MK，Christakis NA. Response rates to mail surveys published in medical journals[J]. Journal of Clinical Epidemiology，1997，50(10)：1129-1136.

[15] Cummings SM，Savitz LA，Konrad TR. Reported response rates to mailed physician questionnaires[J]. Health Services Research，2001，35(6)：1347-1355.

[16] Johnson T，Owens L. Survey Response Rate Reporting in the Professional Literature[R]. American Association for Public Opinion Research-Section on Survey Research Methods，2003.

[17] Smith TW. Reporting survey nonresponse in academic journals[J]. International Journal of Public Opinion Research，2002，14(4)：469-474.

[18] Werner S, Praxedes M, Kim H. The reporting of nonresponse analyses in survey research[J]. Organizational Research Methods, 2007, 10(2): 287-295.

[19] Schilling LM, Kozak K, Lundahl K, et al. Inaccessible novel questionnaires in published medical research: hidden methods, hidden costs[J]. American Journal of Epidemiology, 2006, 164(12): 1141-1144.

[20] Rosen T, Olsen J. Invited commentary: the art of making questionnaires better[J]. American Journal of Epidemiology, 2006, 164(12): 1145-1149.

[21] Altman DG. Endorsement of the CONSORT statement by high impact medical journals: survey of instructions for authors[J]. BMJ, 2005, 330(7499): 1056-1057.

[22] Bennett C, Khangura S, Brehaut JC, et al. Reporting guidelines for survey research: an analysis of published guidance and reporting practices[J]. PLoS Med, 2011, 8(8): e1001069.

译者：张啸，首都医科大学附属北京儿童医院，国家儿童肿瘤监测中心

审校：张先卓，兰州大学第一临床医学院/兰州大学基础医学院循证医学中心

罗旭飞，兰州大学基础医学院循证医学中心

第二十一章　定性研究报告的统一标准

Andrew Booth[1], Karin Hannes[1], Angela Harden[1], Jane Noyes[2], Janet Harris[1], Allison Tong[3]

[1]Cochrane Collaboration Qualitative Research Methods Group

[2]Centre for Health-Related Research, School for Healthcare Sciences, College of Health & Behavioural Sciences, Bangor University, Bangor, UK

[3]Sydney School of Public Health, University of Sydney, Sydney, Australia

时间表

报告指南名称缩写	备注	共识会议时间	报告指南发表时间
COREQ	—	NA	2007

一、指南名称

　　《定性研究报告的统一标准》（*Consolidated Criteria for Reporting Qualitative Studies*，COREQ）适用于使用个人访谈和焦点小组的研究报告[1]。尽管它仅适用于一部分使用特定定性研究方法的文章，但它是已被普遍接受而非仅受少数支持的，且适用于定性研究的唯一报告指南。通过回顾并确认其他适用于定性研究的工具或清单中的条目，最终形成了包含32个条目的COREQ清单。尽管其适用范围有限，但COREQ仍可供同行评审专家和编辑对许多定性研究评审时使用。*COREQ*也可供读者评估已发表的定性研究相关报告的结果的有效性，还可作为开展定性研究的系统评价的参考。

二、历史/发展

由于理论和实践，定性研究界在制定和采用报告标准方面一直进展缓慢。首先，研究方法的多样性，以及每种研究方法在数据收集方法上的较大差异，使得制定单一报告标准尤为困难。其次，研究人员可能认为一个规范性和总体性的框架会限制他们获取丰富且重要的背景数据[2]。再次，对于具有不同潜在目的的文章，它们对方法的描述及叙述性数据和图表性数据（可能包括实地记录、文档、访谈和互动的记录及加工后的产物）的展示存在较大差异[3]。

但是，近年来，人们越来越认识到，系统并严谨地记录所有流程，即"实践的注释"，早已被深深嵌入定性探究的传统之中[4]。流程的描述及相应文本总结被认为是推动方法学创新和宣传已发表研究价值的关键。

三、什么时候使用COREQ（涵盖的研究类型）

开发*COREQ*清单是为了使个人访谈和焦点小组的报告更为清晰和全面[5]。这两种方法广泛用于收集患者和用户对于提高卫生保健质量的意见、优先级、障碍、期望及需求[6]。深入访谈通常用于研究疾病的过程和意义，以及探索个人相关的敏感话题。焦点小组则是在4~12名参与者组成的小组之间采用半结构化讨论，以探索一系列特定的问题[7]。

在*COREQ*发布时，其开发人员报告称主流生物医学期刊中只有*BMJ*具有定性研究的审查标准[2]。但是，这个标准并未被*COREQ*参考，因为开发人员认为*BMJ*的清单并不全面且未针对研究报告的关键方面提供具体指导。*Journal of Advanced Nursing*也就文章的报告制定了报告框架，并对合理使用的方法提供了指导补充。

四、当前版本

*COREQ*清单由32个条目组成，并为每个条目提供了补充描述[8-10]。它由3个主要领域组成（表21-1和表21-2）。带有完整解释和支持详情的*COREQ*声明仅在一篇文章中完整体现[2]。数篇社论转载了其简短版本，如*COREQ*清单[11]。

表21-1　COREQ清单涵盖的领域和条目

领域	条目数	条目具体内容
领域1: 研究小组和反思	8条	个人特征【5条】: 访谈者；学历；职业；性别；经验与培训 与参与者的关系【3条】: 建立关系；参与者对访谈者的了解；访谈者特征
领域2: 研究设计	15条	理论框架【1条】 参与者的筛选【4条】: 抽样；联系方式；样本量；非参与者 背景【3条】: 数据收集的场所；非参与者的存在；样本描述 数据收集【7条】: 访谈指导；重复访谈；音频/视频记录；实地记录；时长；数据饱和；副本返还
领域3: 分析与结果	9条	数据分析【5条】: 数据编码员的数量；编码树的描述；主题来源；软件；参与者检查 报告【4条】: 注释展示；数据与结果的一致性；主要主题的清晰度；次要主题的清晰度

表21-2　《定性研究报告的统一标准》（COREQ）: 32个条目的清单*

条目	参考问题/描述	报告位置
领域1: 研究小组和反思		
个人特征		
访谈者/组织者	哪位（些）作者实施了个人访谈或焦点小组访谈？	结果
学历	研究者的学位是什么？如哲学博士、医学博士	方法
职业	他们开展此项研究时的职业是什么？	方法
性别	研究者是男性，还是女性？	N/A
经验与培训	研究者有哪些经验或培训经历？	方法
与参与者的关系		
建立关系	在研究开始之前是否已有关系？	N/A
参与者对访谈者的了解	参与者对研究者有什么了解？如个人目标、开展研究的原因	N/A
访谈者特征	访谈者或引导者的哪些特征被报道？如偏倚、假设、研究主题的原因或兴趣	方法

续表21-2

条目	参考问题/描述	报告位置
领域2：研究设计		
理论框架		
方法学观念和理论	什么方法学理论被用来支持本研究？如基础理论、语段分析、人种学、现象学、内容分析	方法
参与者的筛选		
抽样	参与者是如何被选择的？如有目的地抽样，方便地抽样，连续地抽样，滚雪球式地抽样	方法
联系方式	参与者是如何被联系的？如面对面、电话、信件、电子邮件	方法
样本量	有多少参与者被纳入本研究？	结果
非参与者	有多少人拒绝参与或退出？原因是什么？	方法
背景		
数据收集的场所	数据收集的地点？如家、诊室、工作地	方法
在场的非参与者	除参与者与研究者外，是否有其他人在场？	结果
样本描述	样本的重要特征？如人口学数据、日期	结果
数据收集		
访谈指导	问题、提示、指导是否由作者提供？是否经过前期测试？	方法
重复访谈	是否开展重复访谈？如果是，开展了多少次？	N/A
音频/视频记录	研究者是否使用音频或视频记录数据收集过程？	方法
实地记录	在个人访谈或焦点小组开展时和（或）开展后是否有做实地记录？	方法
时长	个人访谈或焦点小组的时长是多少？	方法
数据饱和	是否有讨论数据饱和？	方法
副本返还	是否将副本返还给参与者以评论和（或）修改？	N/A
领域3：分析与结果		
数据分析		
数据编码员的数量	多少位数据编码员参与了数据的编码处理？	方法
编码树的描述	作者是否提供了编码树的描述？	N/A
主题来源	主题是先于数据产生，还是来源于数据？	方法
软件	如果适用，使用什么软件来管理数据？	NVivo

续表21-2

条目	参考问题/描述	报告位置
参与者检查	参与者是否对结果提供反馈?	优势与局限性
报告		
注释展示	参与者的注释是否被展示以阐明主题/结果?是否每个注释都被定义?如参与者的数量	结果
数据与结果的一致性	展示的数据与结果是否一致?	与现有知识的关系
主要主题的清晰度	主题是否被清楚地展示于结果中?	结果
次要主题的清晰度	是否对不同的个例进行描述或对次要主题进行讨论?	讨论

*你必须回答所有条目,如果不适用请填N/A。完成此表后,请另存为副本并作为文稿提交的一部分上传。当被要求作为上传过程的一部分按此步骤完成后,请选择文件类型:清单。除非这个清单被上传,否则你将无法进一步完成文稿提交。请不要将此清单作为主要手稿文件的一部分,它必须作为独立文件上传。

五、扩展和（或）实施

迄今为止,尚未有COREQ的扩展版或实施版被发表[12-14]。可能的原因之一是国际社会对定性研究报告标准仍缺乏共识。COREQ声明不同于CONSORT和STROBE(请参阅本书第八和十七章)这类声明,因为它并非基于广泛的研究探索或本领域专家的公认意见[15-16]。COREQ主要是基于文献检索支持的个人学术成果。Delphi研究或共识会议可能会增加主要利益相关者的接受度,进而优化COREQ声明。

六、相关举措

罗伯特·伍德·约翰逊基金会为定性研究指南项目提供赞助,开发了一个网站供研究者发展、评估,以及从事与卫生保健相关的定性研究项目(http://www.qualres.org/index.html)。该项目名为“在卫生保健研究中使用定性研究方法:定性研究设计、撰写、审查和报告的综合指导”,为定性研究的发表确定了两套指南,分别由Malterud和Miller与Crabtree撰写于Journal of Family Practice[17-18]。

除COREQ声明和Malterud发表的文章外[17],EQUATOR协作网还记录了另外3个定性研究报告的指南。Blignault与Ritchie及Clark所提出的指南是通用的,后者被称为“RATS指南”[19-20],专门适用于同行评审。较早的,由Elliott提出的指南则专门针对心理学及其相关领域的定性研究[21]。

七、如何有效使用COREQ

（一）作者

如果作者拟报告来自个人访谈或焦点小组的研究结果，则应遵循COREQ清单。但是，该清单可能需要参考所用方法学的关键特征（如人种学、基础理论），并通过查看该方法学的出版范例（最好来自目标期刊）来补充。如果作者使用个人访谈和焦点小组以外的方法，则可以改编该清单。

（二）同行评议人员

同行评议人员可能会发现，如果将COREQ清单作为一系列的综合提示而不是作为指定结构，则会更有帮助。期刊编辑可以鼓励审稿人使用该清单，以促进在每个期刊的"作者须知"所要求的总体框架内报告的完整性。

（三）编辑

编辑可以鼓励作者在提交文稿前完成清单。如果完成的清单被包含在提交的手稿中，则可作为同行评审之前附加的质量保证机制来发挥作用。另外，编辑可以提醒同行评审员注意清单的内容，同时强调该指南旨在确保报告的完整性，而不是格式的标准化。这样，COREQ清单将有助于提高报告的清晰度、准确性及透明度，避免因标准化格式而失去内容的丰富性。

八、开发过程

检索策略：COREQ的开发者对已发表的用于评估或审查定性研究的清单，及定性研究报告的指南，进行了全面的检索。资料来源包括Medline和CINAHL数据库（检索时间为建库至2006年4月，建库时间分别为1966年和1982年）、Cochrane和Campbell计划书、定性研究的系统评价、主流医学杂志的作者或审稿人指南，以及相关出版物的参考文献清单[2]。他们使用引文珠形增长检索策略（即使用相关文章的索引词进行更广泛的搜索）。在电子数据库中使用术语及自由词检索相关研究（标准）、卫生服务研究（标准）和定性研究（评估）。关注定性研究的实施和分析，而重复的清单，以及那些不侧重于定性研究的报告却侧重定性研究的开展和分析的说明，均被排除在外。

数据提取：从每个纳入的出版物中，COREQ开发人员提取了评估或报告定性研究的所有标准。他们将22个清单中的76个条目汇总成一个综合清单[2]。并记录所有出版物中每个条目的使用频率。清单中最常纳入的条目涉及抽样方法、数据收集环境、数据收集方法、调查结果的受访者确认、数据的记录方法、主题来源的描述及支持注释的使用。他们将所有条目分为3个领域：①研究小组与反映过程；②研究设计；③分析和结果。

重复的条目及有歧义的、定义过于笼统的、不特定适用于定性研究的条目，或难以实施的条目均被排除。必要时，为了更为简洁明确，剩余的项目会被重新改写。基于作者之间的共识，新增了两个被认为是与使用个人访谈或焦点小组的定性研究报告相关的条目。这两个新条目如下：

（1）明确进行个人访谈或焦点小组的工作者；

（2）报告在个人访谈或焦点小组中出现的非参与者。

九、COREQ的有效性证据

在介绍COREQ时，其开发人员承认"没有经验基础表明COREQ的引入将改善定性研究报告的质量"[2]。

十、认可和遵循

到目前为止，COREQ已获得Croatian Medical Journal、Headache、International Journal of Nursing Studies、Journal of Pediatric Psychiatry、Journal of Sexual Medicine、Palliative Care、Physiotherapy、Radiographer、Scandinavian Journal of Work、Environment & Health杂志的认可。

十一、注意事项和局限性（包括适用范围）

COREQ清单适用于使用个人访谈和焦点小组的研究。当应用于使用不同的数据收集方法的研究时，其价值会受到较大限制，而对不同的定性方法可能适合或者不合适。在研究特殊人群（如儿童或其他弱势群体）时需要被额外地考虑[22]。

在这种情况下，有关报告标准的辩论反映了使用清单评价定性研究的问题。一些研究者更喜欢使用质量标准而非规范性指南作为提示[23-24]。定性研究的质量可以被看作是整体的，而不是通过个别标准的框架下构建出来的。随机对照试验内部有效性会完全影响结果，与随机对照试验不同的是，有限的定性研究仍可以产生有用的提示[23]。但是，上述情况都不能作为定性研究报告不充分的理由。

十二、主要特征

（一）样本的适当性

样本的适当性对评价定性研究至关重要，因此研究人员应充分报告有关抽样方法和方式的详细信息，以便让评估者评估样本[25]。

定性研究的样本量不是以严格的数量来判断的，但读者应该能够评估所包括观点的多样性。详细说明有关参与者参与的细节、任何拒绝参加或退出的原因，以及纳入样本的特征，对评估也有帮助[26-27]。

（二）数据收集的清晰度

读者了解研究重点及判断数据收集方法是否恰当的一种方式是确保报告提供足够的问题和提示，或描述适合任何年龄段的用于改善参与度的方法和措施。这使读者能够评估参与者是否被鼓励公开表达自己的观点；或就儿童和年轻人而言，沟通和发展的需求是否得到考虑。在研究者与参与者之间的关系为中性时（要求自我反思，即考虑其对收集、分析和解释的可能影响）[28]，读者需要知道是否进行了重复访谈，这可能会影响参与者和研究人员关系的和睦及所获数据的丰富性。对参与者言谈的记录也是如此，录音和转录比同期的研究者的笔记更准确地记录了参与者的观点。进一步的规定可能是让参与者检查自己的笔录是否准确（受访者验证），尽管这项措施并未受到普遍认同，且这种做法可能对某些人群（如儿童）无效或难以实施[28]。参与者通常能够确认自己的观点，而无须研究人员对他们解释。如果未提供录音，则应说明原因。实地记录可用于记录上下文详细信息和非语言表达信息，以便进行数据分析和解释[29]。对于孩子和年轻人，个人访谈和焦点小组可涉及绘画制作、使用贴纸和符号来表达观点、在总体框架内的较小的阶段性活动。数据收集可涉及摄影、收集生产的材料、拍照或保留画作、模型、挂图等。访谈或焦点小组的持续时间可能影响获得的数据量。一个具体的考量是招募参与者直到没有从新的参与者处获得新的相关知识为止（称为数据饱和）[30]。

（三）数据分析和调查结果的清晰度

研究人员必须提供足够的信息阐明研究报告中的数据分析方法，以及分析与结果之间的关系，以便评估者可以评估分析的严谨性及调查结果的可信度。提高数据分析严谨性的策略可能包括使用多个编码员或第三方研究者的方法，并寻找与最初的研究者的数据分析和解释相矛盾的负面案例[28]。调查结果的可信度可以通过编码过程（从参与者的陈述中选择重要部分），以及主题的来源和鉴定过程是否明确来判断。系统地使用编码和备注可以增强研究人员对数据理解的信心，从而增强结果的可信度[29]。如果涉及儿童或年轻人，则可能收集多类型的数据，具体取决于参与者的年龄和沟通能力。报告应描述如何适合多种年龄段的方式组织、合成和分析各种类型的数据。获取参与者对研究结果的反馈，如果与研究方法一致，则可能有助于确保参与者原本的意思和观点被忠实地解释，而不是被研究者的主观信念、假设、事先议程或知识所扭曲[28]。

与报告相关的其他考量因素包括研究人员是否纳入了来自不同参与者的信息，以便审稿人可以评估所有参与者的数据对分析的贡献程度，以及所代表观点的多样性。如果涉及儿童和年轻人，按年龄和语境报告发现及考虑其他变量（如性别、家庭结构、社会经济情况）可能很重要。

（四）细节的厚度

尽管COREQ指南中未明确涵盖，但"厚度"的概念既与方法的细节有关，也与调查结果的细节有关[30]。收集数据的环境，如参与者的住所，将阐明他们为何以特定方式作出回应。如果是非参与者，如父母（看护人），存在于个人访谈或焦点小组中，这都会影响参与者的自由表达。与定量研究一样，参与者特征，包括人口统计数据，应予以报告，以便读者可以考虑结果与参与者自身情况的相关性。细节的厚度应使读者足以评估研究是否已经探究了受影响人群的观点，如患者和卫生保健提供者[28]。

十三、未来的计划

COREQ清单的开发人员承认他们的新方案只是第一步，他们邀请读者发表评论以完善清单。考虑到COREQ适用范围的有限性，以及与其他早已确立的清单相比的不成熟性，这一点尤其重要。比利时鲁汶大学的教育研究方法中心正在考虑进一步探索COREQ清单的更广泛的适用范围。Cochrane合作组的定性研究方法小组希望，改善原始研究材料的质量的势头将进一步扩展到制定"定性证据综合报告标准"。

COREQ是否会被越来越多的人接受、是否会扩展至其他定性研究领域，或者被另一个更通用的声明所取代，仍有待观察。让该领域的专家参与评估和改进COREQ声明可能是增加其使用的一个重要步骤。

参考文献

[1] Tong A，Sainsbury P，Craig J. Consolidated criteria for reporting qualitative research (COREQ)：a 32-item checklist for interviews and focus groups[J]. International Journal for Quality in Health Care，2007，19（6）：349-357.

[2] Barbour RS. Checklists for improving rigour in qualitative research：a case of the tail wagging the dog?[J]. BMJ，2001，322（7294）：1115-1117.

[3] Freeman M，deMarrais KD，Preissle J，et al. Standards of evidence in qualitative research：an incitement to discourse[J]. Educational Researcher，2007，36（1）：25-32.

[4] Atkins S，Lewin S，Smith H，et al. Conducting a meta-ethnography of qualitative literature：lessons learnt[J]. BMC Medical Research Methodology，2008，8：21.

[5]   Sofaer S. Qualitative research methods[J]. International Journal for Quality in Health Care,
       2002,14(4): 329-336.

[6]   Kitzinger J. Focus groups[M]. Pope C, Mays N(eds). Qualitative Research in Health Care,3rd
       edn. Oxford: Blackwell Publishing,2006.

[7]   Mills E, Jadad AR, Ross C, et al. Systematic review of qualitative studies exploring
       parental beliefs and attitudes toward childhood vaccination identified common barriers to
       vaccination[J]. Journal of Clinical Epidemiology,2005,58(11): 1081-1088.

[8]   Sandelowski M, Barroso J. Classifying the findings in qualitative studies[J]. Qualitative Health
       Research,2003,13(7): 905-923.

[9]   Sandelowski M. Writing a good read: strategies for re-presenting qualitative data[J]. Research
       in Nursing & Health,1998,21(4): 375-382.

[10]   Agustin C. How can reporting guidelines help you write your research findings?[J]. The
       Radiographer,2009,56(1): 5-9.

[11]   Dixon-Woods M, Booth A, Sutton AJ. Synthesizing qualitative research: a review of published
       reports[J]. Qualitative Research,2007,7(3): 375-422.

[12]   Hannes K, Macaitis K. A move to more systematic and transparent approaches in qualitative
       evidence synthesis: update on a review of published papers[J]. Qualitative Research,2010,
       12(4): 402-442.

[13]   Booth A. "Brimful of STARLITE": toward standards for reporting literature searches[J].
       Journal of the Medical Library Association,2006,94(4): 421-429, e205.

[14]   Des Jarlais DC, Lyles C, Crepaz N. Improving the reporting quality of nonrandomized
       evaluations of behavioral and public health interventions: the TREND Statement[J].
       American Journal of Public Health,2004,94(3): 361-366.

[15]   Gilpatrick E. Quality Improvement Projects in Health Care[M]. London: Sage Publications,
       1999.

[16]   Robson C. Real World Research[M]. Oxford: Blackwell Publishing,2002.

[17]   Malterud K. Qualitative research: standards, challenges, guidelines[J]. Lancet,2001,
       358(9280): 483-488.

[18]   Frankel RM. Standards of Qualitative Research[M]. Crabtree BF, Miller WL, Doing
       Qualitative Research,2nd edn. Thousand Oaks: Sage Publications,1999: 341.

[19]   Blignault I, Ritchie J. Revealing the wood and the trees: reporting qualitative research[J].
       Health Promotion Journal of Australia,2009,20(2): 140-145.

[20]   Clark JP. How to peer review a qualitative manuscript[M]. Godlee F, Jefferson T. Peer Review
       in Health Sciences,2nd edn. London: BMJ Books,2003: 219-235.

[21]   Elliott R, Fischer CT, Rennie DL. Evolving guidelines for publication of qualitative research
       studies in psychology and related fields[J]. British Journal of Clinical Psychology,1999,
       38(3): 215-229.

[22]   Dixon-Woods M, Shaw RL, Agarwal S, et al. The problem of appraising qualitative
       research[J]. Quality & Safety in Health Care,2004,13(3): 223-225.

[23]   Hannes K. Chapter 6. Critical Appraisal of Qualitative Research. Draft Cochrane Guidance.
       Cochrane Collaboration Qualitative Research Methods Group, Adelaide[Z/OL]. [2010-
       09-30](2009) http://www.joannabriggs.edu.au/cqrmg/documents/Cochrane_Guidance/

Chapter6_Guidance_Critical_Appraisal.pdf.

[24] Elder NC，Miller WL. Reading and evaluating qualitative research studies[J]. Journal of Family Practice，1995，41(3)：279-285.

[25] Altheide D，Johnson J. Criteria for assessing interpretive validity in qualitative research[M]. Denzin N，Lincoln Y. Handbook of Qualitative Research. Thousand Oaks：Sage Publications，1994.

[26] Giacomini MK，Cook DJ. Users'guides to the medical literature XXIII. Qualitative research in health care. A. Are the results of the study valid?[J]. JAMA，2000，284(3)：357-362.

[27] Mays N，Pope C. Assessing quality in qualitative research[J]. BMJ，2000，320(7226)：50-52.

[28] Pope C，Mays N. Observational methods[M]. Pope C，Mays N. Qualitative Research in Health Care，3rd edn. New Jersey：Blackwell，2006：32-42.

[29] Popay J，Rogers A，Williams G. Rationale and standards for the systematic review of qualitative literature in health services research[J]. Qualitative Health Research，1998，8(3)：341-351.

[30] Mays N，Pope C. Quality in qualitative health research[M]. Pope C，Mays N. Qualitative Research in Health Care，3rd edn. New Jersey：Blackwell，2006：82-101.

译者：郭旗，中山大学孙逸仙纪念医院心内科
审校：任梦娟，兰州大学公共卫生学院
　　　刘萧，兰州大学公共卫生学院

相关阅读

扫码或通过下方链接观看本章作者
Karin Hannes教授专访文章
http://www.thesuper.org/interviews/4

扫码或通过下方链接观看本章作者
Jane Noyes教授专访文章
http://www.thesuper.org/interviews/7

第二十二章 质量改进研究报告规范

Samuel J. Huber[1], Greg Ogrinc[2], Frank Davidoff[3]

[1]University of Rochester School of Medicine and Dentistry, Rochester, NY, USA

[2]Dartmouth Medical School, Hanover, NH, USA

[3]Annals of Internal Medicine, Philadelphia, PA, USA

时间表	
2005	指南草案拟定：迈出共识的第一步
2008	*Quality and Safety in Health Care*杂志的增刊中发表了*SQUIRE*指南、解释和说明（E&E）文件
2013	启动对2008版*SQUIRE*的正式修订，预计于2015年推出修订版（*SQUIRE 2.0*）

一、指南名称

《质量改进研究报告规范》（*Standards for Quality Improvement Reporting Excellence*，*SQUIRE*)为研究者报告医疗质量改进（quality improvement，QI）活动和改进研究提供建议[1]。

医疗的质量改进来自诸多方面——基础和临床研究、卫生政策变化，以及更好的融资。但*SQUIRE*指南适用于在系统和组织层面上，通过数据驱动的医疗服务变化来改善患者状态。目前应用于医疗卫生领域的许多系统级改进的原理和方法都是在行业中发展而来的。

改善医疗保健提供系统的性能，即提高临床医疗的适当性、准确性和一致性，往往需要改变人类行为。像所有的社会变革一样，改变人类行为的干预措施与影响人类生物学和疾病进程的常规临床干预措施有着重要区别。因此，改进方案不可避免地存在情境依赖（对普适性有影响）；干预措施通常也较为复杂，涵盖多部分内容；实施过程具有自身反馈性（即通过响应反馈而不断优化）。

因此，评价改进干预措施是一门混合学科，它既借鉴了自然科学中的假设检验方法，也用到了社会科学中的观察法[2]。这些概念和实操的复杂性增加了撰写有关改进工作报告的挑战性，也解释了为何SQUIRE指南的重点是改进方案的独特内容，而非特定的研究设计。

该指南的目标是通过鼓励和指导作者提高质量改进报告（quality improvement report，QIR）发表的广度和频率；通过提高质量改进报告的透明度、全面性和严谨性来增强其效用；鼓励作者对质量改进工作的认识论进行反思。

二、历史与发展

2004年左右，为解决生物医学文献中质量改进项目的结果报告不充分，以及方法、背景和干预措施本身等要素描述不完整或完全缺失的问题，启动了SQUIRE指南的制定工作[3]。自20世纪90年代初以来，相较于临床改进活动的激增，已发表的系统级改进报告数量相对较少。SQUIRE的制定者提出，基于共识出版指南不仅对这个快速发展的新领域知悉不足的作者有帮助，对编辑、同行评议专家和资助机构同样有用。

2005年，在先前发布的质量改进报告指南的基础上[4]，SQUIRE制定者发布了修订SQUIRE指南的初步草案，并由此开启了指南的共识制定工作[5]。邀请作者、审稿人和出版指南专家对此草案发表评论，并招募作者和编辑通过在撰写时应用该指南对其进行"实地测验"。此外，还要求医疗改进领域的一些利益相关者对草案提供正式的评论，这些评论被发表在随后的Quality and Safety in Health Care期刊上。

在罗伯特·伍德·约翰逊基金会（Robert Wood Johnson Foundation）的资助下，于2007年4月举办的为期2天的会议上修订了该指南草案，会议由包括临床医生、改进专家、编辑和统计学专家等在内的30位利益相关者参与。由此产生的版本在由50多名顾问组成的国际小组长达3个周期的德尔菲法实施过程中得到了进一步的修订。最后，多样化作者小组同时编写了一份解释和说明（explanation and elaboration，E&E）文件，对指南中的每个条目进行扩展，并针对每个指南条目提供了已发表的示例。2008年Quality and Safety in Health Care增刊对该指南、指南的制定过程、解释和说明文件及部分相关评论进行了正式发表[6-8]。同时，其他几个期刊也对指南相关文章进行了发表[9-12]。

三、何时使用本指南（涵盖的研究类型）

SQUIRE指南有助于描述任何规模或范围的系统级改进项目的评估，尤其适用于报告有关改进措施开发和测试的正式的、有计划的和实证性的研究[1]。虽然翔实而系统地通过共识制定的SQUIRE指南可以为描述较不正式的研究提供有用的额外背景，但质量改进报告的结构更适用于对干预性研究的报告不太正式的部分的改进[4,8]。

四、既往版本

1992年创刊的*Quality in Health Care*杂志（后来的*Quality and Safety in Health Care*，现为*BMJ Quality and Safety*）的编辑部，早年曾对完美应用QI文章的数量与已发表的QI项目之间的差距感到震惊。一个关键原因在于缺乏对作者的结构化指导，以及对标准的IMRaD结构不适合此类报告的担忧。因此，编辑于1999年发布了质量改进报告的指导结构（表22-1）[4]，其随后被*BMJ*采纳和推广[13]。

表22-1 质量改进报告的结构[4]

项目	描述
文本的简要说明	部门、团队、单位、患者组成员和职能的相关细节
问题概要	想完成什么？
改进的关键措施	从患者的角度来看，什么才是改进？
信息收集过程	用于评估问题的方法
分析和解释	这些信息如何帮助理解问题？
变更策略	实际进行了哪些变更，如何实施，以及谁参与了变更过程？
变更的影响	是否可使患者得到改善？研究者如何获悉？
后续	学到/取得的成就，以及如何继续推进？

五、当前版本

SQUIRE指南包括19个条目，作者应考虑将其纳入医疗改进干预措施的报告中（表22-2）[1]。这些条目及其描述以表格形式呈现在已发表的文章中，并在SQUIRE网站上（http://squire-statement.org）提供了清单形式。SQUIRE网站上还提供了精简版本（http://squire-statement.org/assets/pdfs/SQUIRE_guidelines_short.pdf）和相关术语表（http://squire-statement.org/assets/pdfs/SQUIRE_glossary.pdf）。

表22-2　*SQUIRE*指南

条目	描述
标题和摘要	是否为查找、索引和浏览文章提供了清晰准确的信息?
标题	a. 表明文章涉及质量的改进（广义上包括医疗的安全性、有效性、以患者为中心、及时性、效率和公平性）
	b. 说明干预的具体目标
	c. 指出所使用的研究方法（如"定性研究"或"随机整群试验"）
摘要	使用预期出版刊物的摘要格式，精确地总结各部分的关键信息
引言	为何要开展此项研究
背景知识	对当前正在解决的医疗问题及发生该问题组织机构的特点进行简短的非选择性总结
当地问题	对提出的当地问题或系统功能障碍的本质和严重性加以描述
预期的改进	a. 说明拟行干预的具体目标（医疗程序和患者结局的改变或改进）
	b. 指出是什么人（拥护者、支持者）和什么因素（事件、观察）触发作出改变的决定，以及为什么选择现在进行（时机）
研究问题	准确说明干预研究旨在回答的与改进有关的主要问题，以及与之相关的任何次要问题
方法学	做了什么
伦理问题	描述改进的实施和研究所涉及的伦理问题，如隐私问题、保护参与者的身体健康、潜在的作者利益冲突，以及如何解决伦理问题
环境	指出如何识别并描述当地医疗环境中最有可能影响相关场所改变或改进的因素
设计干预	a. 充分详细地描述干预措施及其组成部分，以便于其他人员可以重复实施
	b. 指出有助于选择特定干预的主要因素（如：功能障碍的原因分析；将其他人的相关改进经验与当地情况匹配）
	c. 概述了如何实施干预措施的初始计划：例如，要做什么（初始步骤；这些步骤要完成的功能；如何检测相关变化以改善干预措施），以及由谁执行（人员的分工、资质和培训）
设计干预的研究	a. 概述评估干预措施实施计划的情况（剂量或暴露强度）
	b. 描述预期干预组成部分引起变化的机制，检测这些机制是否有效地计划
	c. 确定研究设计（如观察性研究、类试验、试验研究）以评估干预措施对主要和次要结局的影响（如适用）
	d. 根据出版指南对特定研究设计的要求，对所选研究设计基本方面的实施计划加以解释（如适用）（如www.equator-network.org）
	e. 描述研究设计中具体涉及的内部有效性（数据完整性）方面和外部有效性（普适性）方面

续表22-2

条目	描述
评价方法	a.描述用于评估实施效果，干预组分和环境因素对干预效果的贡献，以及主要结果和次要结果的工具和流程（定性、定量或混合）
	b.报告为验证和测试评估工具可靠性所做的工作
	c.解释用于确保数据质量和充分性的方法（如盲法；重复测量和数据提取；对数据收集的培训；收集足够的基线测量值）
分析	a.提供用于从数据中得出推论的定性和定量（统计）方法的详细信息
	b.保持分析单元与实施干预的级别一致（如适用）
	c.说明实施中预期的变异性程度，主要结果预期的变化（效应量），以及研究设计（包括规模）的检验效能
	d.描述用于证明时间变量影响的分析方法（如统计过程控制）
结果	发现了什么？
结局	a.环境和改进干预措施的本质
	Ⅰ.描述环境或环境相关因素（如地理、物质资源、组织文化、历史变革），以及为干预提供支撑的医疗结构与模式（如人员配备和领导力）
	Ⅱ.最好使用时间表或流程图来阐述干预的实际过程（如步骤、事件或阶段的顺序，关键点的参与者类型和人数）
	Ⅲ.记录实施干预措施的成功程度
	Ⅳ.描述初始计划的演变方式和原因，以及从演变中获得的最重要的经验教训，尤其是来自变化测试的内部反馈的效果（自身反馈性）
	b.与干预相关的医疗过程和患者结局的变化
	Ⅰ.提供在医疗干预过程中观察到的数据变化
	Ⅱ.提供在患者结局测量中观察到的数据变化（如发病率、死亡率、功能、患者/员工满意度、服务利用率、成本、医疗差异）
	Ⅲ.考虑到获益、危害、意外结果、问题和失败
	Ⅳ.提供观察到的变化、改进与干预组分、背景因素之间的关联强度的证据
	Ⅴ.总结干预和结局的缺失数据
讨论	这些结果有何意义？
总结	a.总结在实施干预措施中最重要的成功因素和遇到的困难，以及在提供医疗和临床结局方面观察到的主要变化
	b.强调研究的特殊优势
与其他证据的相关性	在广泛回顾文献的基础上，将研究结果与其他相关发现进行对比；使用汇总表可能有助于呈现现有证据

续表22-2

条目	描述
局限性	a. 考虑到在研究设计、测量和分析过程中可能会影响研究结果的混杂、偏倚或不精确因素的潜在来源（内部效度）
	b. 探索可能影响普适性的因素（外部效度），如参与者的代表性、实施的有效性、剂量反应效应、当地医疗环境的特点
	c. 解决观察到的获益可能随时间推移而减弱的可能性，并描述监测和维持改进的计划（如果有）；明确说明是否未进行此类计划
	d. 回顾为最小化和调整研究局限性所做的工作
	e. 评估研究局限性对结果解释和应用的影响
解释	a. 探索实际观察结果与预期结果之间存在差异的可能原因
	b. 根据因果机制和观察到的变化大小，得出与数据强度一致的推论，特别注意有助于确定干预效果（或缺乏）的干预组分和背景因素，以及干预最可能有效的外部环境类型
	c. 提出可能改进的步骤，以改善未来的执行效果
	d. 回顾干预措施的机会成本和实际经济成本
结论	a. 考虑干预措施的总体实用性
	b. 指出本研究对改进干预未来研究的意义
其他信息	是否还有其他与研究的执行和解释相关的因素？
基金	如果涉及，描述资金来源和资助方在研究设计、实施、解释和出版过程中承担的角色

这些指南条目为评估干预措施性质及有效性以改善医疗质量和安全而开展的正式计划性研究提供了框架。
在原始研究报告中包括每个有编号的指南条目信息可能并不总是合适的，甚至是不可能的，但作者在撰写报告时至少应该考虑到每个条目。
在已发表的原始研究中，尽管每个主体部分（即引言、方法、结果和讨论）通常都包含该部分内编号条目的一些信息，但其他部分中（如讨论）也经常会涉及某一部分（如引言）的条目信息。

该指南以传统的IMRaD格式（简介、方法、结果和讨论）进行架构。这种格式适用于报告的原始研究，因为它解决了所有这类研究中作者需要回答的4个关键问题：为什么要做？怎么做？发现了什么？意味着什么？

六、扩展和（或）实施

目前正在考虑对SQUIRE指南进行扩展，包括用于撰写改进报告摘要的精简版和扩充版（或精简版的链接集），并可能将其与质量改进报告指南进行合并[4,8]，这有助于报告从病例报告到高度结构化的试验研究在内的整个质量改进工作相关的项目。

由于认识到改进项目的效果可以而且应该通过多种研究设计加以评估，所以SQUIRE指南明确指出，作者可能需要同时应用SQUIRE和其他针对特定研究设计的报告指南，如针对随机对照试验的CONSORT指南，或针对观察性研究的STROBE指南[14]。

SQUIRE的日语、挪威语和西班牙语版本可在SQUIRE网站上获取。

七、相关活动

（一）评估SQUIRE的影响

出版指南的价值最终将通过评估其对已出版报告的完整性、准确性和透明度的影响来确定。因此，SQUIRE制定小组已经开始对SQUIRE的优势、局限性和可用性进行定性调查，现在已经有足够的时间让指南产生深远的影响。

（二）学习在实践过程中如何使用SQUIRE

对于用户在生物医学研究报告的撰写、编辑、审阅和发表过程中如何实际运用出版指南，目前我们知之甚少[15]。因此，SQUIRE制定者对支持这一重要问题的研究很感兴趣，SQUIRE网站也积极鼓励作者和其他人在博客上发布他们使用SQUIRE的经验。

尽管SQUIRE的创建旨在帮助作者撰写改进工作的报告，包括英国国民卫生服务体系大规模变革研究院（Academy for Large Scale Change in the UK's National Health Service）在内的许多革新引领者们目前都计划在改进项目中使用SQUIRE。因此，SQUIRE的制定者认为，该指南在优化改进工作的计划和执行方面可能具有重要的潜力。

为了鼓励和支持SQUIRE在这些方面的使用，制定者在其网站上发布了一些用户对以下问题的回答：

- 您认为SQUIRE最有趣的是什么？
- SQUIRE如何帮助您撰写有关改进工作的文章？
- SQUIRE是否影响了您对未来工作的规划？

（三）SQUIRE作为教育工具

SQUIRE制定小组和其他人在超过25个地区、国家和国际研讨会中将SQUIRE作为教育框架，以鼓励发表并向参会者介绍系统级的改进工作。SQUIRE还被用于支持写作技能的教学。最值得一提的是，它促进了作家与达特茅斯–希区柯克领导层和预防医学住院医师的合作。

八、如何有效使用指南

（一）作者

有经验的作者都可以在撰写改进项目时使用SQUIRE指南和随附的解释和说明（E&E）文件。非正式和正式的反馈表明，相较于写作新手，有经验的作者会认为SQUIRE指南更加有用；相较于撰写报告初稿本身，SQUIRE指南更适用于初稿的修订工作。在改进项目早期使用SQUIRE指南构建手稿"外壳"的作者可能会发现，在项目成熟后准备论文的过程会更容易。有经验的作者可以从SQUIRE中受益，了解到那些重要但有时被忽视的内容。

（二）同行评议

因为SQUIRE指南体现了有效描述质量改进干预措施各要素的一致意见，所以它可能有助于审稿人评估质量改进项目的性质和质量，判断项目稿件的完整性和连贯性，并提供有根据的、针对性的修改建议。

（三）编辑

早期经验表明，过于严格地应用出版指南会使文章过于呆板，缺乏可阅读性[16]。因此，已发布的SQUIRE使用说明强调了一个重要的观点，即尽管已发表的原始研究中每个主体部分（即引言、方法、结果和讨论）在SQUIRE的那部分都包含一些编号条目信息，但其他部分（如讨论）也可能会涉及到某一部分（如引言）的条目信息[1]。提供有关全部19个条目的详细信息可能会导致稿件长度超出印刷篇幅；在这种情况下，编辑可能会考虑将某些信息作为附录或以电子版发表。

（四）机构审查委员会或伦理审查员

对于研究人员、改进人员、期刊编辑和机构审查委员会（institutional review boards，IRB）而言，区分临床研究和改进活动可能是一个棘手的问题。由于临床研究服务于参与者以外的群体利益，所以但凡涉及参与者的研究都需要接受IRB或其他类似机构的伦理审查。相比之下，改进活动仅是或主要是为参与者提供直接利益。从这个层面上说，系统级的改进是临床医疗的扩展，而非研究工作[17]。尽管如此，与所有临床医疗一样，改进也有其自身固有的伦理问题，主要是保护隐私、尊重他人、避免临床危害，以及披露潜在利益冲突。因此，就像临床医疗受其自身审查机制的制约一样，质量改进活动也需要接受适当的伦理审查。当然，个别改进项目也可主要用于回答有关改进干预措施的效果和机制等具体问题。在这种情况下，实施和研究这些干预措施的计划或方案需要递交给IRB或者类似机构进行伦理审查。最近出现了用于区分临床研究和质量改进的基于*SQUIRE*的工具[18]。

（五）资助机构

基金会和政府机构为卫生保健改进计划的实施和评估提供了越来越多的资金支持。*SQUIRE*指南也为最有可能与有意义的改变相关的改进项目的要素提供了共识框架。因此，它们为资助者提供了评估申请资助提案的潜在实力的标准。

九、制定过程

请参阅"本章历史与发展"部分。

十、指南有效性的证据

尽管尚未发布有关*SQUIRE*指南有效性的正式研究，但截至撰写本文时，2005年版指南草案已被引用超过114次。此外，在2008年版*SQUIRE*指南发布后的4年中，83篇有关卫生保健改进的论文表明它们参考了该指南进行论文撰写[19-22]；解释和说明（E&E）文件也已被引用22次。

自2012年9月以来，*SQUIRE*网站的总访问量一直保持每月约2 000次（每月访问次数为1 300~1 600）。在2013年5月访问量高达2 440次。最近几个月的访问来自60~80个不同的国家或地区，2014年1月多达81个国家或地区。用户在网站上花费了2~3分钟，最长的时间超过23分钟。提交给网站的评论描述了*SQUIRE*的实用性和局限性。

十一、认可与遵循

*SQUIRE*指南是在罗伯特·伍德·约翰逊基金会的财政支持下，达特茅斯卫生政策与临床实践研究所、卫生保健改进研究所和*Quality and Safety in Health Care*杂志的支持下制定的。已发布的2008版*SQUIRE*指南得到52个独立参与方的认可[1]，截至2010年6月，它们已被9种同行评议临床期刊采纳为编辑政策。它们已在国际医学期刊编辑委员会会议上被正式审议，并被美国医疗卫生信息和管理系统协会（Healthcare Information and Management of Systems Society，HIMSS）采用，用于其2009年关于信息技术研究促进患者安全的呼吁。*SQUIRE*网站（http://squire-statement.org）继续从达特茅斯学院获得积极的财务和行政支持，希望将*SQUIRE*指南纳入其作者须知的期刊的编辑可在网站上注册。

十二、注意事项和限制（包括范围）

SQUIRE指南假设从事质量改进工作的人员了解质量改进干预措施的规划、实施、评估和报告等诸多通用要素，如干预措施的选择、研究设计的规划、数据收集和分析的方法、质量改进工作和研究工作的区别，或伦理审查的执行。因此，这些及许多其他开展和研究改进工作的重要因素并不包含在SQUIRE指南中。

改进科学是一门新兴学科，其理论体系正在不断完善，SQUIRE指南是该理论体系的直接产物。在卫生基金会（英国）和罗伯特·伍德·约翰逊基金会（美国）的支持下，SQUIRE仍在不断推进中，目前正在进行正式的重大修订。下一版本（SQUIRE 2.0）预计在2015年出版（译者注：已出版）。

十三、错误和误解

尽管理解SQUIRE提供的经验性改进工作基本要素可以为此类出版物提供参考，但SQUIRE指南并不适用于文献系统评价、理论框架探索或质量改进"故事"。

正如所有此类报告指南和清单，SQUIRE也应该是一个"旨在强化专业人员的记忆和技能"的快速简单工具[18]，而非一种"约束"手段。

十四、制定者的首推内容

SQUIRE最重要的方面是反映数据驱动和系统级改进的本质，这是临床和社会科学的独特结合，包括以下几点。

（1）背景的核心作用。

环境：指出如何识别并描述当地医疗环境中最有可能影响相关场所改变或改进的因素；

评估方法：描述用于评估……的工具和流程（定性、定量或混合）；干预组分和环境因素对干预效果的贡献；

结局：描述环境或环境相关因素（如地理、物质资源、组织文化、历史变革），以及为干预提供支撑的医疗结构与模式（如人员配备和领导力）。

（2）大多数改进措施的复杂性和多元性。

设计干预：充分详细地描述干预措施及其组成部分，以便于其他人员可以重复实施。

（3）基于反馈的改进干预措施的演变。

环境和改进干预措施的本质：描述初始计划的演变方式和原因，以及从演变中获得的最重要的经验教训，尤其是来自变化测试的内部反馈的效果（自身反馈性）。

十五、未来的计划

请参阅"本章相关活动"部分的内容。

致谢

理查德·汤姆森（Richard Thomson）为质量改进报告指南的制定提供了宝贵信息。

参考文献

[1] Davidoff F，Batalden P，Stevens D，et al. Publication guidelines for quality improvement in health care：evolution of the SQUIRE project[J]. Quality and Safety in Health Care，2008，17(Suppl. 1)：i3-9. V.

[2] Vandenbroucke JP. Observational research，randomized trials，and two views of medical science[J]. PLoS Medicine，2008，5(3)：e67.

[3] Shojania KG，Ranji SR，McDonald KM，et al. Effects of quality improvement strategies for type 2 diabetes on glycemic control：a meta-regression analysis[J]. JAMA，2006，296(4)：427-440.

[4] Moss F，Thomson R. A new structure for quality improvement reports[J]. Quality and Safety in Health Care，1999，8：76.

[5] Davidoff F，Batalden P. Toward stronger evidence on quality improvement. Draft publication guidelines：the beginning of a consensus project[J]. Quality and Safety in Health Care，2005，14(5)：319-325.

[6] Ogrinc G，Mooney SE，Estrada C，et al. The SQUIRE (Standards for QUality Improvement Reporting Excellence) guidelines for quality improvement reporting：explanation and elaboration[J]. Quality and Safety in Health Care，2008，17(Suppl. 1)：i13-i32.

[7] Stevens DP，Thomson R. SQUIRE arrives-with a plan for its own improvement[J]. Quality and Safety in Health Care，2008，17(Suppl. 1)：i1-i2.

[8] Thomson RG，Moss FM. QIR and SQUIRE：continuum of reporting guidelines for scholarly reports in healthcare improvement[J]. Quality and Safety in Health Care，2008，17(Suppl. 1)：i10-i12.

[9] Davidoff F，Batalden P，Stevens D，et al. Publication guidelines for improvement studies in health care：evolution of the SQUIRE Project[J]. Annals of Internal Medicine，2008，149(9)：670-676.

[10] Davidoff F，Batalden P，Stevens D，et al. Publication guidelines for quality improvement studies in health care：evolution of the SQUIRE project[J]. Journal of General Internal Medicine，2008，23(12)：2125-2130.

[11] Davidoff F，Batalden P，Stevens D，et al. Publication guidelines for quality improvement studies in health care：evolution of the SQUIRE project[J]. BMJ，2009，338：a3152.

[12] Davidoff F，Batalden PB，Stevens DP，et al. Development of the SQUIRE Publication

Guidelines: evolution of the SQUIRE project[J]. Joint Commission Journal on Quality and Patient Safety, 2008, 34(11): 681-687.

[13] Smith R. Quality improvement reports: a new kind of article[J]. BMJ, 2000, 321: 1428.

[14] EQUATOR Network. Enhancing the QUality And Transparency Of health Research[Z/OL]. [2010-05-28]. http://www.equator-network.org/.

[15] Vandenbroucke JP. STREGA, STROBE, STARD, SQUIRE, MOOSE, PRISMA, GNOSIS, TREND, ORION, COREQ, QUOROM, REMARK... and CONSORT: for whom does the guideline toll?[J]. J Clin Epidemiol, 2009, 62(6): 594-596.

[16] Rennie D. Reporting randomized controlled trials. An experiment and a call for responses from readers[J]. JAMA, 1995, 273(13): 1054-1055.

[17] Lynn J, Baily MA, Bottrell M, et al. The ethics of using quality improvement methods in health care[J]. Annals of Internal Medicine, 2007, 146(9): 666-673.

[18] Ogrinc G, Nelson WA, Adams SP, et al. An instrument to differentiate between clinical research and quality improvement[J]. IRB, 2013, 35(5): 1-8.

[19] Kievit J, Krukerink M, Marang-van de Mheen PJ. Surgical adverse outcome reporting as part of routine clinical care[J]. Quality and Safety in Health Care, 2010, 19(6): e20.

[20] Lynch JR, Frankovich E, Tetrick CA, et al. Improving influenza vaccination in dialysis facilities[J]. American Journal of Medical Quality, 2010, 25(6): 416-428.

[21] Needham DM, Korupolu R, Zanni JM, et al. Early physical medicine and rehabilitation for patients with acute respiratory failure: a quality improvement project[J]. Archives of Physical Medicine and Rehabilitation, 2010, 91(4): 536-542.

[22] Schechter MS, Gutierrez HH. Improving the quality of care for patients with cystic fibrosis[J]. Current Opinion in Pediatrics, 2010, 22(3): 296-301.

译者：沈利水，中国医学科学院阜外医院，北京协和医学院，国家心血管病中心；浙江大学医学院附属杭州市第一人民医院心血管内科

审校：马艳芳，兰州大学健康数据科学研究院，兰州大学基础医学院循证医学中心

孙雅佳，兰州大学公共卫生学院

第二十三章　肿瘤标志物预后研究的报告规范

Douglas G. Altman[1], Lisa M. McShane[2], Willi Sauerbrei[3],Sheila E. Taube[4], Margaret M. Cavenagh[5]

[1]Centre for Statistics in Medicine, University of Oxford, Oxford, UK

[2]Biometric Research Branch, National Cancer Institute, Bethesda, MD, USA

[3]Department of Medical Biometry and Medical Informatics, University Medical Center, Freiburg, Germany

[4]ST Consulting, Bethesda, MD, USA

[5]Cancer Diagnosis Program, Division of Cancer Treatment and Diagnosis, National Cancer Institute, Bethesda,MD, USA

一、指南名称

《肿瘤标志物预后研究的报告规范》（*Reporting Recommendations for Tumor Marker Prognostic Studies*，*REMARK*）。

二、历史/发展

*REMARK*的制定是由美国国家癌症研究所和欧洲癌症研究与治疗组织主办的第一届癌症诊断国际会议（从发现到临床实践：诊断创新、实施和评估）上提出的主要建议。该会议于2000年7月在丹麦尼堡召开，其目的是讨论癌症诊断领域的问题、成就和障碍。研究设计和分析的不完善、检测结果的差异，以及研究报告的不充分被认为是影响该领域发展的主要障碍。在尼堡会议后成立了几个工作组，负责确定在短期内可以取得进展的特定领域可实现的目标。其中一个小组讨论了低质量研究设计和分析带来的统计问题，以及肿瘤标志物预

后研究的报告情况。该小组确定将制定肿瘤标志物预后研究的报告规范作为其优先事项，并最终提出了REMARK规范[1-5]。

REMARK清单（表23-1）大约在2002年定稿，但由于我们希望同时发表一

表23-1　*REMARK清单*[1-5]

条目	描述
简介	说明所检测的标志物，研究目的和任何预先指定的假设
材料和方法	
患者	描述研究患者的特征（如疾病分期或合并症），包括他们的来源、纳入标准和排除标准
	描述患者所接受的治疗，以及治疗是如何选择的（如随机或基于规则）
样本特征	描述所用生物学材料的类型（包括对照样品），以及保存和储存的方法
分析检测方法	明确所使用的检测方法并提供（或参考）详细的方案，包括使用的具体试剂或试剂盒、质量控制程序、重现性评估、定量方法，以及评分和报告方案。详述是否和如何对研究终点进行盲法分析
研究设计	说明病例选择的方法，包括是前瞻性的还是回顾性的，是否进行分层或匹配（如按疾病阶段或年龄）。详述病例的采集时间、随访结束时间和中位随访时间
	精确定义所有检测的临床终点
	列出所有最初检查或考虑纳入模型的候选变量
	给出样本量计算的合理性；如果研究设计是为了检测特定的效应量，请给出目标效能和效应量
统计分析方法	详述所有的统计方法，包括任何变量选择过程和其他模型构建问题的细节，如何验证模型假设，以及如何处理缺失数据
	阐明在分析中如何处理标志物的值；如果相关，请描述用于确定截断点的方法
结果	
数据	描述患者在整个研究中的流动情况，包括每个分析阶段所包含的患者数量（图表可能会有帮助）和退出的原因。具体来说，无论是整体还是每个亚组的广泛筛检，都要报告患者数量和事件发生数量
	报告基本人口统计学变量（至少包括年龄和性别）、标准（疾病特异性）预后变量和肿瘤标志物的分布特征，包括缺失值的数量

续表23-1

条目	描述
分析和呈现	展示标志物与标准预后变量间的关系
	展示标志物和结果之间关系的单因素分析，以及估计效应（如危险度和生存概率）。最好为正在分析的所有其他变量提供类似的分析。建议采用Kaplan-Meier法分析肿瘤标志物对时间-事件发生的影响
	对于关键的多因素分析，报告标志物和模型中所有其他变量（至少对于最终模型）的效应量（如风险比）及置信区间
	无论其统计学意义如何，在报告的结果中提供从包括标志物和标准预后变量的分析中估计的效应量及置信区间
	如果完成，报告进一步调查的结果，如检查假设、敏感性分析和内部验证
讨论	在预先设定的假设和其他相关研究的背景下解释结果，包括对研究局限性的讨论
	讨论未来研究的意义和临床价值

篇介绍 *REMARK* 的短文和一篇较长的解释和说明（E&E）论文，所以推迟了发表。由于写一篇E&E论文非常耗费时间，我们决定在2005年发表介绍清单的短文，同时继续进行E&E论文的写作。这个决定被证明是明智的，因为E&E论文直到2012年才发表[6-7]。

作为改善关键信息报告的另一种方式，我们开发了一个由两部分组成的 *REMARK* 简介。该简介首先在一篇关于预后研究报告的论文中提出[8]，并在E&E论文中进一步阐述。表23-2中第一部分详细说明了目标标志物在分析中是如何处理的，还有哪些变量可供进一步分析，以及对研究参与者特征的简要总结。参与者总结提供了关于患者群体、纳入标准和排除标准、符合条件的患者数量和每个结局事件发生数的关键信息。

探索性分析在预后标志物的研究中起着重要作用。一般来说，我们会进行多项分析，其中只有部分分析得到了全面的报告，而其他分析的结果只在文中被简要地提到（并且很容易被忽略），或者根本没有报告。这种选择性做法会产生有偏倚的结果和解释，应该避免。为了帮助读者理解分析的多样性，更好地评估和解释结果，*REMARK* 的第二部分概述了所有进行的分析和使用的数据。

REMARK 的E&E论文提供了对每个清单项目的详细解释[6-7]，包括优质报告的例子。

表23-2 列举一项关于晚期卵巢癌患者遗传学倍性研究的数据举例说明REMARK

a. 患者、治疗和变量

研究和标志物	注释
标志物（如果是非二分类变量：如何分析标志物？连续或分类。如果是分类变量，如何确定截断点值？）	M=倍数性（二倍体、非整倍体）
进一步的变量（收集的变量，可供分析的变量、基线变量、患者和肿瘤变量）	v1=年龄，v2=组织类型，v3=等级，v4=残余肿瘤，v5=分期，v6=腹水[①]，v7=雌激素[①]，v8=孕酮[①]，v9=CA125[①]

患者	数量	注释
资格评估	257	疾病：晚期卵巢癌，III期和IV期
		患者来源：弗莱堡大学医院，1982—1990年外科手术
		样本来源：可用的存档样本
排除	73	一般的排除标准[②]，非标准的治疗[②]，变异系数>7%[②]
纳入	184	之前未经治疗的
		治疗方法：手术后均行铂类为基础的化疗
结局事件	139	总体生存率：因任何原因死亡

b. 生存结局的统计学分析

分析	患者	事件	考虑变量
A1：单变量	184	139	M，v1~v5
A2：多变量	174	133	M，v1，v3~v5
A3：为v4调整的倍性效应	184	139	M，v4
A4：互作倍性和分期	175	133	M，v1，v2，v4，v5
A5：分期亚组的倍性			
v5=III	128	88	M
v5=IV	56	51	M

[①]不考虑生存结局，因为这些因素不被视为"标准"因素和（或）缺失值的数量相对较多；[②]文中没有给出的值[8]。

三、什么时候使用该指南（适用于哪些类型的研究）

REMARK主要侧重于单个预后指标的研究，但该规范的大部分内容同样适用于其他类型的预后研究，包括多个预后指标的研究、开发预后模型的研究和预测治疗反应的研究。由于预测标志物最好在随机对照试验中进行调查，因此*CONSORT*声明也与此类研究相关（见本书第九章）。由于*REMARK*规范的内容很少是癌症特异性的，因此也在非肿瘤专业领域适用。

四、当前版本

清单和介绍性文章：2005年[1-5]。

解释和说明文件（E&E）：2012年[6-7]。

五、以前的版本

无。

六、需要注意的扩展延伸和（或）实施

没有发布扩展内容。然而，正如我们在E&E论文中指出的，这些报告规范中的建议在很大程度上也适用于其他类型的肿瘤标志物的研究，如预测标记物。此外，*REMARK*可用于肿瘤学以外的预后研究，在E&E论文中也给出了这样的例子。

七、相关举措

*REMARK*发表后的早期，Mallett等对*REMARK*某些关键要素的依从性进行了评估[8]。他们指出，所有患者和亚组中结局事件数量等关键信息的报告是很差的。Sigounas等使用一个有47个条目的清单（其中43个条目基于*REMARK*）来评估184项关于急性胰腺炎预后标志物的研究报告[9]。他们发现，47个条目中有12个被不到10%的研究报道。

八、如何有效使用指南

准备发表预后标志物研究结果的研究人员将从*REMARK*规范中受益，以确保充分报告了他们工作的各个方面。在一项研究的计划和分析阶段回顾*REMARK*清单和E&E论文，对提醒考虑重要问题与收集必要信息以将研究结果的有用性和可解释性最大化是大有裨益的。此外，E&E论文包含了一些基本研究设计和分析问题的讨论，不仅提供了一个有益的回顾，也促进了对报告规范条目的理解。教学材料通过对某些项目的详细阐述以方框形式呈现。例如，第10项有8个副标题，从"初步数据准备"到"模型验证"，引导读者理解涉及肿瘤标志物研究分析的众多步骤。大量的参考文献为研究人员提供了额外的资源。

九、发展过程

由Lisa McShane和Doug Altman共同主持的NCI–EORTC统计小组委员会有9名成员，美国和欧洲，以及统计学家和非统计学家（临床医生、病理学家、实验室研究人员）之间人数比大致相等。小组委员会的工作是通过电话会议和电子邮件进行的。在一次所有成员参与的早期电话会议之后，指南的制定主要是通过电子邮件完成的，参与起草指南最积极的人偶尔会进行面对面的讨论。经过长时间的努力，指南的制定者找到了一个能够完全抓住肿瘤标志物研究报告指导方针理念的首字母缩写，而REMARK这个名称在后期才被采用。

我们一直打算在最初的REMARK论文中加入一篇较长的解释性论文。准备这篇论文花了很多年，但长篇的E&E论文最终于2012年发表[6-7]。E&E论文包括了对REMARK清单的20个条目背景和相关证据的详细解释，其写作风格与其他共识指南（CONSORT、STROBE、STARD和PRISMA：见本书第九、十七、十九和二十四章）的E&E论文相同。这篇E&E论文是经过大量讨论的结果，4位作者在数年的时间里进行了多次面对面会议和互动。2010年，几位专家对接近定稿的版本提出了意见，帮助我们最终确定了文本，使我们受益匪浅。

2012年的E&E论文基于2005年的清单。在准备E&E论文的时候，除了为更大的内部一致性而做的两个小小的措辞更改，作者并没有更新清单。然而，E&E论文确实包含了一条新的内容，即以"REMARK概要"表格的形式来展示研究的关键方面。

十、指南有效性的证据

我们不了解在REMARK发表前后对研究报告直接比较的结果，也不知道向投稿者推荐（认可）或不推荐REMARK的期刊之间比较的结果。Mallett等在2005年8月REMARK发表后不久[8]，对2006年1月—2007年4月发表在高影响力期刊上的肿瘤标志物预后研究中的REMARK指南条目的报告情况进行了回顾，发现没有一篇论文参考了REMARK。因此，本研究总结了REMARK发表前期的预后标志物研究报告。

目前正计划与最近出版物进行比较（见未来计划）。

十一、支持和遵守

越来越多的肿瘤学期刊在作者和审稿人须知中要求或建议作者遵守REMARK报告规范。国际医学期刊编辑委员会（ICMJE）发表的关于生物医学期刊手稿的统一要求，建议作者参考适当的报告规范包括REMARK，这标志REMARK得到了更广泛的认可。REMARK指南在EQUATOR网络（http://equator-network.

org/）和美国国家医学图书馆（http://www.nlm.nih.gov/services/research_report_guide.html）所列出的报告资源当中有所提及。美国国家癌症研究所临床癌症测试评估计划战略小组强烈支持REMARK。相比之下，截至2012年，最初发表REMARK的5家期刊中只有3家在作者须知中专门提到了REMARK，这表明需要继续努力，使REMARK得到更多的支持。

十二、注意事项和限制（包括范围）

与其他报告准则一样，REMARK是报告的最低标准。

十三、制定者的首推内容

"在报告的结果中，无论其统计意义如何，提供从包括标志物和标准预后变量的分析中得出的估计效果和置信区间。"遵守这一条目将有助于确保所有发表研究提供的结果都经过相似因素的调整。这样的结果将大大提高系统评价收集研究可比结果的能力。

REMARK简介：研究方法的结构化报告有助于读者判断一项研究。广泛使用REMARK简介将确保标志物研究的关键信息易于获取，并使读者能够在充分分析的背景下理解报告的结果。

十四、未来计划

我们将持续关注有关文献并定期考虑是否需要更新。我们会考虑开发扩展版。我们希望在最近的出版物中重复Mallett的研究[8]，以评估随着时间推移研究报告做出的任何改进。

参考文献

[1] McShane LM, Altman DG, Sauerbrei W, et al. REporting recommendations for tumour MARKer prognostic studies (REMARK)[J]. British Journal of Cancer, 2005, 93(4): 387-391.

[2] McShane LM, Altman DG, Sauerbrei W, et al. Reporting recommendations for tumor marker prognostic studies (REMARK)[J]. Journal of the National Cancer Institute, 2005, 97(16): 1180-1184.

[3] McShane LM, Altman DG, Sauerbrei W, et al. REporting recommendations for tumour MARKer prognostic studies (REMARK)[J]. European Journal of Cancer, 2005, 41(12): 1690-1696.

[4] McShane LM, Altman DG, Sauerbrei W, et al. Reporting recommendations for tumor marker prognostic studies[J]. Journal of Clinical Oncology, 2005, 23: 9067-9072.

[5] McShane LM, Altman DG, Sauerbrei W, et al. REporting recommendations for tumor

MARKer prognostic studies (REMARK)[J]. Nature Clinical Practice Oncology,2005,2(8): 416-422.

[6] Altman DG，McShane LM，Sauerbrei W，et al. Reporting recommendations for tumor marker prognostic studies (REMARK)：explanation and elaboration[J]. BMC Medicine, 2012,10：51.

[7] Altman DG，McShane LM，Sauerbrei W，et al. Reporting recommendations for tumor marker prognostic studies (REMARK)：explanation and elaboration[J]. PLoS Medicine,2012,9(5): e1001216.

[8] Mallett S，Timmer A，Sauerbrei W，et al. Reporting of prognostic studies of tumour markers：a review of published articles in relation to REMARK guidelines[J]. British Journal of Cancer, 2010,102(1)：173-180.

[9] Sigounas DE，Tatsioni A，Christodoulou DK，et al. New prognostic markers for outcome of acute pancreatitis：overview of reporting in 184 studies[J]. Pancreas,2011,40(4)：522-532.

译者：郑焱华，空军军医大学第二附属医院血液科，陕西省血液疾病临床医学研究中心
审校：王子君，兰州大学基础医学院循证医学中心
　　　赵思雅，兰州大学公共卫生学院

相关阅读

扫码或通过下方链接观看
本章作者Willi Sauerbrei教授与
Lisa M. McShane教授的专访文章
http://www.thesuper.org/interviews/6

第二十四章 系统评价和Meta分析优先报告条目

David Moher[1], Douglas G. Altman[2], Jennifer Tetzlaff[3]

[1]Clinical Epidemiology Program, Ottawa Hospital Research Institute, Ottawa, ON, Canada
[2]Centre for Statistics in Medicine, University of Oxford, Oxford, UK
[3]Ottawa Methods Centre, Clinical Epidemiology Program, Ottawa Hospital Research Institute, Ottawa, ON, Canada

PRISMA声明发展的时间表

报告指南的倡议名称	说明	达成共识的会议日期	报告指南发表日期
*QUOROM*声明		1996年10月	1999年
*PRISMA*声明	扩大了*QUOROM*声明的条目范围	2005年6月	2010年： 1. *PRISMA*声明 2. *PRISMA*解释和说明文件

一、指南名称

《系统评价和Meta分析优先报告条目》（*Preferred Reporting Items for Systematic Reviews and Meta-Analyses*，*PRISMA*）是指导作者报告评估医疗保健干预（如药物、设备、手术程序或心理咨询）的随机试验与其他类型研究设计的系统评价和Meta分析的指南[1]。同行评议员和编辑可以使用*PRISMA*声明来评审系统评价和Meta分析。读者也可以使用*PRISMA*声明来评价系统评价和Meta分析结果的有效性。

二、历史和发展

*PRISMA*声明是对《随机对照试验Meta分析的统一报告格式》（*Quality of Reporting of Meta-analyses*，*QUOROM*）的全面更新和扩展，该声明是一个主要用于报告随机对照试验Meta分析的指南[2]。*PRISMA*清单在几个方面与*QUOROM*清单不同。*PRISMA*清单增加了新的条目，包括：①要求作者报告是否存在研究方案，如果有的话，如何获取（条目5）；②要求作者描述系统评价中偏倚风险的评估，如纳入研究中的选择性结果报告（条目12）；③要求作者提供所有资金来源的信息（条目27）。通常，*PRISMA*清单将*QUOROM*清单中的几个条目进行了"分离"，在适用的情况下，将几个清单条目合并在了一起，以提高系统评价报告的一致性。

*PRISMA*流程图也进行了修改。在纳入研究并提供排除其他研究的理由之前，研究小组必须首先进行文献检索，并记录好文献检索的结果。一旦对这些文献题录按纳入标准进行筛选，剩下的文献数量将会减少。最终纳入的文献数量可能比研究的数量少（或多），因为有些文章可能报告多项研究，而特定研究的结果可能会在几篇文章中发表。为了得到这些信息，*PRISMA*流程图要求作者提供有关文献筛选过程各个阶段的信息。

三、*PRISMA*指南使用的时机（适用的研究类型）

*PRISMA*声明可用于报告上述医疗干预措施的系统评价和Meta分析（参见本章"指南名称"部分）。我们将Cochrane协作组的定义用于这两个方面，即系统评价是对一个清晰表述的问题的综述，它使用系统和明确的方法来确定、选择和批判性地评估相关研究，并从纳入评价的研究中收集和分析数据。统计方法（Meta分析）可用（也可不用）来分析和总结纳入的研究结果。Meta分析是指在系统评价中使用统计方法来整合纳入研究的结果。

四、上一版本

我们从20世纪80年代末发表的几篇文献中发现，Meta分析的报告质量存在缺陷[3-5]。为了纠正这种缺陷，一个国际组织制定了一份名为*QUOROM*声明的指南，这份指南主要针对随机对照试验的Meta分析报告。*QUOROM*声明包括了一份包含18个条目的清单和流程图，它于1999年发表在《柳叶刀》（*Lancet*）杂志上。

五、当前版本

*PRISMA*声明由一些解释该报告指南制定的简要文字组成，包括一份有27个条目的清单（表24-1），以及一幅4阶段的流程图。*PRISMA*清单指导作者

表24-1 系统评价和Meta分析优先报告条目（*PRISMA*）

条目	条目编号	条目清单
标题		
标题	1	明确本研究报告是系统评价、Meta分析，还是两者兼有
摘要		
结构式摘要	2	提供结构式摘要包括背景、目的、资料来源、纳入研究的标准、研究对象和干预措施、研究评价和综合的方法、结果、局限性、结论和主要发现、系统评价的注册号
前言		
理论基础	3	介绍当前已知的研究理论基础
目的	4	提供关于研究问题的研究对象、干预措施、对照措施、结局指标和研究类型（PICOS）的明确说明
方法		
方案和注册	5	如果已有研究方案，则说明方案内容并给出可获得该方案的途径（如网址），并且提供现有的已注册的研究信息，包括注册号
纳入标准	6	将指定的研究特征（如PICOS和随访的期限）和报告的特征（如检索年限、语种和发表情况）作为纳入研究的标准，并给出合理的说明
信息来源	7	描述所有文献信息的来源（如数据库及其检索时间范围，与研究作者联系获取其他文献），以及最后一次检索的日期
检索	8	至少给出一个数据库的电子检索策略，包含所有的限制条件，使得检索结果可以重现
研究选择	9	说明纳入研究被选择的过程（包括初筛、合格性确认及纳入系统评价等步骤，如适用，还可包括纳入Meta分析的过程）
资料提取	10	描述资料提取的方法（如预提取表格、独立提取、重复提取），以及任何向报告作者获取或确认资料的过程
资料条目	11	列出并说明所有资料相关的条目（如PICOS和资金来源），以及做出的任何推断和简化形式
单个研究存在的偏倚	12	描述用于评价单个研究偏倚的方法（包括该方法是否用于研究层面或结局层面），以及在资料综合时该信息如何被利用
概括效应指标	13	说明主要的进行合并的结局指标，如风险比值（risk ratio）、平均差（difference in means）
结果综合	14	描述结果综合的方法，如果进行了Meta分析，则说明异质性检验的方法
研究偏倚	15	详细评估可能影响数据综合结果的偏倚（如发表偏倚和研究中的选择性报告偏倚）

续表24-1

条目	条目编号	条目清单
其他分析	16	对研究中其他的分析方法进行描述（如敏感性分析、亚组分析、Meta回归分析），并说明哪些分析是预先制订的
结果		
研究选择	17	报告初筛的文献数，评价符合纳入标准的文献数和最终纳入研究的文献数，同时给出每一步排除文献的原因，最好提供流程图
研究特征	18	说明每一个被提取资料的文献特征（如样本含量、PICOS和随访时间）并提供引文出处
研究内部偏倚风险	19	说明每个研究中可能存在偏倚的相关数据，如果条件允许，还须说明结局层面的评估（见条目12）
单个研究的结果	20	针对所有结局指标（有效性或有害性），说明每个研究的各干预组结果的简单合并（a），以及综合效应值及其置信区间（b），最好以森林图形式报告
结果的综合	21	说明每个Meta分析的结果，包括置信区间和一致性检验的结果
研究间偏倚	22	说明研究间可能存在偏倚的评价结果（见条目15）
其他分析	23	如果有，给出其他分析的结果[如敏感性分析、亚组分析、Meta回归分析（见条目16）]
讨论		
证据总结	24	总结研究的主要发现，包括每一个主要结局的证据强度；分析它们与主要利益集团的关联性（如医疗保健的提供者、使用者及政策决策者）
局限性	25	探讨研究层面和结局层面的局限性（如偏倚的风险），以及系统评价的局限性（如检索不全面、报告偏倚等）
结论	26	给出对结果的概要性解析，并提出对未来研究的提示
资金支持		
资金	27	描述本系统评价的资金来源和其他支持（如提供资料），以及资助者在完成系统评价中所起的作用

　　如何最好地报告系统评价和（或）Meta分析的标题、摘要、前言、方法、结果、讨论和经费资助的相关内容。PRISMA清单是可以纳入系统评价和Meta分析报告中的最低限度报告条目清单（但这并不意味所阐述的问题过于全面）。流程图为在进行系统评价和（或）Meta分析时，如何对报告文献题录和文章进行识别、筛选、资格确认和纳入研究部分的流程提供指导方法。

　　在发表声明的同时，PRISMA小组还发表了解释和说明文件[6]。完成这份21 000字文档的过程包括开发一个大样本数据库，以强调如何最好地报告每个清单条目，并确定一个全面的证据库，尽可能地支持纳入的每个清单条目。经过几次面对面会议和几位与会者多次讨论后，最后完成PRISMA声明解释和说明文件，之后在整个PRISMA小组中共享，供进一步修订和最终定稿。

PRISMA声明目前已经发表在8本期刊上[7-14]，其中一本是开放获取期刊[7]，其余期刊也均可以免费下载该声明。PRISMA解释和说明文件也发表在一个开放获取期刊上[6]，以及《内科学年鉴》（Annals of Internal Medicine）、《英国医学杂志》（British Medical Journal）和《临床流行病学杂志》（Journal of Clinical Epidemiology）上。

六、PRISMA声明的扩展版和（或）应用

到目前为止，已经发布了PRISMA声明的两个扩展版本。《PRISMA摘要扩展指南》（PRISMA for abstracts）也已出版[15]，它的重点是为系统评价文章提供撰写摘要的指导，内容包括一个含有12个条目的清单。《PRISMA公平性扩展指南》（PRISMA for equity，PRISMA-E）为作者提供以健康公平为重点的系统评价报告指南（如针对弱势群体的干预措施），并包括13个条目的清单[16]。PRISMA其他扩展指南正处于不同的开发阶段，包括PRISMA研究方案、单个病例数据Meta分析和网状Meta分析的报告指南。任何其他扩展指南都将发布在EQUATOR协作网上（www.equatornetwork.org），并以正在开发的指南的名义进行注册。

其他类型的系统评价和Meta分析包括诊断准确性试验、预后研究、遗传相关性研究的系统评价。我们认为PRISMA声明并不非常适用于指导这类系统评价的报告，尽管评价过程的某些要素和评估医疗干预措施领域的随机对照试验及其他研究设计类型的系统评价较为相似。同样，PRISMA声明可能不适合指导定性系统评价的某些变体的报告，如现实主义综述和Meta叙述性综述。

七、相关举措

完成任何系统评价和Meta分析的一个重要部分是检索文献以确定要纳入的相关研究。如果对于文献检索的报告不充分，会使感兴趣的读者无法重复原作者的检索过程和结果。同样，如果没有准确和透明地报告检索策略，我们就很难，甚至不可能更新最初的系统评价的文献检索过程。Andrew Booth开发了《检索策略报告规范》（Standards for Reporting Literature Searches，STARLITE）[17]，用于报告文献检索的过程，包括检索策略的抽样报告：研究类型、方法、检索年限、限制条件、纳入标准和排除标准、检索使用的术语、电子数据库的来源。我们鼓励作者和其他学者在报告、同行评议系统评价和（或）Meta分析的报告时使用STARLITE。

八、如何有效使用本指南

（一）作者

系统评价的过程可能是一个复杂的过程，作者可能并不总会记得他们为完成这一过程所采取的步骤。通过使用PRISMA清单和流程图可以提醒作者报告是否已经完成了这些步骤，如果已完成，是如何完成的。在报告系统评价和（或）Meta分析时，不一定要遵循PRISMA清单条目的顺序和格式。同样，不一定所有PRISMA清单条目都要完成。在系统评价过程中，作者可以选择不完成PRISMA清单中的某些部分。PRISMA声明的制定并不是对作者做了什么或没有做什么作出判断，而是为了帮助作者准确和透明地报告完成系统评价和（或）Meta分析的过程。

（二）同行评议员

与其他研究者一样，同行评议员都非常忙碌，很可能只有有限的时间来评审系统评价和Meta分析文章。同样，同行评议员有时也会忘记系统评价过程的某些方面，这是情有可原的。使用PRISMA清单有助于同行评议员的评审工作，它能方便同行评议员对作者完成系统评价和（或）Meta分析所采用的所有步骤进行全面审查。

（三）编辑

编辑可以以多种方式使用该清单，其中两种方式可能影响稿件的命运。编辑要求作者填写PRISMA清单并将清单作为投稿的一部分一并提交，编辑可以衡量作者提供的系统评价信息的详细程度。这将方便编辑帮助读者判断系统评价结果的有效性，从而决定稿件是否录用。如果编辑将PRISMA清单作为指导文件的一部分来完成同行评议，他们是在试图确保一个全面的评审过程。从作者、同行评议员和编辑的角度来看，使用相同的清单可能有助于提高系统评价报告的清晰度、准确性和透明度。

九、开发过程

2005年6月在加拿大渥太华举行了为期3天的会议，29人参加了会议，其中包括系统评价作者、方法学家、临床医生、医学编辑和1名读者。会前，执行小组完成了一系列活动：①全面审查研究系统评价报告质量的相关研究；②进行系统的文献检索，以获取可能为会议提供信息的方法学和其他相关的文献，特别是与修正PRISMA清单条目有关的文献；③对系统评价的作者、读者、试用或使用系统评价和Meta分析的团体进行一次国际性问卷调查，以确定对

*QUOROM*清单的看法，包括现有清单条目的优点。

会议期间，对上述三项活动的成果作了总结。完成以上讨论后，部分根据会前采集的证据，对每个*QUOROM*清单条目是否予以保留做了讨论。会议还讨论了考虑增加其他清单项目，只有被认为是必要的项目才会被保留或添加到清单中。会议还讨论了*PRISMA*声明和*PRISMA*解释和说明文件的制定策略。最后，对知识翻译策略进行了探讨。

会议结束后不久，一份*PRISMA*清单的草案被分发给该小组成员，其中包括那些被邀请参会但无法出席的代表。经过几轮讨论和修正，*PRISMA*小组批准了该清单。随后对清单进行了试点测试。与此同时，*PRISMA*声明由执行团队起草，经过几轮讨论和修正后得到了小组的批准。在声明起草后，*PRISMA*小组中的一小部分成员起草了*PRISMA*解释和说明文件。与总结文件一样，解释和说明文件由更大的小组团队进行修正，并最终由他们进行批准。

十、指南有效性的证据

我们对*PRISMA*清单和（或）流程图的使用是否能提高系统评价和Meta分析的报告质量的相关评估一无所知。我们计划完成这样的评估，并鼓励其他研究者也这样做。

十一、支持和遵守

到目前为止，*PRISMA*声明得到了大约200本期刊、Cochrane协作组和科学编辑委员会的支持。我们正在积极寻求其他期刊和编辑团体的支持。我们还没有对有关期刊是否遵守*PRISMA*声明的相关数据。

期刊和编辑团体如果要支持*PRISMA*声明，可以在*PRISMA*网站上进行注册。我们建议在期刊的"作者投稿说明"栏目中至少对*PRISMA*的原版论文、*PRISMA*解释和说明文件、*PRISMA*网站这三者之一进行引用。

十二、注意事项和局限性（包括范围）

*PRISMA*声明并非是用来评估系统评价或Meta分析质量的工具，使用它来构建质量分数也并不合适。

*PRISMA*声明是为了使系统评价和Meta分析更广泛而全面地进行报告而制定的。也就是说，它在其他类型的系统评价中的应用价值有限，如诊断试验系统评价[请参阅*PRISMA*声明扩展和（或）应用]。例如，评估偏倚风险是进行系统评价的一个重要概念，但诊断试验的系统评价中用于评估偏倚的条目可能

侧重于患者群体特征和疾病状态的确认等问题，这些问题与干预性研究的系统评价不同。在报告单个病例数据的Meta分析时，流程图也须调整。

十三、制定者首推的内容

（一）文献检索

　　检索策略是任何系统评价的实施和报告中必不可少的一部分。文献检索可能是复杂和反复的，特别是当评价者检索不熟悉的数据库，或者他们评价的是一个题材广泛或全新的课题时。评价检索策略能使感兴趣的读者评估文献检索是否全面，并能进行重复检索。提供检索策略还有助于对系统评价更新。一些编辑会争辩说，完整发表一个主要的电子数据库的检索策略会占用太多的版面，尤其考虑到期刊的版面像"房地产"一样的精贵。虽然发表检索策略需要版面空间，但大多数期刊都允许以网络形式发表检索策略。

（二）系统评价方案

　　方案很重要，因为它预先规定了系统评价的目标和方法。例如，方案规定了主要感兴趣的结局指标、评价者如何提取这些结局指标的信息，以及评价者可能用来定量合并这些结局数据的方法。如果撰写了方案，并注册好一组关于这个系统评价的最低限度的信息，这样会有助于限制评价方法中引起偏倚的事后决定，如选择性结果报告偏倚[10]，解决系统评价的过度重复问题，并提高透明度。

　　2011年2月22日，英国约克大学评价与传播中心成立了系统评价注册登记网站PROSPERO（http://www.metaxis.com/PROSPERO/）。作者可以免费在网站上注册他们系统评价的前瞻性方案。PROSPERO由22个必填项和18个选填项组成。很多期刊和团体现在对系统评价方案注册表示认可。撰写本书时，我们检索到了超过65个国家的2 200多个系统评价的方案已经在PROSPERO网站上注册。

（三）流程图

　　一图胜千言——这里的图指的是流程图。流程图是作者在整个系统评价过程中报告检索到的文献题录和研究数量流程的很好的方式。一些作者在复杂的系统评价中创新性地应用流程图解释信息的流动。流程图还能使读者了解到在系统评价完成时，哪些文献最终进行了系统评价，而哪些文献进行了Meta分析。

十四、未来计划

我们计划评估*PRISMA*声明的使用是否与系统评价和Meta分析报告质量的提高有关。2004年开展的一次对系统评价报告质量的评估可能是一项有用的可供参考的基线（在引入*PRISMA*声明之前）[18]。这里我们描述的抽样范围限定为PubMed的一个自然月，这样增强了结果的推广性。许多评估将其抽样范围和推广性限定在特定内容领域的几种高影响因子期刊或排名前五位的综合性期刊和内科学期刊。

参考文献

[1]　Moher D，Liberati A，Tetzlaff J，et al. Preferred Reporting Items for Systematic Reviews and Meta-Analyses：the PRISMA Statement[J]. PLoS Medicine，2009，6(7)：e1000097.

[2]　Moher D，Cook DJ，Eastwood S，et al. Improving the quality of reports of meta-analyses of randomised controlled trials：the QUOROM statement. Quality of Reporting of Meta-analyses[J]. Lancet，1999，354(9193)：1896-1900.

[3]　Mulrow CD. The medical review article：state of the science[J]. Annals of Internal Medicine，1987，106(3)：485-488.

[4]　Sacks HS，Berrier J，Reitman D，et al. Meta-analyses of randomized controlled trials[J]. New England Journal of Medicine，1987，316：450-455.

[5]　Sacks HS，Reitman D，Pagano D，et al. Meta-analysis：an update[J]. Mount Sinai Journal of Medicine，1996，63：216-224.

[6]　Liberati A，Altman DG，Tetzlaff J，et al. The PRISMA statement for reporting systematic reviews and meta-analyses of studies that evaluate health care interventions：explanation and elaboration[J]. PLoS Medicine，2009，6(7)：e1000100.

[7]　Moher D，Liberati A，Tetzlaff J，et al. Preferred reporting items for systematic reviews and meta-analyses：the PRISMA Statement[J]. International Journal of Surgery，2010，8(5)：336-341.

[8]　Moher D，Liberati A，Tetzlaff J，et al. Preferred reporting items for systematic reviews and meta-analyses：the PRISMA Statement[J]. Journal of Clinical Epidemiology，2009，62(10)：1006-1012.

[9]　Moher D，Liberati A，Tetzlaff J，et al. Preferred reporting items for systematic reviews and meta-analyses：the PRISMA Statement[J]. Zhong Xi Yi Jie He Xue Bao，2009，7(9)：889-896.

[10]　Moher D，Liberati A，Tetzlaff J，et al. Preferred reporting items for systematic reviews and meta-analyses：the PRISMA Statement[J]. Physical Therapy，2009，89(9)：873-880.

[11]　Moher D，Liberati A，Tetzlaff J，et al. Preferred reporting items for systematic reviews and meta-analyses：the PRISMA Statement[J]. Open Medicine，2009，3(2)：123-130.

[12]　Moher D，Liberati A，Tetzlaff J，et al. Preferred reporting items for systematic reviews and meta-analyses：the PRISMA Statement[J]. Annals of Internal Medicine，2009，151(4)：264-269.

[13]　Moher D，Liberati A，Tetzlaff J，et al. Preferred reporting items for systematic reviews and meta-analyses：the PRISMA Statement[J]. PLoS Medicine，2009，6(7)：e1000097.

[14]　Moher D, Liberati A, Tetzlaff J, et al. Preferred reporting items for systematic reviews and meta-analyses: the PRISMA Statement[J]. BMJ, 2009, 339: b2535.

[15]　Beller EM, Glasziou PP, Altman DG, et al. PRISMA for abstracts: reporting systematic reviews in journal and conference abstracts[J]. PLoS Medicine, 2013, 10(4): e1001419.

[16]　Welch V, Petticrew M, Tugwell P, et al. PRISMA Equity 2012 Extension: Reporting Guidelines for Systematic Reviews with a Focus on Health Equity[J]. PLoS Medicine, 2012, 9(10): e1001333.

[17]　Booth A. "Brimful of STARLITE": toward standards for reporting literature searches[J]. Journal of the Medical Library Association, 2006, 94(4): 421-429.

[18]　Moher D, Tetzlaff J, Tricco AC, et al. Epidemiology and reporting characteristics of systematic reviews[J]. PLoS Medicine, 2007, 4(3): e78.

译者：梅祖兵，上海中医药大学附属曙光医院

审校：王子君，兰州大学基础医学院循证医学中心

　　　赵思雅，兰州大学公共卫生学院

第二十五章　已发表文献中的统计分析和方法：*SAMPL*指南

Thomas A. Lang[1], Douglas G. Altman[2]

[1]Tom Lang Communications and Training International, Kirkland, WA, USA
[2]Centre for Statistics in Medicine, University of Oxford, Oxford, UK

"他们有没有想过，建立在观察基础上的科学只能通过统计来促进？……如果医学没有忽视这个工具，这一进步的手段，它将会得到更多阳性的事实，也就不会被指责为是一门原则不固定、模糊和充满猜测的科学。"

——法国早期精神病学家Jean-Etienne Dominique Esquirol，引自*The Lancet*，1838年[1]。

一、引言

生物医学文献中关于统计报告质量的首项重要研究发表于1966年[2]。此后，类似研究发表了几十项，而每项的研究结果都显示有很大比例的文章在统计的应用、分析、结果解读、报告或在研究的设计、开展中存在错误①（如参考文献[3-19]）。并且，其中许多错误严重到足以质疑作者的结论[8-9,12,17]。使问题更为严重的是，这些文章多数发表在世界顶尖的医学综合类和专业类同行评议期刊。

---

① 首次出版为 Basic statistical reporting for articles published in clinical medical journals：the *SAMPL* Guidelines.
注：本章正文与原文相同，但更新了统计错误发生率相关的参考文献。

尽管在复杂的统计过程中的错误已被研究报道[19-22]，然而多数统计错误却在基础而并不高级的统计方法的使用过程中被发现[23]。这或许是因为文章作者会在统计人员的帮助下使用高级的统计方法，而统计人员能胜任相应的分析。但是事实却是，一般情况下如果作者们使用统计方法的话，他们更有可能只使用基本的统计方法[23-26]。因此，尽管存在重大统计错误，相关的文章仍持续通过编辑和同行评议并发表在顶尖期刊上。

事实上，统计报告的不足是长期、广泛存在的问题，且可能比想象中严重，其主要涉及基础的统计方法，但大多数生物医学文献的读者并没有对此生疑[27]。

30多年前，O'Fallon等呼吁"制定统计相关的内容和格式的标准，以指导作者撰写文章"[28]。尽管此呼吁得到一些期刊的响应[29-32]，但大多数期刊在其"作者须知"中都没有一到两段的有关统计方法和结果报告的内容[33]。然而，鉴于大多数统计错误都发生在基础统计方法上，一套全面且易于理解的报告指南或许能改善统计分析的记录，甚至报告质量。

《已发表文献中的统计分析和方法指南》（*Statistical Analyses and Methods in the Published Literature*，*SAMPL*）被设计成包含在期刊的"作者须知"中，以告知作者、期刊编辑和审稿人如何报告基础统计的方法和结果。尽管该指南仅限于最常见的统计分析，但它们足以防止科研文章中常出现的大多数统计学的报告问题。

与本书中的大多数指南不同，*SAMPL*指南不是通过正式的建立共识的过程制定的，但是它确实在很大程度上借鉴了其他已发表的指南[27,34-37]。另外，一篇针对统计报告错误的较为全面的文献综述揭示，现有文献关于如何报告最常见的统计方法的认识几乎是一致的[27]。

统计分析与研究方法密切相关，因此研究方法也必须被正确记录和报告。但我们在此并不提供关于研究方法报告的指导，读者可参考本书的其他章节以及EQUATOR协作网（www.equator-network.org）。方法学报告的指南中也包含统计报告相关的内容，但本章所涉及的*SAMPL*指南更为具体和全面，是对方法学指南的补充[38-40]，而非重复。

我们欢迎读者的反馈，并期望在适当的时候更新该指南。

二、报告统计方法和结果的指导原则

本指南关于统计报告的第一条指导原则来自国际医学期刊编辑委员会（ICMJE），其在"对提交给生物医学期刊的稿件的统一要求"中对报告统计分析的陈述如下。

"尽可能详细地描述统计方法，以使具备相应知识并具有数据访问权的读者可以验证文章所报告的结果。如果可能，请量化结果，并提供量化的结果及恰当的测量误差或不确定性的相关参数（如置信区间）。避免仅提供统计假设检验的结果（如P值），因为其无法传递统计效应相关的重要信息。研究设计和统计方法的参考文献应尽可能是权威著作（注明具体页码）。定义统计术语、缩写和主要符号，说明所使用的计算机软件。"[33,41]

本指南关于统计学报告的第二个指导原则：提供足够的细节，以便可以将结果同其他的分析结果合并。通常，此原则要求报告能推衍出其他统计量的描述性统计量，如百分比的分子和分母，尤其是相对危险度（relative risk，RR）、比值比（odds ratio，OR）和风险比（hazard ratio，HR）。相应地，只有P值不足以重新分析，还须提供所比较的变量的描述性统计量，包括所涉及的各组的样本量、P相对应的估计值（或"统计效应"），以及估计值的精确度（通常为95%置信区间）。

三、报告统计方法的一般原则

（一）初步分析

指出任何在分析之前用于改动原始数据的统计过程，如对连续变量进行数理转换以使其数据分布更接近于正态分布、创建比值或其他衍生变量、将连续变量转换为分类变量或合并分类变量。

（二）主要分析

（1）描述分析的目的。

（2）指出分析中使用的变量，并用描述性统计量总结每个变量。

（3）如有可能，指出具有临床意义的最小差异。

（4）详细描述针对主要研究目标的主要统计分析方法。

（5）明确说明每项分析使用何种方法，而非在一处列出所使用的所有统计方法。

（6）验证数据是否满足所采用的假设检验的适用前提。特别要说明：①是否针对偏态分布数据使用了非参数检验；②是否对配对数据采用了配对假设检验；③采用线性回归模型所分析的关系是否本质为线性。

（7）指明是否，以及如何对多重比较（对同一数据进行多次假设检验）进行校正。

（8）说明在分析中如何处理异常值。

（9）说明假设检验是单侧还是双侧，若采用单侧检验，解释其合理性。

（10）报告定义具有统计学意义的α水平（如0.05）。

（11）给出在分析中使用的统计软件程序的名称。

（三）补充分析

描述任何用于辅助分析的统计方法，如敏感性分析、缺失值插补或分析方法所基于的假设检验。指出探索性的事后分析，包括未在计划内的亚组分析。

四、报告统计结果的一般原则

（一）数量和描述性统计量的报告

（1）同时报告数量（尤其是测量值）和其相应的精确度。为了易于理解和简化，可合理地进行四舍五入。例如，通常可以将平均年龄四舍五入到年份，其并不会影响临床分析或统计分析。如果某个量表最小的有意义的差异是5分，那么分数可以报告为整数，小数的报告没有必要。

（2）报告每个分析的总样本量和每组的样本量。

（3）报告所有百分比的分子和分母。

（4）用平均值（mean）和标准差（standard deviation，SD）描述近似正态分布的数据。在格式上，应使用mean（SD），而非mean±SD。

（5）用中位数和百分位数间距、极差或二者的结合描述非正态分布的数据。报告百分位数间距的上下边界值，以及范围的最小值和最大值，而不仅仅是范围的大小。

（6）勿用均数的标准误（standard error，SE）表示数据的变异程度，而应使用标准差、百分位数间距或极差。

（7）在表格或图形中展示大部分数据（如果不能展示全部数据）。表格提供准确的数值，而图形则提供对数据的整体评估[42-43]。

（二）风险、率和比值的报告

（1）指明所报告的率（发生率、生存率），比值（比值比、风险比）及风险（绝对风险、相对风险）的类型。

（2）给出分子和分母所代表的数量（如患有前列腺癌的男性人数除以可能发展为前列腺癌的男性人数）。

（3）给出率所适用的时间段。

（4）给出率对应的人口单元（即单元乘数，如×100；×10 000）。

（5）报告风险、率和比值的估计精确度（置信区间）。

（三）假设检验的报告

（1）陈述要检验的假设。

（2）给出所分析的变量，并使用合适的描述性统计量概括每个变量的数据。

（3）如果可能，给出具有临床意义的最小差异。

（4）对于等效性和非劣效性研究，报告能被接受指示生物学等效性的组间最大差异（等效界值）。

（5）给出用于分析的假设检验的名称。说明假设检验为单侧还是双侧，用于配对样本还是独立样本。

（6）确认数据满足假设检验的适用前提。

（7）报告定义具有统计学意义的α水平（如0.05）。

（8）至少对主要结果（如组间差异或一致性、诊断敏感性和回归线的斜率）报告精确度，如95%置信区间。

（9）不要用均数的标准误来描述参数估计的精确度。标准误本质上是68%置信系数，应使用95%置信系数代替。

（10）尽管对于置信区间不是优选的，但是如果需要，P值应报告为等值，并且保留一或两位小数（如$P=0.03$或0.22），不应该报告为不等式（如$P<0.05$）。不要报告"无统计学差异（no significance，NS）"，给出实际的P值。除遗传关联的研究外，其他研究需要报告的最小P值为$P<0.001$。

（11）如果涉及多重比较，报告是否和如何对多重比较进行校正。

（12）给出分析中所使用的统计软件的名称。

（四）关联分析的报告

（1）描述感兴趣的关联。

（2）给出使用的变量，并用描述性统计量概括每个变量。

（3）给出所使用的关联性检验。

（4）指明检验为单侧或双侧，若为单侧，应说明其合理性。

（5）对于关联性的假设检验（如卡方检验），报告检验的P值（因为关联定义为具有统计学意义的结果）。

（6）对于关联程度的大小（即Phi相关系数），报告该系数的大小及其置信区间。请勿将关联程度描述为低、中或高，除非提前界定了关联程度的范围。尽管如此，考虑到它们的生物学含义或现实情况，在使用这些关联程度的范围时要慎重。

（7）对于主要比较分析，可考虑展示完整的列联表。

（8）给出分析中使用的统计软件的名称。

（五）相关性分析的报告

（1）描述分析的目的。

（2）用合适的描述性统计量概括每一个变量。

（3）指明分析中使用的相关系数（如Pearson、Spearman）。

（4）确认数据满足相关分析的适用前提。

（5）报告表示相关系数是否具有统计学显著性的α水平（如0.05）。

（6）报告相关系数的大小。请勿将相关程度描述为低、中或高，除非提前界定了相关程度的范围。尽管如此，考虑到它们的生物学含义或现实情况，在使用这些关联程度的范围时要慎重。

（7）对于主要比较，请报告相关系数的95%置信区间，无论其是否具有统计学意义。

（8）对于主要比较，可考虑以散点图的形式报告结果，并在数据区域展示样本量、相关系数（及其置信区间）和*P*值。

（9）给出分析中使用的统计软件的名称。

（六）回归分析的报告

（1）描述分析的目的。

（2）给出分析中使用的变量，并用描述性统计量概括每一个变量。

（3）确认数据满足回归分析的适用前提。例如，在线性回归中，指出残差分析是否能证实线性假设。

（4）报告在分析中如何处理异常值。

（5）报告在分析中如何处理缺失值。

（6）对于简单（单因素）回归分析或多元（多因素）回归分析，请报告回归方程。

（7）对于多元回归分析：①报告单因素分析中采用的α水平；②报告是否对变量进行了共线性和交互影响的评估；③描述得到最终模型的变量选择过程（例如，向前引入法、逐步筛选法、最优子集回归法）。

（8）最好在一个表格中报告每个解释变量的回归系数（β权重），以及相应的置信区间和*P*。

（9）提供模型对数据的"拟合优度"的评估指标（用于简单回归的决定系数r^2和用于多元回归的多元决定系数R^2）。

（10）说明是否和如何对模型进行验证。

（11）对于使用简单线性回归分析的主要比较，请考虑在散点图中以图形方式展示结果，给出回归线及其置信区间。不要将回归线（或分析结果的解读）延伸到数据的最小值和最大值之外。

（12）给出分析中使用的统计软件的名称。

（七）方差分析（ANOVA）或协方差分析（ANCOVA）的报告

（1）描述分析的目的。

（2）给出分析中使用的变量，并用描述性统计量概括每一个变量。

（3）确认数据满足方差/协方差分析的适用前提。例如，指明残差分析是否能确认线性假设。

（4）报告在分析中如何处理异常值。

（5）报告在分析中如何处理缺失值。

（6）说明是否检测了解释变量间的交互作用，如果是，如何处理的这些交互作用。

（7）如果可以，请在一个表格中报告每个解释变量的P、检验统计量、分析的自由度（如果适用）。

（8）提供模型对数据拟合优度的评估指标，如R^2。

（9）说明是否和如何验证模型。

（10）给出分析中使用的统计软件的名称。

（八）生存（事件时间）分析的报告

（1）描述分析的目的。

（2）明确所分析时间段开始和结束所对应的日期或事件。

（3）明确数据截尾的情况。

（4）明确用于估计生存率的统计方法。

（5）确认数据满足生存分析的适用前提。

（6）对于每个组，给出在适当的随访时间的估计生存概率和置信区间，并给出每个时间点对应的存在死亡风险的参与者人数。绘制未幸存者的累积概率曲线通常更为有用，尤其是在死亡事件少的情况下。

（7）报告中位生存时间及其置信区间，这通常有助于将结果与其他研究的结果进行比较。

（8）考虑在一个图（如Kaplan–Meier曲线）或表中展示全部的结果。

（9）说明用于比较两个或多个生存曲线的统计方法。

（10）采用假设检验比较两个或多个生存曲线时，报告比较的P值。

（11）报告用于评估解释变量与生存或死亡之间关系的回归模型。

（12）报告每个解释变量的风险评估结果（如风险比）及其置信区间。

（九）贝叶斯分析的报告

（1）给出验前概率（"先验概率"）。

（2）说明如何确定先验概率。

（3）描述采用的统计模型。

（4）描述分析中使用的技巧。

（5）给出分析中使用的统计软件的名称。

（6）用集中趋势和可信区间来描述后验分布。

（7）评估分析对不同先验概率的敏感性。

参考文献

[1] Esquirol J E D. //Pearl R. Introduction to Medical Biometry and Statistics[M]. Philadelphia: WB Saunders, 1923.

[2] Schor S, Karten I. Statistical evaluation of medical journal manuscripts[J]. JAMA, 1966, 195(13): 1123-1128.

[3] Prescott RJ, Civil I. Lies, damn lies and statistics: errors and omission in papers submitted to Injury 2010-2012[J]. Injury, 2013, 44(1): 6-11.

[4] Fernandes-Taylor S, Hyun JK, Reeder RN, et al. Common statistical and research design problems in manuscripts submitted to high-impact medical journals[J]. BMC Research Notes, 2011, 4: 304.

[5] Bosker T, Mudge JF, Munkittrick KR. Statistical reporting deficiencies in environmental toxicology[J]. Environmental Toxicology and Chemistry, 2013, 32(8): 1737-1739.

[6] Vesterinen HM, Egan K, Deister A, et al. Systematic survey of the design, statistical analysis, and reporting of studies published in the 2008 volume of the Journal of Cerebral Blood Flow and Metabolism[J]. Journal of Cerebral Blood Flow and Metabolism, 2011, 31(4): 1064-1072.

[7] Kim JS, Kim DK, Hong SJ. Assessment of errors and misused statistics in dental research[J]. International Dental Journal, 2011, 61(3): 163-167.

[8] Lee HJ, Jung SK. The use of statistical methodology in articles in medical journals and suggestions for the quality improvement of the Pediatric Allergy and Respiratory Disease[J]. Pediatric Allergy and Respiratory Disease, 2011, 21(3): 144-155.

[9] Yim KH, Nahm FS, Han KA, et al. Analysis of statistical methods and errors in the articles published in the Korean Journal of Pain[J]. Korean Journal of Pain, 2010, 23(1): 35-41.

[10] Al-Benna S, Al-Ajam Y, Way B, et al. Descriptive and inferential statistical methods used in burns research[J]. Burns, 2010, 36(3): 343-346.

[11] Robinson PM, Menakuru S, Reed MW, et al. Description and reporting of surgical data-scope for improvement?[J]. Surgeon, 2009, 7(1): 6-9.

[12] Afshar K, Jafari S, Seth A, et al. Publications by the American Academy of Pediatrics Section on Urology: the quality of research design and statistical methodology[J]. Journal of Urology, 2009, 182(Suppl. 4): 1906-1910.

[13] Barbosa FT, de Souza DA. Frequency of the adequate use of statistical tests of hypothesis in original articles published in the Revista Brasileira de Anestesiologia between January 2008 and December 2009[J]. Revista Brasileira de Anestesiologia, 2010, 60(5): 528-536.

[14] Neville JA, Lang W, Fleischer A B Jr. Errors in the Archives of Dermatology and the Journal of the American Academy of Dermatology from January through December 2003[J]. Archives of Dermatology, 2006, 142(6): 737-740.

[15] Kurichi JE, Sonnad SS. Statistical methods in the surgical literature[J]. Journal of the American College of Surgery, 2006, 202(3): 476-484.

[16] Scales CD Jr, Norris RD, Preminger GM, et al. Evaluating the evidence: statistical methods in randomized controlled trials in the urological literature[J]. Journal of Urolology, 2008, 180(4): 1463-1467.

[17] Gaskin CJ, Happell B. Power, effects, confidence, and significance: An investigation of statistical practices in nursing research[J]. International Journal of Nursing Studies, 2014, 51(5): 795-806.

[18] Jaykaran YP. Quality of reporting statistics in two Indian pharmacology journals[J]. Journal of Pharmacology and Pharmacotherapy, 2011, 2(2): 85-89.

[19] Mikolajczyk RT, DiSilvestro A, Zhang J. Evaluation of logistic regression reporting in current obstetrics and gynecology literature[J]. Obstetrics and Gynecology, 2008, 111(2 Pt. 1): 413-419.

[20] Burton A, Altman DG. Missing covariate data within cancer prognostic studies: a review of current reporting and proposed guidelines[J]. British Journal of Cancer, 2004, 91: 4-8.

[21] Mackinnon A. The use and reporting of multiple imputation in medical research-a review[J]. Journal of Internal Medicine, 2010, 268(6): 586-593.

[22] Abraira V, Muriel A, Emparanza JI, et al. Reporting quality of survival analyses in medical journals still needs improvement. A minimal requirements proposal[J]. Journal of Clinical Epidemiology, 2013, 66(12): 1340-1346.

[23] Kim M. Statistical methods in Arthritis & Rheumatism-current trends[J]. Arthritis & Rheumatism, 2006, 54(12): 3741-3749.

[24] Reed JF 3rd, Salen P, Bagher P. Methodological and statistical techniques: what do residents really need to know about statistics?[J]. Journal of Medical Systems, 2003, 27(3): 233-238.

[25] Aljoudi AS. Study designs and statistical methods in the Journal of Family and Community Medicine: 1994-2010[J]. Journal of Family and Community Medicine, 2013, 20(1): 8-11.

[26] Lee CM, Soin HK, Einarson TR. Statistics in the pharmacy literature[J]. Annals of Pharmacotherapy, 2004, 38(9): 1412-1418.

[27] Lang T, Secic M. How to Report Statistics in Medicine: Annotated Guidelines for Authors, Editors, and Reviewers[M]. 2nd edn. Philadelphia: American College of Physicians, 2006.

[28] O'Fallon JR, Duby SD, Salsburg DS, et al. Should there be statistical guidelines for medical research papers?[J]. Biometrics, 1978, 34(4): 687-695.

[29] Shott S. Statistics in veterinary research[J]. Journal of the American Veterinary Medical Association, 1985, 187(2): 138-141.

[30] Hayden GF. Biostatistical trends in Pediatrics: implications for the future[J]. Pediatrics, 1983, 72(1): 84-87.

[31] Altman DG, Bland JM. Improving doctors' understanding of statistics[J]. Journal of the Royal Statistical Society: Series A, 1991, 154(2): 223-267.

[32] Altman DG, Gore SM, Gardner MJ, et al. Statistical guidelines for contributors to medical journals[J]. British Medical Journal, 1983, 286(6376): 1489-1493.

[33] Bailar JC 3rd, Mosteller F. Guidelines for statistical reporting in articles for medical journals. Amplifications and explanations[J]. Annals of Internal Medicine, 1998, 108(2): 266-273.

[34] Bond GR，Mintz J，McHugo GJ. Statistical guidelines for the Archives of PM&R[J]. Archives of Physical Medicine and Rehabilitation，1995，76(8)：784-787.

[35] Wilkinson L，Task Force on Statistical Inference. Statistical methods in psychology journals. Guidelines and explanations[J]. American Psychologist，1999，54(8)：594-604.

[36] Curran-Everett D，Benos DJ，American Physiological Society. Guidelines for reporting statistics in journals published by the American Physiological Society[J]. American Journal of Physiology-Endocrinology and Metabolism，2004，287(2)：E189-E191.

[37] Curran-Everett D，Benos DJ. Guidelines for reporting statistics in journals published by the American Physiological Society：the sequel[J]. Advances in Physiology Education，2007，31(4)：295-298.

[38] Moher D，Schulz K，Altman DG. CONSORT statement：revised recommendations for improving the quality of reports of parallel-group randomized trials[J]. Annals of Internal Medicine，2001，134(8)：657-662.

[39] Des Jarlais DC，Lyles C，Crepaz N，et al. Improving the reporting quality of nonrandomized evaluations of behavioral and public health interventions：the TREND statement[J]. American Journal of Public Health，2004，94(3)：361-366.

[40] von Elm E，Altman DG，Egger M，et al. The Strengthening the Reporting of Observational Studies in Epidemiology (STROBE) Statement：guidelines for reporting observational studies[J]. Annals of Internal Medicine，2007，147(8)：573-577.

[41] International Committee of Medical Journal Editors. Uniform requirements for manuscripts submitted to biomedical journals：writing and editing for biomedical publication[Z/OL]. (2011)[2012-12-12]. www.icmje. org.

[42] Schriger DL，Arora S，Altman DG. The content of medical journal instructions for authors[J]. Annals of Emergency Medicine，2006，48(6)：743-749，749. e1-e4.

[43] Lang T. How to Write，Publish，and Present in the Health Sciences：A Guide for Clinicians and Laboratory Researchers[M]. Philadelphia：American College of Physicians，2010.

译者：于世凯，同济大学附属第十人民医院
审校：赵思雅，兰州大学公共卫生学院
　　　王子君，兰州大学基础医学院循证医学中心

相关阅读

扫码或通过下方链接观看本章作者
Thomas A. Lang教授的专访文章
http://www.thesuper.org/interviews/5

第二十六章　科学论文中图表的呈现指南

David L. Schriger

UCLA Emergency Medicine Center, Los Angeles, CA, USA

一、引言

　　大多数报告指南都更侧重于方法部分的报告而非结果部分。这种失衡并非偶然，因为报告指南的制定者对于自己在方法呈现方面的智慧充满信心，但对如何优化结果的报告却不确定。

　　关于应该呈现多少数据目前仍然存在争议。虽然已经编写了有关于数据图表呈现方式的著作[1-9]，但经验证据的匮乏和无处不在的竞争原则，使得将建议提炼成简洁的指南极具挑战性。因此，与本书中的其他章节不同，本章并不试图为图表的报告方式提供全面的指南。相反，它总结了在确定要呈现哪些数据，以及如何最好地呈现数据时须考虑的原则，并提供了关于在特定研究设计中常用图表的实用技巧。

二、呈现什么？

　　让论文更加合理。Ziman认为科学交流必须是合理的，也就是说，"每条信息都不应该过于晦涩含糊，以至于读者既不能完全同意它，也没法提出有充分理由的反对意见"[10]。因此，在对研究的优势和合理性的结论发表意见之前，需要提供给读者想看到的所有数据。除了最简单的分类数据外，还须使用图表才能有效地做到这一点。

　　让研究方案指导数据呈现。如果一个变量重要到需要加入研究方案中，那么它在结果呈现时也同样重要。如果两个变量在研究的理论模型中被认为是相互关联[11]，那么在结果部分就须展示这种关系。

分享研究方案之外的重要发现，偶然性在研究中扮演着重要的角色。分享未曾预料的发现和联系，但同时要明确告知读者这些都是事后的发现。

认识到演示图表和存档图表有不同的用途和格式。存档图表仅适用于网络附录。论文中的图表应能帮助读者理解结果，并通过重要信息和关键点比较来指导读者。论文中的图表侧重于让人理解；存档图表侧重于结果的全面性。

三、使用哪种呈现形式：图、表，还是文本？

（1）数据呈现通常首选图：除了最简单的分类数据外，图比表格提供的信息更多，并便于相互比较[12]。

（2）考虑混合模式：无须在表或图之间进行选择。具有内嵌图的表格（如表格中呈现变量分布的小型直方图）可以非常有效地呈现结果[13-14]。

（3）考虑数据结构是否需要特殊处理：可能需要特殊绘图的情况包括生存分析（生存曲线）、Meta分析（森林图、漏斗图）、诊断试验性能[受试者工作特征（ROC）曲线]和测量比较（Bland–Altman图）。

（4）选择最详细的形式以突出研究比较的内容：使用最详细的格式[如各种散点图、生存曲线、平行线图（以及其他描述配对数据的方法）]向读者展示关键的比较信息。当用更详细的图强调关键比较不切实际时，可保留较低密度图（箱式图、条形图）和表格以备不时之需。

（5）避免低数据密度的格式：对于有4个条形的条形图，数据密度计算分子是8（4个条形高度和4个条形标识符）。如果此图在典型的医学期刊上有两列宽，那么它的密度大约是$8/66 \text{ cm}^2 = 0.12$个数据元素$/\text{cm}^2$。列出8位信息的句子的数据密度为$8/15 \text{ cm}^2 = 0.53$个数据元素$/\text{cm}^2$。由于医学期刊读者在阅读文本时具有描绘条形图的认知能力，因此更倾向于密度较高的文本。

四、图表的基本原则

（1）讲述你的故事：用图表向读者强调你对此项研究中关键发现的见解。使用可以强调你希望读者看到的比较的图表格式。确保图中所描述的信息层次结构与你对信息相对重要性的看法一致。

（2）不要剥夺读者讲述其他故事的机会：虽然绘制图表来强调你对数据的解读是完全合适的，但你的图表不应该剥夺读者创造其他解释的机会。只显示组均数的表格或条形图使读者无法了解数据的基本分布。这样的基本分布可能会清楚地表明，均数差异是对组间差异的不完整描述。同样，大多数图表可以使用不同的符号形状、阴影和颜色来表示额外的维度。这可以在不干扰主要比较的情况下，让读者进行重要的二次比较。

（3）让图表不言自明：对研究主题稍有了解的读者应该能够独立查看任何图表并理解其所呈现的内容。这可以通过合适的标题、清晰的标签和适当的注释来实现。通过对同事的测试确定所制作的图表是否达到了目标，并根据需要进行改进。

（4）让读者更轻松：①仅在绝对必要时使用缩写；②确保指定所有数量的单位（如mg/dL）；③用注释（箭头、阴影、字体）来突显关键比较；④避免重复——将信息放在以下层次结构中最合适的类别里：标题、副标题、轴标题、轴标签、图例、注释、单个数据点。例如，对于一个月的生存曲线，x轴标签应该是选定的天数（如1、7、14、21、28），并且x轴标题应该是"时间（天）"，而非带有标签（第1天……第7天……第28天）的"时间"。同样，如果表中的每个数据元素都是相同的单位，则在标题或副标题中对单位进行定义即可。如果列或行具有不同的单位，但列或行中的所有条目都具有相同的单位，则在列或行的标题中定义单位即可。只有当将单位放在更高层位置会存在相互矛盾时，才将单位放在每个单元格中。

五、制表的基本原则

（1）当用图更好时无须使用表格：表格对于计数、比例或百分比数据是最有用的，因为这些数据无须描述分布。

（2）当用文字更好时无须使用表格：不需要使用表格来表明队列研究中20%的对照组和40%的暴露组实现了二元结局。用这句话就描述得很好了，而且所占篇幅更小。

（3）明确表格的用途：决定要绘制的是演示表，还是存档表。

（4）用标题来标识单元格的内容：为读者准备好他们在表格中想看的内容。有关更多详细信息，请见后续条目（图26-1）。

（5）确保使用明确的术语解释每个单元格的内容：确保列标题和行标题完整，且互不矛盾。使用脚注或注解来解释任何可能不清楚的内容。

（6）用嵌套显示分层值、小计和总计：表格可以描述多层数据。利用这一特点向读者展示分层结果。

标题足够详细，不需要参考正文就可以理解表格的目的。它还提供有关样本量的信息。

行标题标识每行的内容和单位。

数据嵌套允许在较大类别之间进行比较，同时提供关于子类别的数据。

粗体文本通过标识单独的部分来帮助读者进行索引。

列标题标识组。它们没有单位，因为各行的单位各不相同。

数据元素对齐，并进行嵌套。单元格内容由行标题定义。

Table 1. Types of figures in 62 RCTs submitted to *BMJ* in 2001 and subsequently published in a medical journal.

Characteristic	Submitted Version	Published version
Articles with a figure, No. (%)	26 (42)	27 (44)
Number of figures	36	41
Type of figure, No.(%)		
Univariate display, simple	26 (72)	28 (68)
Bar graph without CI	4 (11)	9 (22)
Bar graph with CI	3 (8)	5 (12)
Point graph without CI	14 (39)	10 (24)
Point graph with CI	5 (14)	4 (10)
Univariate display	6 (17)	8 (19)
One-way plots	0 (0)	0 (0)
Box-and-whisker plots	2 (6)	2 (5)
Histogram	1 (3)	1 (2)
Survival curve	3 (8)	5 (12)
Bivariate display	1 (3)	2 (5)
Scatterplot	1 (3)	2 (5)
Other	3 (8)	3 (8)
Special features		
Illustration of pairing	1 (3)	2 (5)
Symbolic dimensionality	1 (3)	1 (2)
Small multiples	0 (0)	1 (2)

来源：此表格来源于发表在*BMJ*杂志上一篇研究图表质量的文章[15]，已得到美国急诊医师学会和爱思唯尔的使用许可。

图26-1　高质量表格的特征

六、绘图的基本原则

（1）当用文字更好时无须使用图：在条形图"30天生存率（%）"的*y*轴上描绘对照组20%和治疗组40%，其所传达的信息并不比用句子描述"20%的对照组和40%的治疗组在30天仍存活"更多。

（2）显示尽可能多的数据：如果受试者的数量较少，那就可以描述每个受试者的结果。汇总结果可以在这些数据上叠加较深的阴影。如果总样本量过大以至于无法描述单个受试者的值，可以使用直方图或箱式图来描述分布。后文列出了有关此条目和后续条目的示例（图26-2）。

（3）在适当的时候对数据进行分层：使用符号、线条类型和颜色来区分数据中的重要分层。这通常能在不影响主要比较的情况下进行，但可以使感兴趣的读者看到分层数据。

（4）尽可能避免使用图例：通过直接在图上标注，诸如曲线之类的对象，可以让读者关注图中最重要的部分——数据。如果必须使用图例，请调整项目的方向以匹配其在数据中的方向。

（5）尝试将箱式图和条形图旋转90°：虽然传统的条形图是垂直方向的，

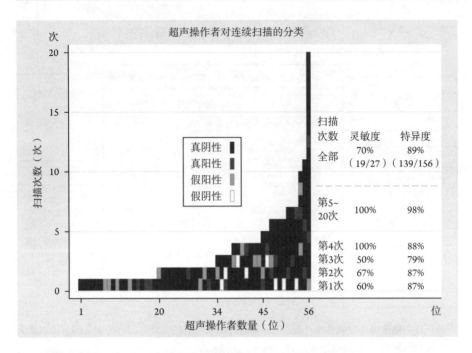

本图在*Annals of Emergency Medicine*上发表文章的许可下进行了修改[16]。

每个矩形代表与金标准计算机断层扫描183个结果相比的超声检查结果。研究针对给定操作者，按从第一次（在底部）到最近一次（在顶部）的顺序排列。因此，底行由56个操作者的第一次扫描结果组成。

注：许多诊断试验都有两个NS，即测试的次数和参与测试的人数。由于操作者之间可能存在异质性，因此审查其技能非常重要。更复杂的是，每个操作者的技能可能会随着经验的增加而提高（也可能会因为疲劳或厌倦而降低），因此，随着时间的推移审查技能依然很重要。通常，这项假设研究的数据可能被报告为"灵敏度为70%（19/27），特异度为89%（139/156）。"此图则提供了更多信息。它使读者看到：①操作者的数量；②每个操作者执行了多少测试；③操作者技能是否随着经验而提高；④操作者之间的技能是否普遍不同，特别是在参与度高与参与度低的操作者之间；⑤两种类型的错误（假阴性和假阳性）是否在某些操作者中更为普遍，或者在操作者的初始扫描或后期扫描中更为普遍；⑥总体而言，这张图比文本或2×2表格更详细地讲述了该研究项目的内容。

该图值得注意的一些特征：①x轴标签分布不均（例如，1，10，20……），但这是为了便于读者计算有多少名超声医师进行了1次扫描、2次扫描等，并展示研究中有56名超声医师；②颜色是经过精心选择的，以更直观的阴影表示正确的结果。▮表示健康的人，▮表示符合金标准测试条件的人；③混合图表的表格部分提供了有关技能如何随经验变化的有用信息；④注释引导着读者浏览此图，这样他们就能观察到它的所有细微差别。

图26-2 诊断试验结果图例

但其实并没有充分的理由这样做。当标识符宽于框（条）时，将图形旋转90°，这样标识符就可以放在每个要素的左侧以便阅读。

七、使图更有效地呈现

（1）弱化图中所有非数据元素，这样它们就不会与数据争夺读者的注意力。例如，如果使用网格线，则其应尽可能细且非常模糊，特意寻找时可以注意到，但除此之外需要以数据为主。

（2）请勿使用颜色、阴影或3D透视，除非它们在图中起到特定的解释作用。

（3）避免使用饼图：句子或表格比饼图更可取，除非使用大量的饼图来进行比较（例如，美国50个州中每个州各是一个饼图）。

八、特殊情况下的建议

（一）ROC曲线[17,19-20]

（1）确保使用相同的比例绘制x轴和y轴，从而让图是正方形（而非矩形），机会线须位于45°位置。

（2）标注关键切分点的数值。

（3）对于临床感兴趣的区域，可以考虑插入局部放大图片。例如，曲线中唯一与临床相关的区域是灵敏度超过90%的区域，并且有几条曲线紧密地位于该区域内，假设研究的样本量足以保证进行这种比较，则可以考虑提供该区域的放大版。

（二）森林图[18,21]

（1）用y轴来帮助解释或提供信息。按照意义进行排序[按年份、效应值、方差或有临床意义的研究特征（如使用的药物剂量等）]，而不是按照第一作者的姓氏排序。下文列举了有关此条目和后续条目的示例（图26-3）。

（2）在适当的情况下，创建包含类似干预措施、结局测量等研究的亚组，以便读者能够理解为什么个别研究结果会存在异质性。

（3）选择临床上合适的x轴标度。须考虑算术和乘法（对数/概率）标度的优缺点，以及这些标度的适当范围。当结果紧密聚集时，根据临床的重要差异选择范围，而不是包含数据的最小范围，因为后者可能会使临床上不重要的差异看起来很重要。

（4）对于使用计数或比例的研究，请提供图中的分子和分母。对于连续性变量结局的研究，须注明每组受试者的样本量。

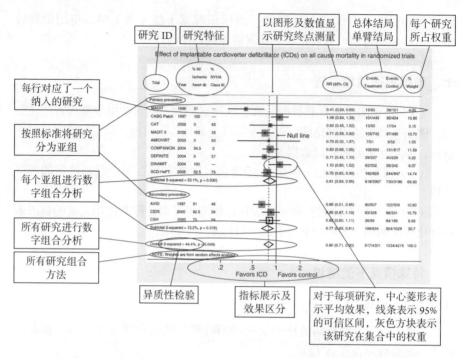

图26-3　Meta分析

此注释图说明了一些可以包括在森林图中的理想特征。尤其重要的是，这些研究并非往常那样按照字母顺序整体呈现[17]。相反，它们按有意义的分层变量（1°或2°预防）分组，然后按出版年份排序。该策略利用y轴，并且揭示与排序变量相关结果的重要趋势。基础森林图是根据Ezekowitz等发表的数据（*Ann Intern Med*，2007，147：251-262），使用STATA 11（Stata Corp，College Station，TX，USA）绘制的。该注释图首次出现[18]（以类似形式），并经牛津大学出版社许可使用。

（三）生存曲线[22]

选择临床上合适的y轴。默认值应为0~100%，因为这是此类数据的自然范围。可以使用更小的范围，但它们不应该太小（如98%~100%），以至于微小的差异看起来很大，除非这种程度的差异在临床上很重要，并且研究设计支持这种精确度。

当研究期间风险人数发生变化时，须在适当的时间点，在x轴下方标出相关的#S。

（四）箱式图[23]

当研究的样本量小到可以通过添加线条来表示描述性统计（如中位数、平均值）的实际值时，应避免使用箱式图。

确保箱式图中出现的元素均已被定义。虽然中位数、第25百分位数、第75百分位数和离群值的表示方法是标准化的，但绘制线时仍有一些惯例。使用注释定义格式和任何其他细微差别（如绘制平均值和中位数）。

在箱式标识符附近描述每个箱式所依据的样本量。

尽量标注每个箱式，而非使用图例。考虑水平放置箱式，以便易于阅读每个箱式的标识符。

（五）条形图

（1）始终考虑是否需要整个条形图，或者有一个标识条形高度的符号就足够了。当x轴标注的是时间时，线形图往往比条形图更好。

（2）在描述嵌套数据时最有效，这样就可以进行多个比较。

（3）不要针对连续性数据使用条形图，箱式图才是首选。

（4）当条形太少，其信息很容易通过一句话或两列表格呈现时，则不需要使用。

（5）无须描述二元比例的两侧（例如，不要同时绘制男性百分比和女性百分比，选择其中之一即可）。

（六）配对数据[9,24]

当描述配对数据时，使用固定的配对格式。对于小型（样本量<25）研究，采用平行坐标线段图（前后对比图）可能是有效的，因为每个受试者的预测值（在左侧的y轴上）和后测值（在右侧的y轴上）由线段连接，并且这组线的斜率直观地表达了受试者的变化。对于大规模的研究，平行线图是首选。图中每个受试者都用一条垂直线表示，其连接y轴上测量的前后值。通过从最低到最高对受试者预测值（或某些情况下的后测值）排序可以反映数据中的模式。另一种形式是在x轴上绘制每个受试者的预测值，在y轴上绘制其后测值与预测值之间的变化。

（七）分层数据[1,9]

可以通过形状、颜色及图案实现单个图形的分层；也可以通过相同图形的小倍数、重复版本来实现分层。

（八）受试者基线特征[25]

避免使用P值，因为没有研究是以比较基线特征为目的的。根据定义，随机试验中的差异是随机的，所以没有必要测试它们是否真正随机。此外，无论是否存在显著的统计学差异，都有可能产生混杂，并且存在显著的统计学差异并不意味着混杂已经产生。

考虑显示每个连续性数据元素的微型直方图的混合模式[9,13]。

在显示二元变量（如性别）时，只呈现两个选项中的一个。例如，二元变量为性别时，不需要同时针对男性和女性各设置一个条目。

参考文献

[1]   Tufte ER. The visual display of quantitative information[M]. Cheshire: Graphics Press, 1983: 107-121.

[2]   Cleveland WS. The elements of graphing data[M]. Monterey: Wadsworth Advanced Books and Software, 1985: 229-294.

[3]   Cleveland WS. Visualizing data[M]. Summit: Hobart Press, 1993.

[4]   Tufte ER. Envisioning information[M]. Cheshire: Graphics Press, 1990.

[5]   Tufte ER. Visual explanations: images and quantities[M]. Evidence and Narrative. Graphics Press, Cheshire, CT. 1997.

[6]   Lang TA, Secic M. How to report statistics in medicine: annotated guidelines for authors, editors, and reviewers[M]. 2nd edn. Philadephia PA: American College of Physicians, 2006: 325-392.

[7]   Lang TA. How to write, publish, and present in the health sciences: a guide for physicians and laboratory researchers[M]. Philadephia PA: American College of Physicians, 2009: 67-100.

[8]   Briscoe MH. Preparing scientific illustrations: a guide to better posters, presentations, and publications[M]. 2nd edn. New York: Springer-Verlag, 1996.

[9]   Schriger DL, Cooper RJ. Achieving graphical excellence: suggestions and methods for creating high quality visual displays of experimental data[J]. Annals of Emergency Medicine, 2001, 37(1): 75-87.

[10]   Ziman JM. Reliable knowledge: an exploration of the grounds for belief in science[M]. Cambridge: Cambridge University Press, 1978: 7.

[11]   Schriger DL. Suggestions for improving the reporting of clinical research: the role of narrative[J]. Annals of Emergency Medicine, 2005, 45(4): 437-443.

[12]   Gelman A, Pasarica C, Dodhia R. Let's practice what we preach: turning tables into graphs[J]. The American Statistician, 2002, 56(2): 121-130.

[13]   Green SM, Steven M, Roback MD, et al. Predictors of emesis and recovery agitation with emergency department ketamine sedation: an individual-patient data meta-analysis of 8,282 children[J]. Annals of Emergency Medicine, 2009, 54(2): 171-180(pages e2-4).

[14]   Gupta M, David L, Hiatt MD, et al. Selective use of computed tomography compared with routine whole body imaging in patients with blunt trauma[J]. Annals of Emergency Medicine, 2011, 58(5): 407-416. e15.

[15]   Schriger DL, Sinha R, Schroter S, et al. From submission to publication: a retrospective review of the tables and figures in a cohort of randomized controlled trials submitted to the

British Medical Journal[J]. Ann Emerg Med, 2006, 48(6): 750-756, 756.e1-e21.

[16] Kline JA, O'Malley PM, Tayal VS, et al. Emergency clinician-performed compression ultrasonography for deep venous thrombosis of the lower extremity[J]. Ann Emerg Med, 2008, 52(4): 437-445.

[17] McClish DK. Analyzing a portion of the ROC curve[J]. Medical Decision Making, 1989, 9(3): 190-195.

[18] Schriger DL, Altman DG, Vetter JA, et al. Forest plots in reports of systematic reviews: a cross-section study reviewing current practice[J]. International Journal of Epidemiology, 2010, 39(2): 421-429.

[19] Zweig MH, Campbell G. Receiver-operating characteristic (ROC) plots: a fundamental evaluation tool in clinical medicine[J]. Clinical Chemistry, 1993, 39(4): 561-577.

[20] Hanley JA, McNeil BJ. The meaning and use of the area under a receiver operating characteristic (ROC) curve[J]. Radiology, 1982, 143(1): 29-36.

[21] Lewis S, Clarke M. Forest plots: trying to see the wood and the trees[J]. BMJ, 2001, 322(7300): 1479-1480.

[22] Kaplan EL, Meier P. Non-parametric estimation from incomplete observations[J]. Journal of the American Statistical Association, 1958, 53(282): 457-481.

[23] McGill R, Tukey JW, Larsen WA. Variations of box plots[J]. The American Statistician, 1978, 32(1): 12-16.

[24] McNeil D. On graphing paired data[J]. The American Statistician, 1992, 46(4): 307-311.

[25] Moher D, Hopewell S, Schulz KF, et al. CONSORT 2010 Explanation and Elaboration: updated guidelines for reporting parallel group randomised trial[J]. BMJ, 2010, 340: c869.

译者：余跃天，上海交通大学医学院附属仁济医院重症医学科

审校：孙雅佳，兰州大学公共卫生学院

马艳芳，兰州大学健康数据科学研究院；兰州大学基础医学院循证医学中心

相关阅读

扫码或通过下方链接观看本章作者
David L. Schriger教授专访文章
http://www.thesuper.org/interviews/8

第二十七章　卫生经济学评价报告指南：经济类文章作者和同行评议人员BMJ指南

Andrew H. Briggs[1], Michael F. Drummond[2]

[1]Health Economics and Health Technology Assessment, Institute of Health & Wellbeing, University of Glasgow, Glasgow, UK
[2]University of York, York, UK

时间表

报告指南	备注	会议日期	发表日期
BMJ EE 1996	BMJ为投稿到BMJ的作者及同行评议人员组建了一个工作组，以提升发表文章的质量	1995年1月	1996[1]

一、指南名称

　　为了提升BMJ发表的经济学文章的质量，BMJ制定了《经济类文章作者和同行评议人员BMJ指南》（Reporting Guidelines for Health Economic Evaluations，BMJ EE）。尽管有许多机构针对经济学评价提出了一般准则，但注意到许多经济学评价发表在医学文献中，且几乎没有临床期刊为同行评议员提供具体指南来帮助评估投稿的经济学评价文章的质量。本指南的意图不是规范，也不是扼杀这个快速发展领域中的创新方法，而是强调经济学评价报告的明晰性，同时避免重复其他指南中常规涵盖的那些方面。该指南全文已在BMJ（以前的British Medical Journal）上发表[1]。稿件管理流程（图27–1）和指南概要（表27–1）如下。

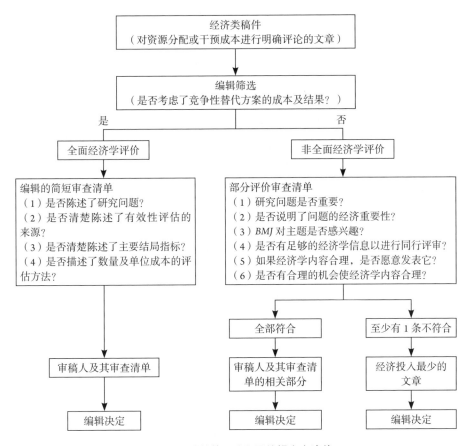

图27-1　稿件管理流程及编辑审查清单

表27-1　提交*BMJ*经济类稿件的作者和同行评议员指南

条目	描述
研究设计	
研究问题	①应概述研究问题的经济重要性； ②应明确说明经济学评价中要检验的假设或要解决的问题； ③应清晰陈述并论证分析观点（如医疗体系、社会）
替代方案的选择	①应给出选择替代方案或干预措施进行比较的理由； ②应对替代干预进行足够详细地描述，使读者能够评估替代干预与其环境的相关性——即谁做了什么，对谁，在哪里做，多久一次
评估方式	①应说明所使用的评估方式，如最小成本分析、成本-效果分析； ②应明确说明针对拟解决问题所选择评估方式的理由

续表27-1

条目	描述
数据收集	
有效性数据	①如果经济学评价是基于单个有效性研究（如一项临床试验），则应提供该研究的设计和结果的详细信息，例如，研究人群的选择，受试者的分配方法，是否使用意向性分析或可评估队列，效应值及相应的置信区间； ②如果经济学评价是基于许多有效性研究的再评价，则应详细说明证据综合或Meta分析的方法，如检索策略、研究的纳入标准
效益的测量与评估	①应明确陈述经济学评价主要结局指标（如发现的病例、生命年、质量调整生命年和支付意愿）； ②如果进行了卫生效益评估，则应详细说明所使用的方法（如时间权衡法、标准博弈法、价值评估法），以及获取评估的对象来源（如患者、公众、医疗人员）； ③如果包括了生产力变化（间接收益），应单独报告并讨论其与研究问题的相关性
成本	①资源的数量应与其价格（单位成本）分开报告； ②应该给出这些资源数量和价格（单位成本）的估算方法； ③应记录货币和价格日期，并详细说明因通货膨胀或货币转换而做出的任何调整
建模	①应详细说明经济研究中使用的任何模型（如决策树模型、流行病学模型、回归模型）； ②应该说明所选模型和关键参数的理由
结果分析与解释	
成本效益的时间调整	①应给出考虑成本效益的时间范围； ②应给出贴现率，并说明其选择的合理性； ③如果成本或效益不贴现，应给出解释
不确定性容差	①报告随机数据时，应详细说明所使用的统计检验方法及主要变量的置信区间； ②进行敏感性分析时，应详细说明所用方法（如多变量、单变量、阈值分析，以及敏感性分析变量选择的理由及其变化范围）
结果呈现	①应报告增量分析（例如，每增加一个生命年的增加成本），并比较相关的替代方案； ②主要结局（如对生存质量的影响）应以分类和汇总的形式呈现； ③任何与其他医疗干预措施的比较（例如，从相对成本-效果方面比较），应仅在研究方法及环境非常相似的情况下才能进行； ④应给出原始研究问题的答案，任何结论都应从报告的数据中得出，并附有适当的限定条件或保留意见

经*BMJ*集团有限公司许可，转自[1]。

二、何时使用该指南

*BMJ EE*关注于*BMJ*的投稿及发表过程。尽管如此，该指南依然适用于投稿到各种临床期刊的任何卫生经济学评价，适用于作者投稿的稿件准备，同时为审稿人和编辑提供一份可以评估稿件质量的审查清单。

三、制定过程

为了提高提交至*BMJ*并由其发表的卫生经济学评价文章的质量，*BMJ*于1995年1月组建了一个工作组。该工作组的任务是制定①经济学评价指南，以及一份专业和非专业读者都容易理解的综合支持说明；②一份供审稿人和作者使用的审查清单；③供编辑使用的审查清单。

在制定指南时，工作组集中精力进行全面的经济学评价，即比较两种或多种医疗干预，并考虑成本和结果的研究。许多发送给*BMJ*和其他医学期刊的文章通常都基于更广泛的"经济类稿件"，其基本上均由报告近似成本估算或笼统地说某种治疗具有"成本效果"的临床文章组成。

工作组认为只报告部分评价（例如，成本核算研究或改善健康对个人的价值估算）文章应遵循指南的相关部分，轶闻报告或评论也应得出关于替代治疗方案的经济结论。除了供审稿人（和作者）使用的审查清单外，工作组还制定了较短的审查清单以帮助*BMJ*编辑区分全面经济学评价和其他类型的经济类稿件，同时帮助他们决定应将哪些稿件发送给审稿人。

随后，将指南草案及其支持声明和清单发给卫生经济学家和期刊编辑，并在1996年1月举行的每年两次的英国卫生经济学家研究小组会议上进行了讨论。通过对参会成员的调查确定了审稿人完整审查清单中可供编辑使用的条目。

最终，在起草指南过程中，工作组认识到作者可能无法解决论文发表版本中的所有问题。这种情况下，作者可以提交补充文件（例如，所使用的任何经济模型的详细信息）或让读者参考其他已发表的资料。

四、当前版本与以前版本比较

目前尚无在1996年原始版本的基础上更新*BMJ EE*当前版本的计划。尽管自1996年以来已为经济学评价制定了许多额外的指导性文件，但却很少有具体的报告指南出现，除了AMCP格式[2]。这是由美国医药管理学会（Academy of Managed Care Pharmacy，AMCP）制定的一套报告指南，旨在使制药公司能够在遵循食品药品监督管理局的相关规定下，响应健康计划中对经济数据的要求。值得一提的是，在本章出版之际，国际药物经济学及成果研究学会发布了一份报告指南[3]。在下面的"未来计划"部分中将对该指南进行概述。

五、如何有效使用指南

该指南是特别为3个群体设计的。首先，让作者了解在报告他们的研究和提交期望在BMJ发表的文章时有什么要求。其次，提供了作为审稿人在评估稿件适用性时使用的审查清单。最后，提供了编辑决定稿件是否适合发表时使用的（简短的）审查清单。

六、指南效果的证据

在BMJ和The Lancet的编辑部进行了一项前后对比研究，以评估BMJ EE在6个月间（即指南发表前一年和发表后6个月左右）对经济类稿件审查和修改的影响[4]。选择The Lancet作为研究中某些部分的对照期刊，是因为其范围和规模与BMJ相近，并且在其编辑部内没有努力推行过本指南。"经济类稿件"被定义为对资源分配和（或）干预成本进行明确评论的文章。编辑的决定及稿件质量（根据对指南的遵守情况来定义）的变化（比较两个时间段）被当作结局变量。同时对这两个期刊的编辑人员也进行了调查，以了解他们对该指南的认知，是否在编辑评估中运用该指南，以及是否认为它有用。

尽管一些稿件无法追溯它们是否属于经济类稿件，但两个期刊在稿件数量、质量或编辑的决定方面似乎没有什么差异。因此将数据合并分析后发现，在发表"前期"，这两个期刊共收到2 982份稿件，其中有105篇（3.5%）是经济类稿件，有27篇（24.3%）是全面经济学评价，而78篇（75.7%）是其他经济类稿件，总接收率为11.6%（12/105）。在发表"后期"，两个期刊共收到2 077篇稿件，其中87篇（4.2%）是经济类稿件，有18篇（20.7%）是全面经济学评价，而69篇（79.3%）是其他经济类稿件，总接收率为6.9%（6/87）。在这两个时间段的比较中，发现所提交稿件的质量没有变化，但BMJ编辑认为指南和审查清单非常有用，并且发表"后期"发送给外部同行评议的经济类稿件较发表"前期"减少。

因此可知，该指南的发表帮助BMJ编辑提高了编辑过程的效率，但对提交或发表在任一期刊的文章质量没有影响。

七、认可与遵循

BMJ EE指南尚未被其他期刊采用，据我们所知，也没有其他期刊为经济类稿件的质量评估制定过类似指南，也没有证据表明BMJ的编辑在指南发表后不久就使用了该指南。另外，由学术组织制定的另一套重要指南是由美国公共卫生服务小组制定的《卫生医疗成本效果》[5]，其被广泛引用并于1997年发表在JAMA（the Journal of the American Medical Association）上[6]。据我们所知，这些指南并未被任何期刊正式采用，尽管许多美国经济学研究者非正式地将这些指南视为在向*JAMA*等顶级期刊提交经济类稿件时必须达到的标准。

过去的10年中最大的发展是制定了经济数据相关稿件的指南，并将其作为决定新药和其他技术报销（如公共补贴）过程的一部分。全球大约有30个司法管辖区已经制定了此类指南[7]。实例则是由加拿大药物和卫生技术局及英国国家健康临床优化研究所制定的指南[8-9]。

八、注意事项和局限性

多年来，本指南所受到的批评主要是*BMJ*指南同时可被当作方法指南和报告指南（这种混淆可能是因为在发布指南的文章中包含了大量的方法学讨论）。但显然，该指南更适合第二个角色。另一个反复出现的评论则是，过去几年中该指南并未跟随方法学的进步而修订。

九、制定者的首推内容

我们基于自己作为卫生经济学评价作者、审稿人，以及发表卫生经济学评价的期刊编辑的经验，提出了针对可改善卫生经济学评价报告质量的前三个问题的建议。

（1）治疗成本和成本节省的分解。*BMJ EE*和其他许多文件在报告结果时强调了总成本和质量调整生命年（quality-adjusted life-years，QALY）的分解，但把净成本和QALY作为结果和结论重点的现象依然很常见。这在临床试验的经济学评价中可能是个问题，因为一旦将所有成本要素考虑在内，得出的结论很有可能是治疗组间的成本无显著差异。这会导致"治疗组间的成本是相等的"潜在错误结论，因为这是一种"没有证据就证明不存在"的解释。我们建议将研究治疗成本与其他成本分开呈现，特别是在被调查的治疗成本相对于其他成本具有高度确定性的情况下。这相当于问了两个重要问题：①治疗组间的成本是否存在差异？②是否有证据表明较高成本的治疗与成本补偿相关？

（2）可用临床证据的全面综合。经济学评价的优劣取决于其所依据的临床证据。如果经济学研究仅基于现有证据的一部分，则有可能产生偏倚。因此，报告指南让读者充分了解所进行的文献检索和纳入标准是非常重要的。就经济学评价而言，相关临床研究的范围通常比对照临床试验的范围更广，应包括观察性研究。即使在进行前瞻性临床研究（如随机对照试验）的同时进行经济学评价，分析员也必须确定所获得的临床结果反映了整体文献的情况[10]。

（3）通常没有对感兴趣的替代治疗进行的"头对头"临床研究。在这些情况下，分析员可能有必要使用贝叶斯方法进行间接或混合治疗的比较。这种方法通常称为网状Meta分析[11-12]。任何新的报告框架都应反映这一趋势。

围绕估算值的不确定性进行充分描述。鉴于经济学评价中会运用大量估算，所以有一些参数的估算会不可避免地受到不确定性的影响。自*BMJ EE*指南发表以来，描述不确定性的方法已取得了很大的进步。特别是许多分析员喜欢使用概率敏感性分析，因为这可以对参数估算的不确定性水平进行总体汇总评估，其不同于简单的敏感性分析，后者通常单独评估每个参数不确定性的影响[13]。此外，以成本–效果可接受曲线或曲面来呈现经济学评价的结果已变得普遍，它描述了某项干预措施在特定阈值下（如每QALY 30 000英镑）具有成本效果的可能性[14]。任何经济学评价报告指南的更新均应反映在如何描述不确定性方面的进展，并应谨慎地将此类不确定性与成本–效果的自然异质性区分开来，后者可能是患者特征（如年龄）或疾病特征（如疾病的严重程度）的函数。

十、未来计划

目前尚无在1996年原始版本的基础上更新*BMJ EE*的计划。对经济学评价报告指南的最新一次尝试进行详细说明是国际药物经济学及成果研究学会（International Society for Pharmacoeconomics and Outcomes Research，ISPOR）的*CHEERS*倡议[3]。*CHEERS*是指由ISPOR成立的良好研究实践工作组制定的《综合卫生经济学评价报告标准》英文全称*Consolidated Health Economic Evaluation Reporting Standards*的缩写。该工作组由卫生保健计划的经济学评价专家和发表卫生保健干预措施成本效果研究的期刊编辑组成，该报告指南的制定过程与制定临床试验报告指南的*CONSORT*计划是一致的[15]。工作组于2011年成立，在12个月内召开了多次会议并起草了一份报告指南，并在2012年5月的学会年会上进行了展示。通过成员的严格审查，工作组报告于2013年在*Value in Health*杂志上发表。*BMJ*的编辑团队成员参与了这项工作。

参考文献

[1] Drummond MF, Jefferson TO. Guidelines for the authors and peer reviewers of economic submissions to the BMJ[J]. BMJ, 1996, 313(7052): 275.

[2] FMCP Format Executive Committee. The AMCP format for formulary submissions version 3.0[J]. J Manag Care Pharm, 2010, 16(1 Suppl A): 1-30.

[3] Husereau D, Drummond MF, Petrou S, et al. Consolidated Health Economic Evaluation Reporting Standards (CHEERS): Explanation and Elaboration: A Report of the ISPOR Health Economic Evaluation Publication Guidelines Good Reporting Practices Task Force[J]. Value in Health, 2013, 16(2): 231-250.

[4] Jefferson TO, Smith R, Yi Y, et al. Evaluating the BMJ guidelines for economic submissions: prospective audit of economic submissions to BMJ and The Lancet[J]. JAMA, 1998, 280(3): 275-277.

[5] Gold MR, Siegel JE, Russell LB, et al. Cost-Effectiveness in Health and Medicine[M]. New York: Oxford University Press, 1996.

[6]　Weinstein MC, Siegel JE, Gold MR, et al. Recommendations of the panel on cost-effectiveness in health and medicine[J]. JAMA, 1996, 276(15): 1253-1258.

[7]　International Society for Pharmacoenonomics and Outcomes Research. Pharmacoeconomic guidelines around the world[Z/OL]. [2011-07-30]www.ispor.org/PEguidelines/index.asp.

[8]　Canadian Agency for Drugs and Technologies in Health. Guidelines for the Economic Evaluation of Health Technologies[M]. 3rd edn. Ottawa: CADTH, 2006.

[9]　National Institute of Health and Clinical Excellence. Guide to the methods of technology appraisal[M]. London: NICE, 2008.

[10]　Sculpher MJ, Claxton K, Drummond MF, et al. Whither trial-based economic evaluation for health care decision making?[J]. Health Economics, 2006, 15(7): 677-687.

[11]　Jansen JP, Fleurence R, Devine B, et al. Interpreting indirect treatment comparisons and network meta-analysis for health-care decision making: report of the ISPOR Task Force on Indirect Treatment Comparisons Good Research Practices: part 1[J]. Value in Health, 2011, 14(4): 417-428.

[12]　Hoaglin DC, Hawkins N, Jansen JP, et al. Conducting indirect-treatment-comparison and network-meta-analysis studies: report of the ISPOR Task Force on Indirect Treatment Comparisons Good Research Practices: part 2[J]. Value in Health, 2011, 14(4): 429-437.

[13]　Griffin S, Claxton K, Hawkins N, et al. Probabilistic analysis and computationally expensive models: necessary and required?[J]. Value in Health, 2006, 9(4): 244-252.

[14]　Barton GR, Briggs AH, Fenwick E. A. L. Optimal cost-effectiveness decisions: the role of the cost-effectiveness acceptability curve (CEAC), the cost-effectiveness acceptability frontier (CEAF), and the expected value of perfection information (EVPI)[J]. Value in Health, 2008, 11(5): 886-897.

[15]　Moher D, Schulz KF, Simera I, et al. Guidance for Developers of Health Research Reporting Guidelines[J]. PLoS Medicine, 2010, 7(2): e1000217.

译者：张微微，清华大学附属北京清华长庚医院
审校：孙雅佳，兰州大学公共卫生学院
　　　马艳芳，兰州大学健康数据科学研究院，兰州大学基础医学院循证医学中心

相关阅读

扫码或通过下方链接观看本章作者
Michael F. Drummond教授专访文章
http://www.thesuper.org/interviews/1

第二十八章 在生物医学期刊建立配套报告规范的政策

Jason L. Roberts[1], Timothy T. Houle[2], Elizabeth W. Loder[3,4,5], Donald B. Penzien[6], Dana P. Turner[2], John F. Rothrock[7]

[1]Headache Editorial Office, Plymouth, MA, USA

[2]Department of Anesthesiology, Wake Forest University School of Medicine, Winston-Salem, NC, USA

[3]Division of Headache and Pain, Department of Neurology, Brigham and Women's Hospital, Boston, MA, USA

[4]Harvard Medical School, Boston, MA, USA

[5]British Medical Journal, London, UK

[6]Department of Psychiatry, Wake Forest University School of Medicine, Winston-Salem, NC, USA

[7]Department of Neurology, University of Alabama at Birmingham, Birmingham, AL, USA

一、引言

部分期刊在"作者须知"中简要推荐遵照CONSORT声明，这只能达到让作者越来越熟悉该报告规范的目的。尽管这种策略的效果聊胜于无，只需要期刊方面作出很小的努力，如果期刊采用一致的报告规范政策，则会取得更好的效果。

然而，每个期刊的需求和拥有的资源并不相同。因此，没有能适合所有期刊的报告规范，每个杂志须根据自身情况和需求制定相应的报告规范。本章总结了期刊在制定报告规范时应考虑的要点，以及须考虑成功实施这种政策的潜在障碍。

本章提出的观点来自我们在一本中等规模的国际医学期刊*Headache: the Journal of Head and Face Pain*上推出应遵守的报告规范的经验。

二、实施报告规范政策的8个步骤

（一）第1步：明确贵刊的需求

为确保政策的有效性，最为关键的是期刊首先要明确问题的范围，并论证报告规范如何有助于解决报告不规范的问题。同时应设定可量化的目标，以测量执行报告规范应用标准的好处。

首先对最近发表的报告规范（如CONSORT声明、PRISMA声明和STROBE声明）进行综述，这是很有帮助的。综述的目的是评估依从性，并确定经常被忽视的报告规范。这些证据将有助于期刊宣传遵守报告规范的好处。要求严格遵守报告规范的期刊可以表明，作者可以通过遵守报告规范来增加他们论文发表的机会。

期刊也应该评估本领域内其他期刊是如何做的。如果很少或没有其他杂志采用报告规范，那么此期刊很可能要告诉作者及审稿人什么是报告规范，以及应该如何使用。

我们还建议期刊咨询作者、审稿人和编委会成员（如果他们参与决策），这有助于期刊更好地塑造其教育工作，并可以预测推行报告规范政策可能的反应。

（二）第2步：选择"倡导者"来支持和改善报告规范

制定报告规范通常很耗时，如果还需要获得董事会、出版商、编辑委员会或出版委员会的批准，推动工作就会进展缓慢。我们建议从编辑、编辑部工作人员和该领域的知名学者中任命一组"促进者"或"倡导者"，每组"倡导者"将会有助于支持报告规范的推广和通过审批流程。

1.编辑中的"促进者"

应在早期阶段咨询参与编辑部决策的编辑。除了对报告规范的性质和范围提出重要意见外，编辑部还可以讨论如何监测报告规范遵守情况的方法，如将提交的报告规范清单纳入稿件评审，或采用交叉检查机制确保稿件符合报告规范的要求。

2.编辑工作人员中的"促进者"

编辑部工作人员可以发挥重要的促进作用。如果期刊要求作者上传报告规范清单，编辑部工作人员必须制定一套能收集完整清单的方法。这可能涉及对在线提交系统进行适当的调整。因此，须考虑到时间和经济成本。编辑部工作人员也须评估这可能对他们的工作量产生的影响。如果采取强制执行政策，将不可避免地追查提交存在错误清单的作者。如果不与编辑部工作人员进行协商，可能导致因考虑不周的实施方法增加工作负担，或导致报告规范应用标准不一致，以及使投稿的作者感到麻烦。

3. 知名学者中的"促进者"

尽管有证据表明报告规范具有积极的作用，但作者可能不会意识到这一点，而且很可能认为符合报告规范的要求（或完成报告规范清单）是投稿过程中一个麻烦的事情。为克服这种潜在的负面观点，期刊应考虑吸纳某个领域的知名学者参与并倡导使用报告规范。如果知名学者和有经验的作者都认为需要参照报告规范，这将有助于说服其他作者也遵照报告规范。倡导工作也不能只针对外部人员（即教导或告知作者或审稿人），同时也要针对内部人员，即能让出版社或社会中持怀疑态度的人转变态度并意识到报告规范的积极作用，这将使作者不会因为期刊的高要求而望而却步。因此，这些被委任的"倡导者"不仅需要参与规范的执行，还需要参与早期的规范制定过程，因为参与规范的制定对促进政策顺利通过审批非常重要。

（三）第3步：确定合适的报告清单

随着期刊报告规范政策目标的确定，期刊必须考虑该规范的适用范围。例如，是否只要求随机对照试验遵守*CONSORT*声明？诊断准确性研究或系统评价文章是否有其他报告规范？是否考虑对现有报告规范进行特异性改编？例如，*Headache*创立了一种针对偏头痛的非药物疗法的非官方的*CONSORT*报告声明。因此，编辑须为期刊选择出适合提交给他们这个期刊的不同类型稿件的报告规范。

EQUATOR协作网（www.equator-network.org）可以对这项工作提供一些帮助（见本书第六章）。

2010年*Headache*杂志编辑部进行的一项研究发现，在支持*CONSORT*声明的期刊中，63%使用了多种报告规范的报告清单，其他常用的报告规范有*STARD*规范（诊断准确性研究）、*STROBE*规范（流行病学观察性研究）和《流行病学中观察性研究的Meta分析》（*Meta-analysis of observational studies in epidemiology*，*MOOSE*）。我们建议期刊充分利用各种报告规范制定适合本刊各类稿件投稿的规则。有时，这需要建立一系列独特的报告规范集。例如，*Headache*杂志就为病例报告开发了一个特定的报告清单。

（四）第4步：实施情况——强制使用或推荐使用报告规范

在确定报告规范的要求和应用范围后，期刊接下来必须考虑规范的实施情况。通过要求作者完成一份报告清单，迫使他们在清单中记录具体报告规范执行的位置，从而避免遗漏[1]。报告清单还有助于编辑和（或）审稿人能快速和一致地明确稿件是否满足报告规范的最低要求。

　　然而，我们明白强制性使用报告规范并不适合于所有期刊。必须考虑工作人员的时间，因为强制性使用报告规范涉及重新调整工作流程和增加额外的核查工作，如果考虑不周反而会延缓同行评议流程。事实上，"推荐使用"的方式（如"强烈推荐作者……"）也有其优点。最明显的是，这种方式能避免使作者感觉不适。下表列举了选择哪些方法适合某本期刊时需要考虑的问题（表28-1）。

表28-1　在制定强制还是推荐实施报告规范的政策时应考虑的问题

类型	问题
强制要求	作者是否提交了报告清单？如果是： 　作者是否随同稿件一起上传了报告清单？ 　作者是否在稿件上传后才提交完整的报告清单？
	报告清单是采用何种方式提供给作者的？ 　作为投稿流程一部分（通过在线投稿系统） 　作为"作者须知"的一部分 　提供能下载报告清单的网站链接 　放在作者投稿的在线说明中
	收集表格的管理流程是什么？
	是否需要重新配置稿件在线提交系统？
	如何处理不符合规定的情况（没有报告清单、错误的报告清单、完成的报告清单有错误）？ 　在补充报告清单之前是否拒绝稿件送审？ 　在提交修改后的稿件时才要求提交报告清单？ 　无特殊处理？
	谁可以不用遵守报告规范？ 　编辑部员工 　主编 　副编辑/编辑委员会（如果有） 　审稿人
	跟踪不遵守报告规范的作者需要付出多少时间？
	完整的报告清单是提供给审稿人，还是仅由编辑团队审阅？
强烈推荐作者参照报告规范	上传稿件时应该鼓励作者提供报告清单吗？
	考虑在杂志的"作者须知"中加入建议参照报告规范的通知
	考虑提供可下载报告清单的网站链接
	若可能，考虑将报告清单表嵌入在线"作者须知"中
	期刊是否要考虑评估稿件有没有符合报告规范 　如果是，如何进行评价？ 　谁将负责评估符合情况？

（五）第5步：分阶段或全面实施报告政策

期刊可能会快速地建立一套方案和发布计划，然后确定日期开始实施政策。然而，正如多数期刊编辑部发现的那样，作者们常常对期刊的"作者须知"并不了解。强制性实施报告规范可能会让一些作者感到困惑，因此编辑部需要做好适当的准备为作者提供帮助。

另外，期刊也可以考虑采用分阶段实施报告政策的方法，这可能涉及以下两种策略之一：

（1）最初只引入一个报告规范；

（2）分阶段引入报告规范，最初只建议参考报告规范，慢慢发展到在投稿时强制要求提交报告清单。分阶段实施报告政策可以让作者熟悉投稿的新要求，但这样做的前提是期刊会经常收到同一作者的投稿。

（六）第6步：批准报告规范政策

对期刊来说，实施促进期刊发表文章高质量的报告似乎是一个简单的决定。但不幸的是，在竞争激烈的出版市场中，小型期刊实施报告规范可能会承担风险。这种风险是因为作者不愿付出额外的工作，或作者不得不采取可能暴露出以前被掩盖的方法学缺陷的措施。期刊所有人或出版商对于作者因期刊要求高而转向要求不那么严格的期刊这一现象表示担忧。

因此，我们建议期刊在发布报告规范之前，应征得杂志主办单位（董事会/理事会）或出版商的支持。这种官方的支持不仅可以避免编辑因为期刊"迈出了一大步"而成为批评的焦点，而且还可以加强该规范，成为各方提高报告规范的官方承诺，尤其是在有人抱怨为适应改进的报告规范而努力是一种负担的情况下。

发布和实施报告规范存在一些潜在困难，这些问题应该在批准实施报告规范政策之前得到处理或解决（表28-2）。

（七）第7步：准备发布政策

不管采用哪种类型的报告政策，都可以在实施前采取一些简单的步骤，以提高政策成功实施的机会。

首先，在实施报告政策之前撰写和发表一篇社论，如下：

①概述实施报告规范政策的原因，详细说明已知的报告问题，并介绍所期望的新报告规范；②用证据论述推荐使用报告清单的好处；③解释对作者的要求，以及稿件提交时须额外提交的材料和增加的步骤。

与此同时，应对期刊的"作者须知"进行更新以反映新政策要求。在线投稿和审稿系统可能也需要重新配置，以适用于报告规范清单的收集。这可以通

表28-2 推广报告规范潜在的困难

困难	可能的解决方法
对文章报告存在的问题缺乏意识——不愿意或无激情去考虑解决问题或认真对待	展示证据；已有大量关于报告规范效果的研究，这些研究也被 EQUATOR 认可。采用报告规范具有增加报告透明度的作用
认为实施报告规范对作者来说是一种负担——担心作者改投其他期刊	确保作者执行的每一步简单直接并有意义，持续强化报告规范的价值
出版社、学会和一些编辑委员会成员担心自己是该领域第一个实施的人	期刊必须考虑第一个实行规范的获益是否超过风险。例如，如果稿件质量有明显的提高，甚至可以通过提高引用评分来衡量，那么最先对问题做出反应的期刊可能因收到比竞争期刊更高质量的稿件而受益。可能需要重复强调遵守报告规范的好处
期刊或学会中多数决策者都是有经验的作者，他们认为自己能恰当地处理文章报告的问题，因此，他们认为这个问题被夸大了。如果这些拥有话语权的保守派不了解经同行评议后被拒稿和未发表的稿件规模，该问题就显得复杂	提供经同行评议后被拒稿和未发表的稿件规模的证据，可以随机选取稿件进行分析
对于强制执行报告规范并使用报告清单的政策，报告清单将被认为是一项行政任务——一些编辑、学会或出版商的决策者认为采用报告清单是过度的，并主张采取简单的倾向于推荐的方法	概述如何在文章中和后续的审稿人、编辑评估过程中使用报告清单。报告规范也适用于报告的一致性评价

过与出版社协商，或直接与系统供应商协商来完成。

其次，为评估报告清单和（或）确定稿件是否遵守报告规范，编辑委员会必须确保编辑委员会和审稿人接受相应的培训。对于编辑委员会成员，可在团队会议上讨论。对于审稿人，可考虑提供一份简要的解释和说明文件附在接受审稿后发送给审稿人的信件中。

最后，我们建议编辑部制订简短的培训课程，采用幻灯片加相应说明的形式，可在学术会议上或以在线课程的形式讲授。如果资源允许，这些课程可以通过编辑的播客进行推广，内容包括为什么要推出报告规范政策；甚至可以围绕"投稿的最佳做法"或"增加你的发表机会"等主题举办网络研讨会。

（八）第8步：政策实施

遗憾的是，除非一个政策的标题具有相当大的规模和知名度，否则许多作者和审稿人会错过第7步中提到的所有内容。因此，最为重要的是一个期刊不能简单地推出一项政策，然后被动地等待各方遵守新的规范。由于众多原因，多数期刊将经历各种各样的挑战，如混淆规范、缺乏对规范的理解和故意忽视规范等种种原因，特别是当期刊推出政策的标题是强制性执行的时候（表28-3）。

为确保策划和准备报告规范的所有努力不白费，我们建议期刊继续进行规范的宣传解释工作。这些工作可能包括：撰写政策实施后的社论、在学会通讯中增加特别报道、发表作者的积极反馈、引用知名学者的观点，或者在最近投

表28-3　实施报告规范政策中的潜在困难

困难	可能的解决方法
作者对使用报告规范毫无经验——不确定性会导致许多问题，或者导致作者改投其他期刊	提供培训资源，确保编辑部工作人员可解决相应的问题
很多作者没有前期投稿记录——不熟悉期刊投稿指南导致没有遵照指南；很多情况是作者采取"货比三家"的思想寻找愿意发表其论文的期刊	提供清晰的说明（"作者须知"和在线提交稿件系统中都提供），提供培训资源和在可能的情况下提供帮助
语言障碍——作者不能理解报告规范或提交说明	一些报告规范正被翻译为其他语言，考虑以作者来源最多地区的语言提供介绍说明
报告清单不完整——许多清单要求作者报告在稿件的哪一页应用报告规范，许多作者在不适用时，或不适合回答"是"或"否"的地方常会留下很多空白，这将无益于评估稿件是否符合报告规范	如果条件允许，杂志社应考虑强制执行，特别是新的报告规范要有公信力。否则，作者再次提交稿件时将继续执行最低限度的要求或更差，在今后的投稿中公然无视报告政策
如果作者发现报告清单可能掩盖其论文中的缺陷，他们就会错误地填写清单（有意或无意）	确保实施的一致性——要求作者重新提交报告清单，且最好在文章被要求修改的时候进行而不是稿件提交时，否则论文不能进入同行评议流程
稿件未遵守报告规范而仔细完成了报告清单。经验表明，一些作者会填写报告清单，但在交叉检查稿件时发现稿件并没有遵守报告规范	确保实施的一致性——要求作者解决这个问题。解释实施报告规范的目的不是完成一份报告清单，而是为了确保稿件适当地采用更高的报告规范
期刊推荐参考而未强制要求，故论文未遵守报告规范。如果对规范的评价不一致或不准确，作者认为他们可以不努力采纳更高的报告规范，但稿件仍可以发表	持续要求审稿人和编辑保持警惕；提醒作者遵照报告规范的好处
有经验的作者认为这些报告规范不适用于他们	无论递交稿件人的资历如何，确保始终如一的执行；提供不符合报告规范的证据；争取获得报告规范领域的知名学者的支持
编辑对报告规范的应用标准不一致。有些稿件经过了严格的审查，而有一些稿件则轻松通过了同行评议	如果要让作者认真遵守报告规范，一视同仁至关重要。确保所有编辑都熟悉报告规范的政策，并同意保持应用标准一致。忽视或破坏报告规范应该受到惩罚，特别是当编辑委员会或副编辑就是否适合出版提出建议时

稿作者发送的年度"感谢信"中附上一段相关文字。编辑部应考虑每年在会议上给作者进行简短的培训。

三、结论

报告规范的使用正在普及，至少在著名的生物医学期刊中是这样的。由于作者非常期望能在这些杂志中发表文章，所以在这些期刊上执行报告规范是相对简单的。然而，对于其他大多数期刊来说，推广报告规范必然面临重重挑战。在教导和持续执行的支持下，通过精心策划和明确表达意图，可以克服实施报告规范过程中的大多数困难。为确保同行评议文章的有效性或可信度，重要的是期刊要认识到它们有能力改变现状，并采取必要的措施来保障遵守报告规范。希望本章介绍的步骤能使犹豫的编辑们相信，实施研究报告规范并非是一个不可逾越的难题。

参考文献

[1]　Hopewell S，Altman DG，Moher D，et al. Endorsement of the CONSORT statement by high impact factor medical journals：a survey of journal editors and journal 'Instructions to Authors' [J]. Trials，2008，9：20.

译者：陈茂山，遂宁市中心医院
审校：赵思雅，兰州大学公共卫生学院
　　　王子君，兰州大学基础医学院循证医学中心

AME Medical Journals

Founded in 2009, AME has been rapidly entering into the international market by embracing the highest editorial standards and cutting-edge publishing technologies. Till now, AME has published more than 60 peer-reviewed journals (13 indexed in Web of Science/SCIE, 7 indexed in Web of Science/ESCI and 20 indexed in PubMed), predominantly in English (some are translated into Chinese), covering various fields of medicine including oncology, pulmonology, cardiothoracic disease, andrology, urology and so forth (updated on Aug. 2022).

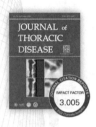 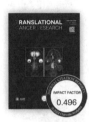 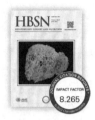 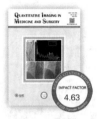 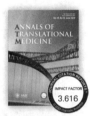

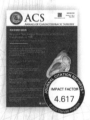 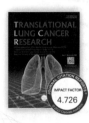 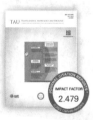 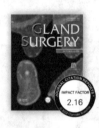 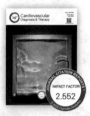

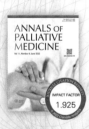 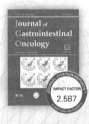 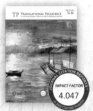 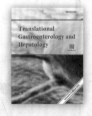 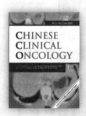

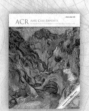 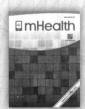 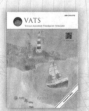 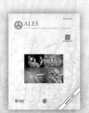 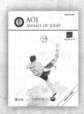

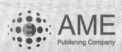

AME Publishing Company

Academic Made Easy, Excellent and Enthusiastic

欲穷千里目、快乐搞学术

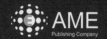
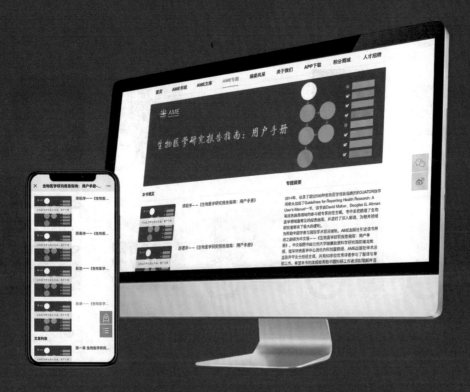